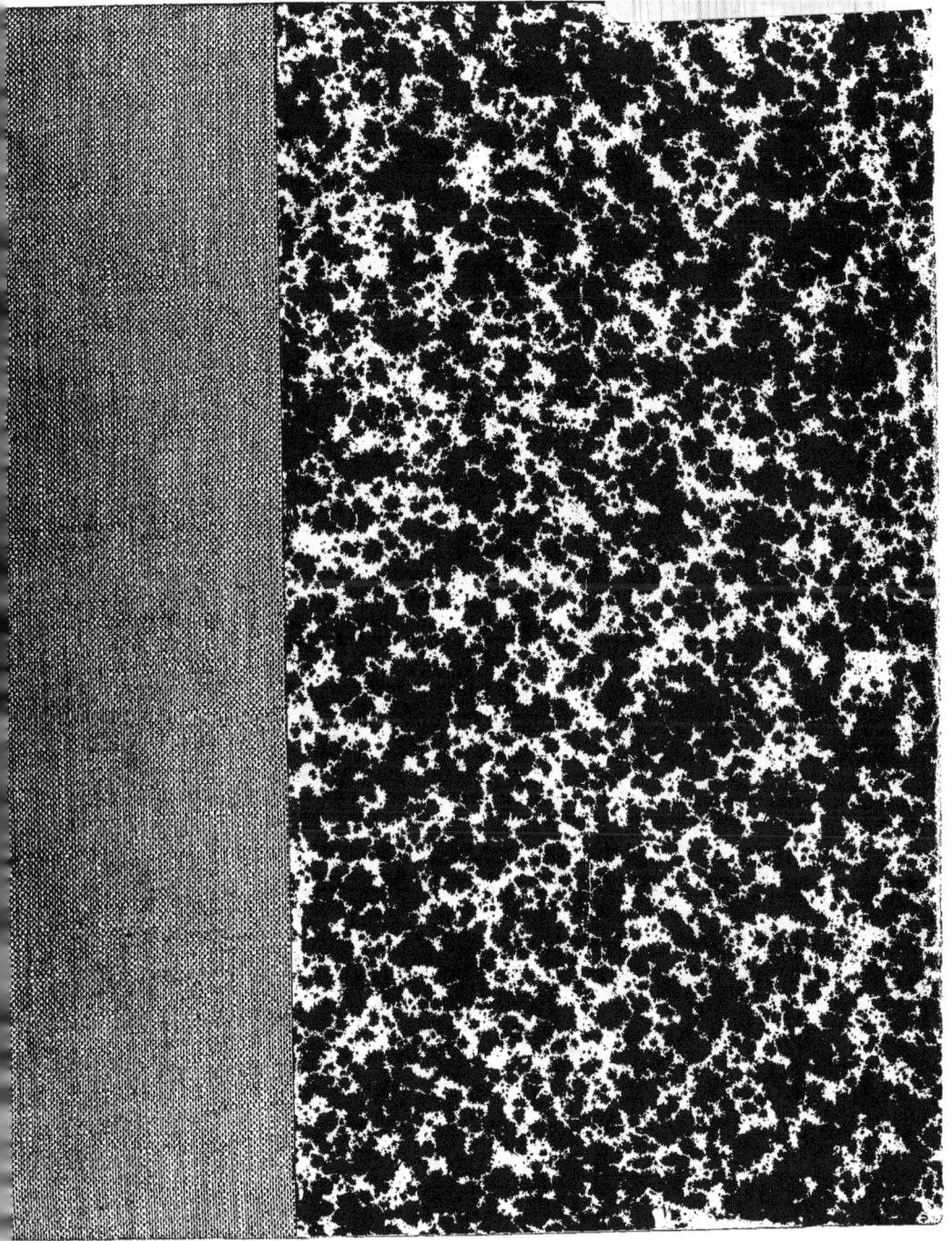

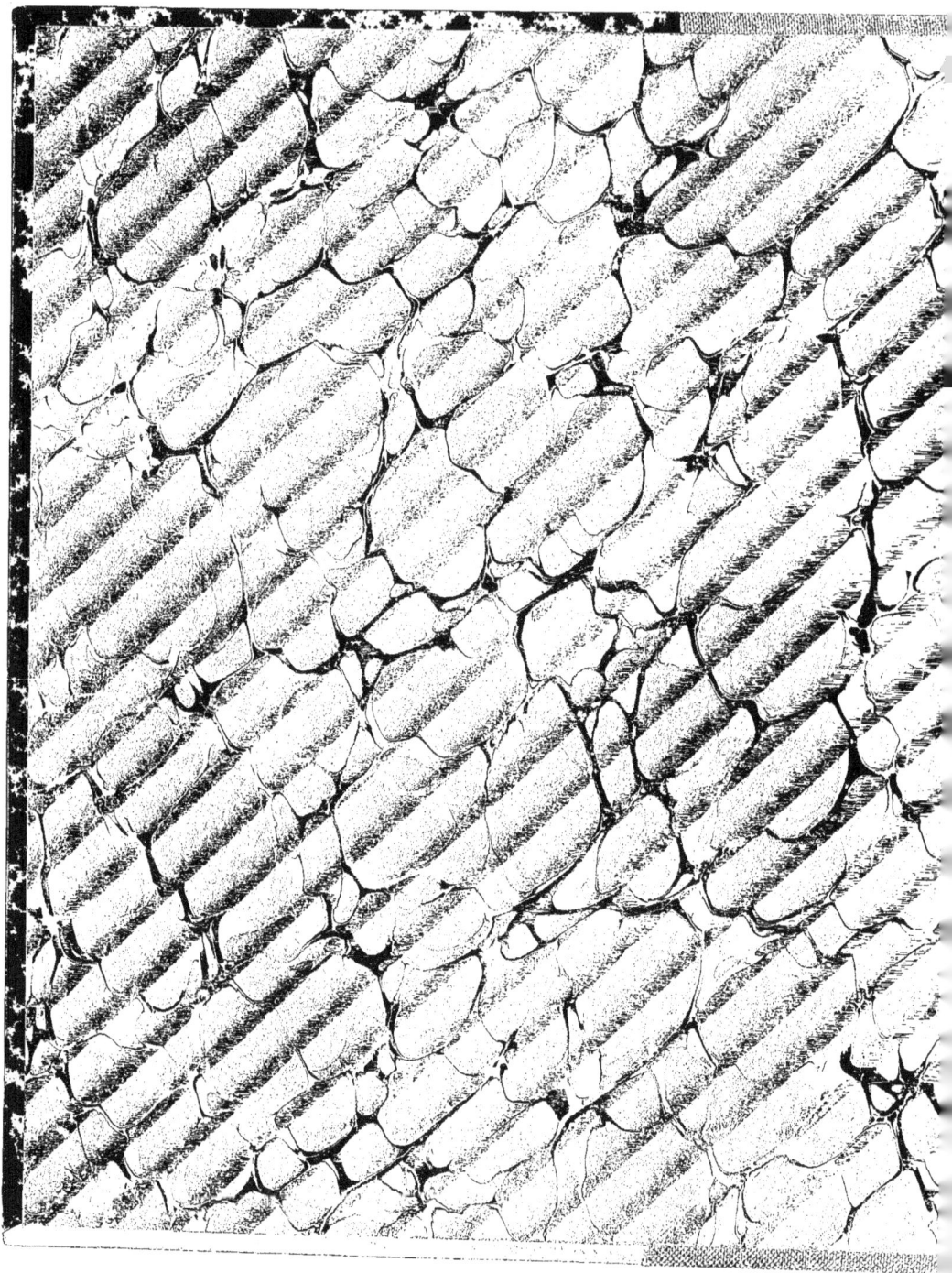

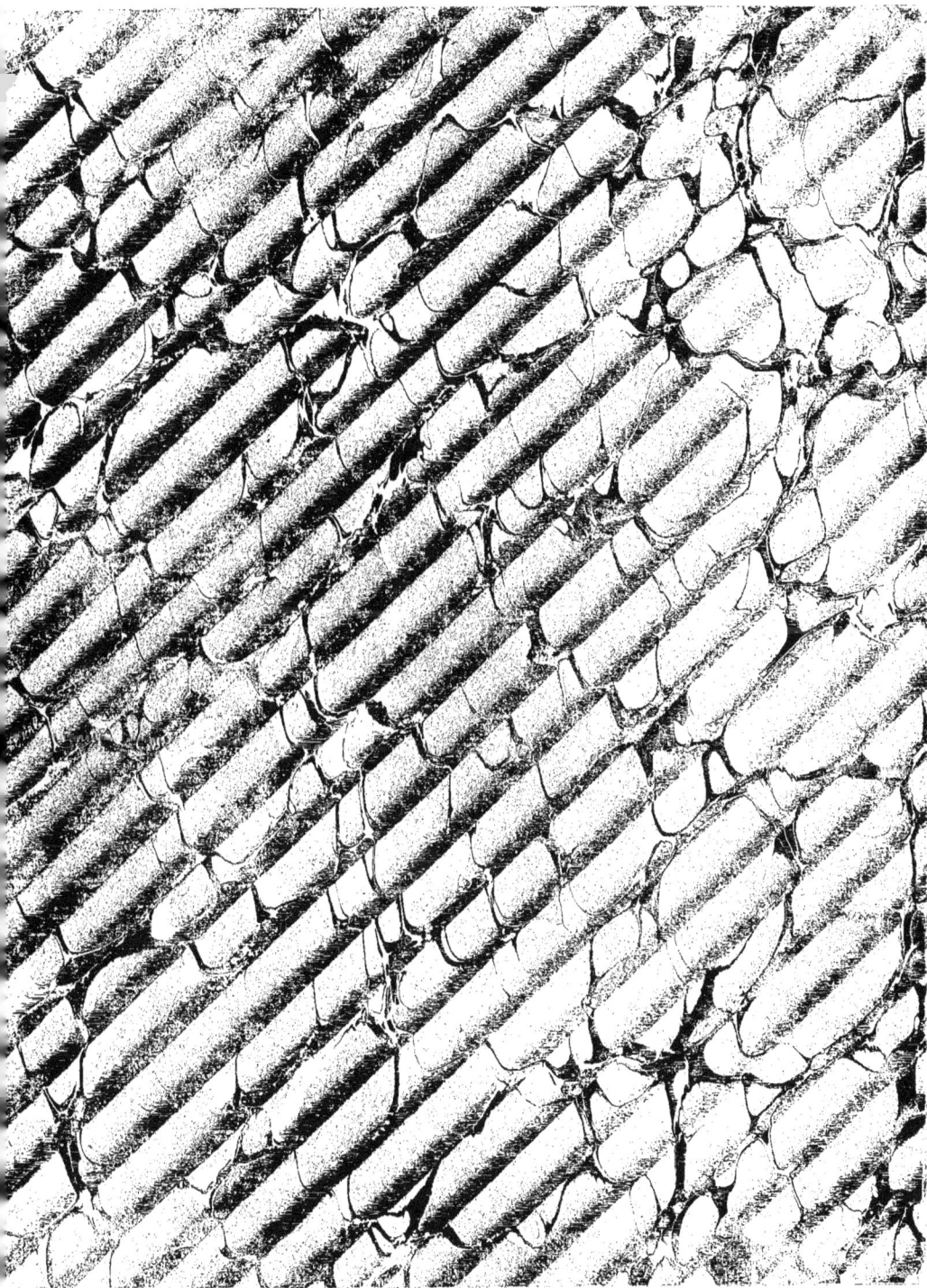

L'INTERNAT
en Médecine et en Chirurgie
des Hôpitaux et Hospices Civils
DE PARIS

CENTENAIRE DE L'INTERNAT
1802-1902

Publié au nom du Comité du Centenaire

par

Raymond DURAND-FARDEL

Secrétaire Général du Comité

G. STEINHEIL ⚜ EDITEUR
2, RUE CASIMIR-DELAVIGNE
PARIS

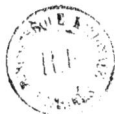

A Monsieur Henri Mondor

Hommage d'affectueuse gratitude

Ray Durand Jarde

L'INTERNAT

EN MÉDECINE ET EN CHIRURGIE

DES HOPITAUX ET HOSPICES CIVILS DE PARIS

Centenaire de l'Internat

1802–1902

FONDATION DE L'INTERNAT
PAR LA VILLE DE PARIS

SE DÉTACHANT SUR LA
SILHOUETTE DU PARVIS
NOTRE-DAME ET DE L'ANCIEN
HÔTEL-DIEU
PARIS CONFIE UN BLESSÉ
AUX SOINS DE L'INTERNE

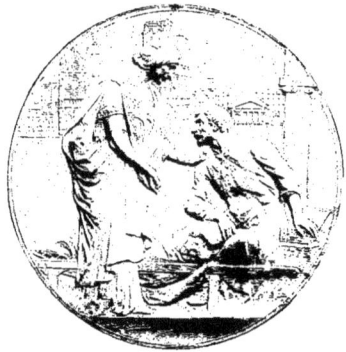

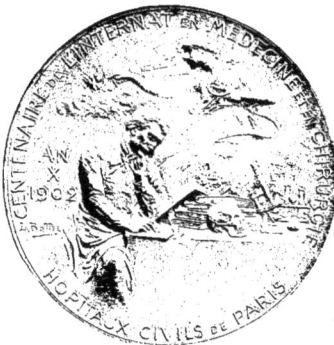

SOUS L'INSPIRATION
D'HYGIE L'INTERNE
ÉTUDIE LA SCIENCE
MODERNE

L'INTERNAT

EN MÉDECINE ET EN CHIRURGIE

DES HOPITAUX ET HOSPICES CIVILS DE PARIS

Centenaire de l'Internat
1802-1902

PUBLIÉ AU NOM DU COMITÉ DU CENTENAIRE

PAR

Raymond DURAND-FARDEL

SECRÉTAIRE GÉNÉRAL DU COMITÉ

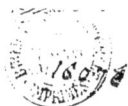

G. STEINHEIL, ÉDITEUR

2, RUE CASIMIR-DELAVIGNE, 2

PARIS

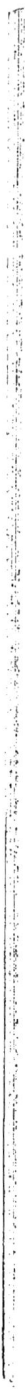

PRÉFACE

Le 24 et le 25 mai 1902, les anciens internes et les internes en médecine des hôpitaux de Paris, actuellement en exercice, se sont réunis pour célébrer le centenaire de la création de l'Internat.

Le bruit des fêtes s'est éteint. Les enthousiasmes qu'elles ont provoqués se sont calmés, l'œuvre des promoteurs de cette solennité a-t-elle disparu avec eux ? Je suis heureux de pouvoir répondre négativement à cette question.

L'Internat en médecine n'avait pas d'histoire ; les générations s'étaient succédé, connaissant celles qui les avaient précédées dans la carrière, plutôt par les anecdotes qui défrayaient les conversations de la Salle de garde que par la relation véridique des efforts de chacune d'elles pour la science et l'humanité.

Grâce au zèle de quelques-uns de nos collègues, nous connaissons maintenant nos origines, le fonctionnement de cette belle institution pendant le premier siècle de son existence. Quelques-uns n'ont pas appris sans étonnement que les deux articles du règlement de l'Assistance publique, rédigés le 25 février 1802, étaient restés immuables. Le Président du Conseil des ministres, M. Waldeck-Rousseau, le Directeur de l'Assistance publique, M. Mourier, en proclamant les services rendus aux malheureux par le corps de l'Internat, ont fait revivre les épisodes dans lesquels celui-ci s'est plus particulièrement distingué, les épidémies, les guerres civiles et étrangères ; ils ont ajouté, ce qui est vrai, que si dans les circonstances exceptionnelles, quelques-uns avaient eu l'occasion de se distinguer, le dévouement de chaque jour de tous les Internes les expose, mais obscurément cette fois, aux mêmes dangers.

Comme Président du Comité, dont on trouvera la liste plus loin, je remercie mes collègues d'avoir si parfaitement accompli la tâche qu'ils s'étaient imposée, mais je tiens à témoigner plus particulièrement notre reconnaissance à M. Durand-Fardel, qui a mis un zèle persévérant à réunir les matériaux, les documents his–

toriques consignés dans ce volume et à M. G. Steinheil, qui n'a pas seulement été notre éditeur, mais qui a pris pendant plus d'une année la part la plus active à tous les travaux du Comité.

Le centenaire a eu un succès qui a dépassé les espérances les plus optimistes, c'est à eux que nous le devons.

Je ne rappellerai pas l'éclat des fêtes, la seconde partie de ce volume contient leur description. Ce qui a été la joie de nous tous, c'est de retrouver nos anciens, nos camarades, de la Province surtout, presque tous étaient venus réveiller les souvenirs d'antan. Il y avait nombre d'octogénaires, les septuagénaires ne se comptaient pas. Tous étaient rayonnants, ils revivaient leur jeunesse, au banquet ils n'étaient ni les moins heureux, ni les moins bruyants.

Leur nombre et leur affectueuse gaieté justifiaient ce que notre Doyen, le professeur Debove, disait dans sa gracieuse allocution : « A un certain âge, on n'aime pas à regarder en avant, on regarde en arrière. Nos plus agréables pensées ne sont plus des espérances, mais des souvenirs. C'est alors que, nous médecins, nous nous reportons à nos années d'Internat. » En parcourant l'assemblée, on pouvait se demander si l'Internat n'avait pas le privilège de singulièrement prolonger la vie, l'œil rencontrait plus de barbes blanches que de moustaches noires ou blondes.

Ceux qui ont assisté aux diverses réunions n'en perdront pas le souvenir, ils conserveront pour le renouveler le Livre d'or de l'Internat, et la ravissante médaille, due au burin de M. Bottée.

P. BROUARDEL.

14 octobre 1903.

AVANT-PROPOS

Le Comité du Centenaire de l'Internat, s'inspirant de ce qui avait été fait dans des circonstances analogues, a projeté de publier un Livre d'Or de l'Internat.

On verra dans la seconde partie de ce volume pourquoi ce projet fut abandonné, et comment il fut décidé qu'on publierait seulement le compte-rendu des Fêtes du Centenaire, en y joignant la liste des Internes et quelques documents intéressant la corporation : c'est comme Secrétaire général du Comité que je fus chargé de ce travail.

Étendant le programme adopté, j'ai cherché à grouper les faits, de façon à donner une idée aussi complète que possible de ce qu'a été l'Internat pendant le dix-neuvième siècle, comment il s'est recruté, en quoi il a répondu au dessein de ses fondateurs, pourquoi il a conservé une physionomie bien à lui, à peine modifiée en cent ans.

Les sources principales de ma documentation rétrospective ont été les Archives de l'Assistance publique et les souvenirs personnels de nos collègues.

Pour les Archives, une première déception était inévitable : l'incendie allumé par la Commune en 1871 a détruit presque totalement les collections accumulées dans les bâtiments de l'Assistance, et tout ce que j'ai pu retrouver, antérieurement à cette date, est disséminé dans les grandes bibliothèques publiques.

b

Il en résulte que l'historique de cette période, d'autant plus intéressante que les témoins en deviennent plus rares, présente des lacunes considérables; aussi ai-je tenu à reproduire intégralement un certain nombre de documents, tels que le Règlement de 1802, dont il n'existe aux Archives qu'un exemplaire manuscrit.

Pour ce qui est des souvenirs personnels, j'ai cru devoir les solliciter à plusieurs reprises, en envoyant à tous nos collègues un questionnaire sur l'emploi de leurs quatre années d'Internat. La plupart m'ont adressé seulement la liste de leurs camarades, ce qui a au moins permis de corriger certaines erreurs de l'*Annuaire*. D'autres ont rappelé avec complaisance les joyeusetés de leurs salles de garde, et le recueil de ces gais mémoires ne manque pas d'une piquante saveur; il ne peut malheureusement pas trouver place dans une publication dont le cadre eût dû s'étendre démesurément pour lui donner asile.

Enfin, quelques collègues ont bien voulu m'envoyer de courts récits sur les grands événements auxquels ils ont été mêlés en leur qualité d'internes des Hôpitaux, et ces notes m'ont été précieuses pour indiquer le rôle joué par l'Internat dans les émeutes, les guerres, les grandes épidémies, etc.

Je ne me dissimule pas combien ce chapitre est incomplet, et je ne doute pas qu'un grand nombre d'omissions ne me soient signalées dès que ce volume aura paru! Mais je prie mes collègues de considérer quelles difficultés j'ai eues à obtenir à mon questionnaire des réponses suffisamment circonstanciées.

Je me suis réduit, autant que possible, à ne parler que de ceux de nos collègues qu'un fait quelconque a pu mettre en vue pendant leurs années d'Internat : dès qu'ils en sont sortis, ils appartiennent au grand corps médical.

Il eût cependant été intéressant d'établir le bilan scientifique de l'Internat, de montrer ce qui, dans la somme des connaissances du siècle, revenait aux médecins, chirurgiens et savants qui avaient passé par cette grande école professionnelle; mais il ne faut pas

oublier que sur 3 300 internes nommés depuis cent ans, 1 800, c'est-
à-dire plus de la moitié, sont encore vivants; il a semblé au
Comité que se borner au bagage des morts eût été insuffisant,
et qu'apprécier celui des vivants eût été trop délicat.

Un mot encore sur la Salle de garde : il aurait fallu, pour en
tracer un vivant tableau, la plume d'un maître écrivain! Je n'ai
pu que m'efforcer de noter les traits particuliers à ce milieu
spécial, en me laissant guider, naturellement, par mes souvenirs
personnels. Il va sans dire que cette esquisse, dont le seul mérite
est la sincérité, ne saurait s'appliquer qu'à l'Internat de ma génération. Si, comme on l'a dit, les salles de garde ont modifié leurs
mœurs, c'est affaire à nos successeurs d'en décrire plus tard les
nouveaux aspects.

Après m'être excusé auprès de mes collègues de la publication nécessaire de documents techniques qui alourdissent quelque
peu ce volume, il me reste un devoir à remplir, c'est de remercier ceux qui ont bien voulu faciliter ma tâche : M. Lejars,
chef de bureau; M. Mauger, archiviste à l'Assistance publique et
M. Lucien Hahn, sous-bibliothécaire à la Faculté de médecine, qui
m'ont aidé dans mes recherches; MM. Gory et Gillet, à qui je suis
redevable de quelques intéressants clichés; mon ami Maurice Letulle
dont les conseils m'ont bien souvent mis dans la bonne voie, enfin
tous ceux de mes collègues dont les renseignements m'ont permis
de préciser notre commune histoire.

Le 1ᵉʳ novembre 1903.

RAYMOND DURAND-FARDEL.

PREMIÈRE PARTIE

L'INTERNAT

1802 – 1902

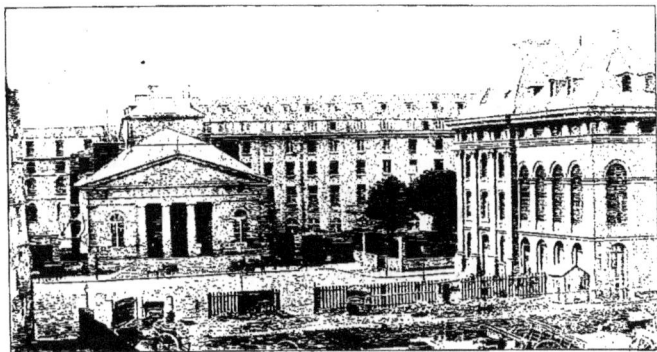

Hôtel-Dieu en 1864.
(Façade construite en l'an XII par Clavareau.)

1

ORIGINES DE L'INTERNAT

L'Internat en médecine et en chirurgie des hôpitaux et hospices civils de Paris date du 4 ventôse an X (23 février 1802); il a été institué tel qu'il fonctionne encore aujourd'hui, au moins dans ses grandes lignes, par les articles spéciaux du *Règlement général pour le Service de Santé des hôpitaux et hospices civils de Paris*, promulgué, à cette date, par le Conseil général des hospices.

Il est certain qu'en fait, il existait depuis longtemps dans les hôpitaux de Paris des élèves logés et nourris, chargés de surveiller et de panser les malades. Mais cette fonction leur était dévolue dans des conditions et avec des attributions peu comparables à celles de l'Internat actuel. Il ne pouvait d'ailleurs en être autrement, le fonctionnement des services hospitaliers d'alors n'ayant rien de commun avec ce qu'a institué l'Assistance publique, dont l'organisation date à peine du commencement du dix-neuvième siècle.

Avant d'étudier ce qu'a été le personnel médical des hôpitaux parisiens d'autrefois, il est bon de jeter un coup d'œil sur l'évolution qu'a subie l'Administration hospitalière depuis cent ans.

A la fin du dix-huitième siècle, les établissements de bienfaisance de Paris étaient répartis en trois groupes relevant de trois grands Bureaux : nous laissons de côté les maisons de santé particulières, et les hôpitaux ou fondations privés, administrés pour la plupart par des communautés religieuses.

Le Bureau de l'Hôpital général, institué surtout en vue de réprimer la mendicité et d'hospitaliser les épileptiques, les fous et les enfants trouvés, avait pour centre administratif Notre-Dame de la Pitié, et comprenait Bicêtre, la Salpêtrière, les Enfants-Trouvés, etc.

Le grand Bureau des pauvres ou « Aumône générale », dont dépendait l'hôpital des Petites-Maisons pour les vieillards et l'hôpital-orphelinat de la Trinité pour les enfants, avait surtout pour but l'assistance publique à domicile.

Le Bureau de l'Hôtel-Dieu, le seul qui nous intéresse au point de vue du personnel médical (1), administrait l'Hôtel-Dieu, Saint-Louis, les Incurables, et l'hôpital de la Santé ou de Saint-Anne, c'est-à-dire les établissements destinés au traitement des malades.

Cette organisation devait être bouleversée par la Révolution (2).

L'Assemblée Constituante, « mettant au rang des devoirs les plus sacrés de la Nation l'assistance des pauvres dans tous les âges et toutes les circonstances de la vie, » institua un *Comité de Mendicité* chargé de réorganiser les secours publics.

Après des vicissitudes multiples (direction par la Municipalité, par la Commune, par une Commission nationale), les hôpitaux retrouvent l'autonomie sous le Directoire, en 1796, et sont administrés par une Commission de cinq membres, nommés par les administrateurs du département de la Seine. En même temps, les ressources nécessaires au fonctionnement des établissements de bienfaisance sont unifiées par un arrêté du 23 brumaire an V

(1) Des hôpitaux importants, tels que la Charité, Charenton, Saint-Merry, les Quinze-Vingts, etc..., possédaient leur administration particulière, et semblent avoir fait mieux avec des ressources moindres.
(2) L'*Assistance publique en 1900*, publié par l'Administration générale de l'Assistance publique à Paris.

(13 novembre 1796), et les revenus insuffisants sont complétés par un droit perçu sur les spectacles, bals, concerts publics, origine du droit des pauvres, et, en 1798, par la perception d'un octroi spécial, origine de la subvention municipale.

Enfin, le Consulat réalise l'unification administrative en créant un Conseil général des hospices, aidé d'une Commission exécutive, et sous l'autorité duquel sont réunis les établissements hospitaliers et les secours à domicile. Ce Conseil général élabora le Règlement où est contenue l'institution de l'Internat.

Le 26 février 1848, la Révolution supprime le Conseil général des hospices et le remplace par une Commission administrative qui fonctionne jusqu'au 10 janvier 1849, époque à laquelle est promulguée la loi qui régit encore aujourd'hui l'Assistance publique à Paris. Cette loi renferme les articles suivants qu'il importe de rappeler ici :

ARTICLE PREMIER. — L'Administration générale de l'Assistance publique à Paris comprend le service des secours à domicile et le service des hôpitaux et hospices civils.

Cette Administration est placée sous l'autorité du Préfet de la Seine et du Ministre de l'Intérieur; elle est confiée à un Directeur responsable, sous la surveillance d'un Conseil.

. . . .

ART. 5. — Le Conseil de surveillance est appelé à donner son avis sur

. . . .

10° Les règlements de service intérieur des établissements et du service de santé, et l'observation desdits règlements.

11° Toutes les questions de discipline concernant les médecins, chirurgiens et pharmaciens.

.·.

Le personnel médical préposé aux soins des malades n'offre d'intérêt pour nous qu'à l'Hôtel-Dieu, où s'est fait le premier essai d'organisation des services dont les modifications successives ont abouti au fonctionnement actuel.

Pour se faire aujourd'hui une idée de ce qu'était l'Hôtel-Dieu vers le milieu du dix-huitième siècle, il faut lire les chroniques de l'époque, et surtout les protestations des hommes consciencieux qui avaient dès lors entrepris la guerre aux abus (1). On n'y trouvait plus, il est vrai, le grand caravansérail ouvert à tout venant, où s'accumulaient malandrins et miséreux, et d'où sortaient cinq cents cadavres par jour (1348); mais il s'agissait encore d'un endroit très malsain, où l'encombrement, la promiscuité des lits à plusieurs places, le gaspillage des ressources, la méconnaissance complète de l'hygiène, produisaient une mortalité de 20 p. 100, et l'on comprend d'Alembert disant : « L'Hôtel-Dieu est resté comme un gouffre toujours ouvert, où les vies des hommes avec les aumônes des particuliers vont se perdre. »

L'organisation des salles était des plus défectueuses : pas de séparation des cas médicaux et chirurgicaux, les opérations se faisant dans la salle commune. Desault avait maille à partir avec les sœurs, parce qu'il faisait transporter les malades à opérer dans une salle spéciale pour les reporter ensuite, il est vrai, dans le foyer d'infection. Les femmes enceintes, dans une salle à part, étaient couchées quatre par grand lit, et dans des conditions de saleté repoussante, d'où la mort d'une accouchée sur treize.

Le labeur incessant (et décourageant !) qu'imposait cette population de malades, énorme et désordonnée, était effectué, vers 1790, par douze médecins choisis dans la Faculté de Paris parmi ceux ayant dix années de doctorat. Les dix premiers assuraient les visites du matin dans les salles à eux assignées; les deux derniers, sous le titre d'expectants, venaient le soir faire la contre-visite.

Le docteur Corlieu (2) indique en outre l'existence d'un *médecin-résident* logé, chauffé, nourri, éclairé et blanchi par la maison, appointé de 1 500 livres. Ce médecin aurait été le véritable ancêtre des Internes d'aujourd'hui, sinon par le titre, puisqu'il était docteur, au moins par les fonctions; mais M. Mac-Auliffe fait observer que, dans son mémoire à la Commune, de Jussieu se plaint de ce qu'aucun des médecins de l'Hôtel-Dieu ne fût logé à l'hôpital : « C'est, dit-il, une des réformes les plus urgentes à accomplir. » (3).

---

(1) D'ALEMBERT, *Encyclopédie*, article « Hôtel-Dieu ». — TENON, *Mémoire de 1768*. — DE JUSSIEU, *Compte rendu à la Commune par le département des hôpitaux*, 1790. — MAC-AULIFFE, *la Révolution et les Hôpitaux*, thèse, Paris 1901.
(2) CORLIEU, *Les médecins de l'Hôtel-Dieu du xve au xixe siècle*. *France médicale*, 1898.
(3) Peut-être la fonction avait-elle disparu momentanément ?

Déjà en 1691 le Bureau de l'Hôtel-Dieu avait exprimé en vain le même désir : les médecins se tenaient à l'écart.

En revanche, dès 1613, les chirurgiens sont installés à l'hôpital, avec leurs aides ou compagnons. Ces compagnons, au nombre de cinq, sont, cette année-là, Pierre Mesnyer de Bourgogne, Pierre Jantoch de Paris, Toussainczt, Lebœuf, Laurin, que l'on peut considérer comme les premiers Internes des hôpitaux de Paris (1).

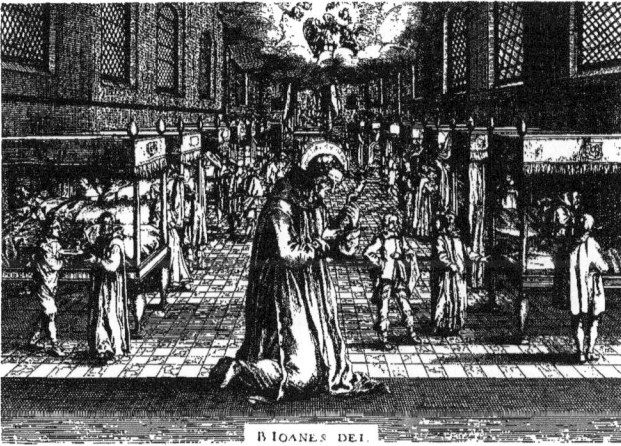

Salle de la Charité, dite de lithotomie, XVIIᵉ siècle.

Pourquoi, dans ces fonctions, l'exclusion de l'élément médical au profit de l'élément chirurgical? Il faut en chercher la raison dans les doctrines médicales de l'époque : le médecin, qui se considérait alors comme très supérieur au chirurgien encore accointé avec le barbier, enseignait et pratiquait suivant les principes de l'École et les dogmes classiques; l'observation des malades, il n'en avait que faire, et se contentait de tâter le pouls; la thérapeutique se réduisait à quelques prescriptions hygiéniques, à la saignée et

(1) COUXC. *A l'hôpital il y a deux siècles — l'Hôtel-Dieu, les compagnons chirurgiens et externes.* Thèse, Paris, 1897.

à la purgation. Qu'aurait donc fait un médecin de garde à l'hôpital en présence d'un cas d'urgence, sinon appeler un chirurgien pour pratiquer la saignée, ou un apothicaire pour donner un lavement? Car un médecin qui se respecte ne doit ni saigner ni faire œuvre de ses mains « *ordinis omni medici dignitatem puram integramque conservare oportet* (1) ».

Les vrais prédécesseurs de l'Internat sont donc des chirurgiens et seulement des chirurgiens.

M. Corlieu, dans son intéressante étude (2), nous renseigne sur le mode de recrutement de cet état-major chirurgical.

« Jusqu'au commencement du dix-neuvième siècle, le service chirurgical de l'Hôtel-Dieu était fait par un chirurgien en chef, appelé aussi chirurgien-major. Il était secondé par un *gagnant-maîtrise*, sorte de chef de clinique, par dix ou douze compagnons chirurgiens, qu'on pourrait assimiler aux internes d'aujourd'hui, par des commissionnaires, dont le nombre a varié de douze à cent vingt, et fut réduit à soixante-quatorze en 1726, et par un nombre illimité d'externes. »

Le *gagnant-maîtrise* était choisi parmi les compagnons et par rang d'ancienneté; il était logé, chauffé, éclairé et nourri, et restait en fonction pendant six ans.

Les *compagnons* ou garçons chirurgiens étaient pris parmi les commissionnés, après examen subi par-devant un médecin de l'Hôtel-Dieu, le chirurgien-major et le gagnant-maîtrise. Ils se partageaient les fonctions du service, étaient préposés à la réception des malades, à la salle d'opération, à la salle des fractures, à l'infirmerie, etc. Ils étaient de garde pour l'admission des malades, pour la visite desquels on leur adjoignit en 1661 « une femme honneste, d'âge de cinquante ans environ » en raison des plaintes auxquelles donnaient lieu parfois les libertés qu'ils prenaient avec les jolies patientes.

Les *commissionnés* ou *commissionnaires* étaient choisis parmi les externes, après examen.

Enfin les *externes* passaient aussi un examen, qui ne devait pas être bien difficile; il leur fallait surtout présenter un mémoire

(1) *Commentaires de la Faculté*. Réformation de l'Université, article 24.
(2) Corlieu, *loc. cit.* et *Gazette des Hôpitaux*, 1901.

contenant le nom et prénom du candidat, l'indication de son pays, de son âge (18 ans accomplis), l'extrait de baptême et un certificat de bonne vie et mœurs délivré par le curé de la paroisse.

Puisque les *compagnons* sont les ancêtres des Internes d'aujourd'hui, il est intéressant de connaître exactement leurs fonctions et leur genre de vie : on s'en fera une idée par la lecture du règlement suivant, paru le 14 juin 1655.

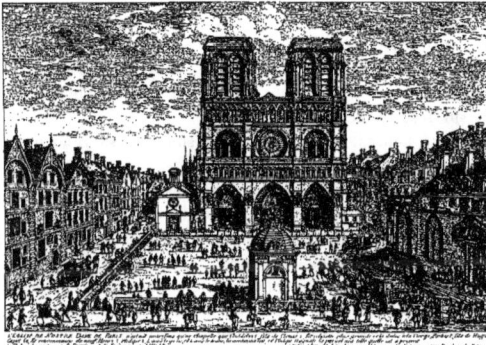

Place du Parvis Notre-Dame en 1650.

ORDRE ET DEVOIRS DES COMPAGNONS CHIRURGIENS
DE L'HOSTEL-DIEU DE PARIS.

I. — A cinq heures précises sortiront de chez leur maistre et à cinq heures et demie commenceront à penser les blessez, que le maistre-chirurgien leur aura donné et mis en main.

II. — Ils auront leurs appareils prest du jour de devant, lesquels ils feront eux-mesmes, et ne les laisseront faire par autres, soit pensionnaires ou externes, et seront faits dans la chirurgie et non ailleurs.

III. — Qu'ils penseront leurs blessez eux-mesmes, avec un soing très particulier, grande charité, douceur et affection et n'en obmettront aucuns de ceux qui leur sont donnez à penser, et ne s'absenteront ausdites heures ausquelles ils doivent penser les malades des salles, ausquelles ils sont commis pour travailler, souz couleur que les pensionnaires ou externes supplécroient à leurs défauts.

2

IV. — Après avoir pensé leurs blessez, reporteront tous leurs apareils dans la chirurgie, comme aussy les réchaux, après qu'ils auront jeté le feu dans les cheminées des ofices, et ne laisseront rien trainer dans les salles.

V. — Que s'il arrive, comme il est assez fréquent, que les sieurs Petit, maistre-chirurgien, ou Angot, fassent quelques opérations, dissections ou ouvertures de corps, comme ils le doivent faire alternativement, lors les compagnons, après avoir pensé leurs malades et blessez, s'y pourront trouver, pour veoir, entendre et aprendre les enseignements qui leur seront donnez par lesdits sieurs Petit et Angot, pour cognoistre d'où peuvent provenir les causes du mal duquel il s'agira.

VI. — Après, ceux qui seront de garde, ou qui auront soin de tenir les lieux de la chirurgie nettement, pourront aller estudier, et ne laisseront rien traisner en icelle, enfermeront les médicaments, onguents et autres drogues dans leurs armoires, souz la clef, pour empescher que la poussière et ordure ne s'amassent sur lesdits médicaments.

VII. — A onze heures, lorsque la cloche sonnera, se rendront tous au réfectoire pour disner.

VIII. — Après disner, iront faire les seignées du bras, pieds, ventouses et autres ordonnances du médecin et maistre-chirurgien, qu'ils observeront ponctuellement, et obéiront aux ordres dudit maistre chirurgien, auquel ils porteront l'honneur et le respect qu'ils doivent à un maistre.

IX. — A deux heures précisément commenceront à penser les malades, jusqu'à quatre heures et demie, avec le mesme soin et ordre cy-devant prescrit.

X. — Après ces choses faites, iront en la chirurgie faire leurs apareils pour le lendemain matin, et n'y aura autres personnes dans ladite chirurgie que lesdits compagnons, à ce que ce soient eux-mesmes qui préparent leurs dits médicaments et emplastres, et qu'estans faits, ils les resserrent dans l'armoire proprement.

XI. — Qu'ils feront et prépareront les cataplasmes eux-mesmes et ne les laisseront faire par les malades ny par autres.

XII. — Que les bassins dans lesquels sont lesdits cataplasmes ne traineront par les salles, ains seront portez et serrez dans la chirurgie, et chaque compagnon les nettoiera à son tour.

XIII. — Qu'après, ceux qui seront de garde pour les malades iront à leur garde de semaine.

XIV. — A six heures, lorsque la cloche sonnera se rendront pareillement tous au réfectoire pour souper.

XV. — A l'issue du souper, chacun ira dans son ofice pour faire les seignées et autres remèdes ordonnez par les médecins et chirurgien, et quand il n'y en auroit point, ils ne laisseront d'aller voir en quel estat sont leurs blessez et penser ceux qui auront esté ordonnez du maistre trois et quatre fois, s'en trouvant de cette nature et qualité.

XVI. — Que les pensionnaires ny externes ne toucheront ny ne penseront aucuns malades, si ce n'est par l'ordre du maistre chirurgien.

XVII. — Que deffenses sont faites à tous compagnons de transporter aucuns onguents hors de la chirurgie, d'en laisser sur les tablettes des lits des malades, et de leur en bailler pour en faire des emplastres.

XVIII. — A huit heures précises se trouveront chez leur maistre, depuis la Saint-Remy jusques à Pasques, et depuis Pasques à la Saint-Remy à neuf heures.

XIX. — Ne sera reçeu de compagnon chirurgien qu'il n'ait esté examiné exactement par les médecins et chirurgien, et qu'ils n'ayent l'aage de dix-huit à vingt ans.

XX. — Ne pourront lesdits compagnons chirurgiens demeurer plus de quatre ans dans ladite Maison, à s'emploier continuellement au service des malades et blessez, selon qu'il est ordonné cy-dessus.

XXI. — Ne pourront avoir aucune praticque en ville, pour quelque prétexte que ce soit, mais si cela est sceu, seront congédiez.

XXII. — Leur sera demandé lors de leur réception, s'ils se peuvent entretenir les quatre années durant, afin qu'ils puissent servir actuelement les pauvres et qu'ils ne puissent prétendre aucune récompense d'eux.

XXIII. — Il leur est enjoint de garder la paix, et en cas qu'il leur arivast quelque diférent ils auront recours au maistre-chirurgien pour les acorder (1).

Le 14 mai 1749, un *Règlement sur le service chirurgical de l'Hôtel-Dieu* complète les dispositions antérieures.

Ne seront reçus aucuns malades dans les salles de l'Hostel-Dieu qu'ils n'aient été préalablement visités et trouvés de la qualité requise pour cette maison, sçavoir les hommes par l'un des douze compagnons chirurgiens de l'Hostel-Dieu, et les femmes et filles par la visiteuse préposée à cet effet.

Le compagnon chirurgien qui sera de service à la chambre de visite, et la visiteuse ne pourront, pour quelque cause et sous quelque prétexte que ce puisse être, sortir hors de l'Hostel-Dieu, ni s'éloigner de la chambre de visite, si ce n'est pour aller au réfectoire ou la nuit pour se coucher, et à l'égard du compagnon pour aller aux pansements, et dans l'un ou l'autre des trois dits cas, s'il survient des malades à visiter, et le compagnon et la visiteuse, chacun en ce qui les concerne, seront tenus aussitost qu'ils seront avertis, de venir sans délai faire la visite desdits malades.

(1) Brièle, Collect. des Documents pour servir à l'histoire des hôpitaux de Paris, t. I, p. 106.

Ni le compagnon ni la visiteuse ne pourront se faire remplacer par d'autres personnes de dehors, ni le compagnon, par des chirurgiens externes de l'Hostel-Dieu ou autres.

Les compagnons et la visiteuse auront attention lors de la visite de n'admettre que les personnes attaquées de maladies que l'on peut espérer de guérir, de renvoyer tous ceux dont les maux se trouvent incurables ou qui auront des maux vénériens.

Lorsqu'ils douteront si la maladie est incurable ou vénérienne, ils auront recours au chirurgien-major et n'admettront le malade qu'après l'avoir consulté et en conséquence de son avis.

Les six compagnons chirurgiens de l'Hostel-Dieu qui doivent être de service dans la chambre de garde s'arrangeront entre eux de manière que le jour et la nuit, en tout temps et à toute heure, on puisse en trouver qui soient prêts au premier avertissement à porter les secours nécessaires aux malades dans les différentes salles.

Ces six compagnons ne pourront ni découcher hors la chambre de garde, ni se faire remplacer par les chirurgiens externes de l'Hostel-Dieu, ni par aucun autre, ni faire coucher dans les chambres aucun domestique.

Aucun des compagnons chirurgiens de l'Hostel-Dieu ne pourra pour quelque raison que ce soit coucher hors de l'Hostel-Dieu (1).

Ces documents montrent bien constitué le corps des élèves-internes, avec ses fonctions de surveillance, de pansements, d'intervention dans les cas d'urgence, de gardes prolongées et d'établissement dans l'hôpital : nous voyons même apparaître en 1666 les signes distinctifs, le tablier blanc pour les internes, le tablier noir pour les externes; la « calotte » ne viendra que plus tard !

C'est au profit de ces élèves internes que se font les premières leçons cliniques, dont le véritable créateur est Desault, qui ne craignit pas de s'attirer les foudres des Communautés religieuses en bouleversant, au nom de l'humanité et de la science, les habitudes séculaires de désordre et de saleté qui régnaient dans les services (2).

Quand on considère le milieu pestilentiel dans lequel ces jeunes gens devaient vivre, couchés à trois dans le même lit, levés à cinq heures, sans permission de sortir le soir après neuf heures, avec un labeur écrasant (400 saignées par jour en 1662), en contact per-

(1) BRIÈLE, ibid., t. II, p. 52.
(2) MAC-AULIFFE, loc. cit.

pétuel avec des malpropretés repoussantes, les contagions multiples auxquelles il étaient exposés, on ne peut que se demander ce qu'il faut admirer le plus, leur dévouement ou leur persévérance à dépenser ainsi six belles années de leur jeunesse à la conquête de la maîtrise.

Tant d'efforts ne devaient pas être perdus : d'abord soumis aux médecins, dont ils étaient les aides et même les servants, obligés à des besognes viles de barbiers, les compagnons chirurgiens conquirent peu à peu l'égalité, et apportèrent à leurs anciens maîtres, en échange du prestige, leurs habitudes d'observation et de pratique hospitalière.

Dès 1788, la Société Royale de Médecine avait rédigé un *Nouveau plan de constitution pour la médecine en France* (1), plan très étudié, et suivi d'un Projet dont les divers articles réalisent un progrès énorme sur l'état de choses antérieur. En voici les principaux passages où sont formulées les indications de l'Internat en médecine et du Concours :

Il seroit facile d'admettre dans les hôpitaux les candidats à titre d'*Élèves internes*, de les y loger et de les y nourrir, sans nulle augmentation de dépenses pour les bâtiments, sans aucun établissement nouveau et particulier. Il y auroit en même temps de plus grandes facilités pour l'instruction. Dans les sciences pratiques, on n'apprend bien que ce à quoi on participe : or, les élèves admis dans les hôpitaux participeroient au traitement des malades; ils les soigneroient, ils passeroient leur vie au milieu d'eux. Cette ressource déjà ouverte à la chirurgie doit être commune à toutes les parties de la médecine, comme MM. Chambon et Doublet l'ont proposé dans les mémoires qu'ils ont lus sur ce sujet à la Société de Médecine.

. . . .

Dans les plus grands hôpitaux des différents départements, on autoriseroit un enseignement public plus particulier. Il suffiroit, pour engager les élèves à le suivre, de les déclarer admissibles aux degrés dans les corps enseignans, avec le seul titre de capacité. Il y auroit des places dans ces hôpitaux pour y entretenir un certain nombre d'élèves auxquels les médecins et les chirurgiens de ces hôpitaux feroient différents cours d'instruction. Il suffiroit d'ajouter une simple gratification par année aux honoraires dont jouissent déjà ces médecins et ces chirurgiens. Ils pourroient aussi recevoir

(1) *Histoire de la Société Royale de Médecine*, années 1787-1788.

une faible rétribution de la part de quelques-uns des élèves qui seroient nourris et logés. Pourquoi d'ailleurs chaque département ne consacreroit-il pas une somme annuelle à l'encouragement de ces cours particuliers?

. . . .

Il faudroit que dans les hôpitaux destinés à l'enseignement pratique de ces grands corps, il s'ouvrît tous les ans un concours pour un certain nombre de places où les élèves les plus méritans du Royaume seroient admis pendant un certain temps encore pour s'y perfectionner. Chaque département pourroit y avoir, pour une contribution modique, un certain nombre de places ou bourses.

. . . .

PROJET

ÉLÈVES. — Les élèves attachés à l'hôpital seront choisis parmi les étudians qui auront subi les examens de théorie, tant sur les sciences préliminaires que sur les sciences directes.

Ils seront nommés tous les ans, par les juges des examens, qui choisiront ceux qui auront paru les plus instruits ; et ils remplaceront les élèves qui sortiront, dans une proportion qui sera déterminée par un Règlement particulier.

LEURS DIFFÉRENTES FONCTIONS. — Leurs fonctions seront : 1° de surveiller les salles, d'avoir soin que les ordonnances s'exécutent, et de tenir les feuilles de visite et les registres d'observation ; 2° de pratiquer les opérations chirurgicales auxiliaires ; 3° de préparer les remèdes sous la direction de l'apothicaire en chef ; 4° et 5° de faire les observations et les recherches anatomiques et chimiques qui ont été recommandées par le médecin ou le chirurgien de l'hôpital.

En tout, il y aura cinq ordres d'élèves attachés aux hôpitaux, les *Inspecteurs de salles*, les *Chirurgiens*, les *Pharmaciens*, les *Chimistes* et les *Anatomistes*.

NOMBRE. — Leur nombre sera proportionné à l'étendue de l'hôpital ; celui des inspecteurs des salles en particulier sera proportionné au nombre de divisions dans lesquelles seront répartis les malades, et il y aura un élève de cette classe par 15 ou 20 lits.

Les autres classes pourront être moins nombreuses, mais en général dans tout grand hôpital il y aura sous chaque médecin et chaque chirurgien un service complet d'élèves chargés de ces différentes fonctions.

Ils seront sous l'inspection immédiate des médecins et ils se conformeront en tout à leurs ordres.

Ce Projet fut présenté par Vicq-d'Azyr à l'Assemblée Nationale, en 1790, sans qu'il s'en soit suivi aucun essai d'exécution.

Vers la même époque, Guignard réclamait l'établissement du concours pour la nomination des gagnants-maîtrise de l'Hôtel-Dieu, comme le seul moyen de remédier aux inconvénients de la nomination directe, s'étonnant d'ailleurs que « cette forme (de recrutement)

Salle de la Charité au xviiᵉ siècle.

qu'on suit dans presque tous les hôpitaux civils ait été négligée dans l'Hôtel-Dieu de Paris, que nous pouvons considérer comme le plus grand hôpital du Royaume » (1).

Fourcroy reprend l'idée dans un *Rapport et Projet de décret sur l'établissement d'une École Centrale de Santé à Paris* (2)

(1) Mémoire sur l'avantage du concours pour les places de gagnans-maîtrise en chirurgie de l'Hôtel-Dieu de Paris, lu au Département des hôpitaux le 7 octobre 1790. *Progrès médical* du 7 novembre 1896.

(2) Rapport à la Convention, 7 frimaire an III. *Bibliothèque Nationale.*

présenté à la Convention le 7 frimaire an III (1795). Il s'y élève violemment contre les préjugés qui continuent à séparer ridiculement la médecine de la chirurgie, en subordonnant la seconde à la première ; dans son projet d'organisation de l'École, il voudrait que dans chaque département des élèves fussent choisis par un jury local de deux officiers de santé, et logés dans l'École, où ils se perfectionneraient en soignant les malades sous la direction des maîtres, et « recevraient un traitement égal à celui de l'École Centrale des Travaux publics ».

Cependant la question restait toujours à l'étude, car en 1798 le Ministre de l'Intérieur adressait une lettre à l'École de Santé, demandant « ses observations sur les avantages et les inconvénients du concours pour l'admission des élèves internes dans les hospices ».

Le rapport suivant fut rédigé en réponse au Ministre, par Pelletan, Boyer et Thouret (1).

La question soumise à l'examen de l'École n'est pas celle de savoir si le concours est le meilleur moyen à employer pour la nomination aux places d'élèves dans les hôpitaux. Il ne peut y avoir aucun doute sur ce point qui est également décidé par la raison et l'expérience.

L'objet dont il s'agit est d'une nature différente. La question proposée suppose deux classes d'élèves dans les hospices. Une d'élèves internes salariés, une autre d'externes ou de surnuméraires ne recevant aucun traitement. Dans cet état de choses on demande si, lorsqu'une place du premier genre est vacante, la voie du concours ouvert à tous les élèves indistinctement qui n'ont point été attachés à l'hospice *n'est pas*, comme l'énonce la lettre des ministres, *un moyen subversif de toute émulation et peu propre à inspirer la confiance* qu'exige le soin possible des malades, dès lors que celui qui aura sacrifié plusieurs années (comme externe ou surnuméraire) les obligations de sa place, n'aura pas plus d'espoir d'obtenir la préférence que celui qui n'aura été astreint à aucun service régulier.

C'est dans ce sens que le Ministre demande à l'École de lui faire part des objections dont elle croit susceptible le concours pour les places d'élèves internes.

(1) École de Santé. Registre des rapports de l'an III à l'an VIII, f° 74, 19 pluviôse an VI (École de Médecine, archives manuscrites). Thouret, alors directeur de l'École, avait été nommé en 1789 administrateur du Bureau de l'Hôtel-Dieu, et devait être en 1801 membre du Conseil général des hospices.

Pour répondre à cette question nous avons pensé qu'il suffisait de rappeler quelques principes qui doivent servir de règle dans cette partie de l'administration des hospices. Ces principes sont les suivants :

1° Les hôpitaux doivent être considérés pour toutes les places d'élèves sous le rapport du service de santé comme de véritables lieux d'instruction. En conséquence de ce principe les places doivent y être essentiellement temporaires. Le terme de leur durée nous a paru devoir être fixé à six ans.

Une autre conséquence du même principe c'est qu'autant que les vues d'économie et le bon ordre peuvent le permettre, il est utile de multiplier les places d'élèves dans les hospices, et le moyen d'atteindre à ce but d'utilité est d'y admettre deux classes d'élèves, l'une externe, l'autre de surnuméraires en nombre au moins égal aux premiers.

2° Les places doivent être données au concours, savoir les places d'internes au concours entre les seuls élèves expectans ou surnuméraires et les places d'externes au concours public. Nous pensons qu'à ce dernier on ne doit admettre que des jeunes gens de 18 ans.

3° Il convient d'employer tous les moyens d'émulation possibles pour soutenir l'activité des élèves une fois parvenus aux places d'élèves internes. A cet effet, il est utile d'établir entre ces places, dans les grands hôpitaux qui en sont susceptibles, des différences de grade et de traitement, et de donner dans les hospices les places supérieures au concours entre tous les élèves de grade inférieur et non par rang d'ancienneté.

4° C'est dans l'intérieur de chaque hospice que le concours et les mutations pour les places doivent être bornés. Trop de confusion naîtrait si on rendait le concours commun entre tous les élèves de tous les hospices. Mais dans les grandes communes qui possèdent plusieurs hôpitaux de différentes natures, ces hospices peuvent offrir aux élèves divers genres de maladies à observer. Il paraît à propos de leur faciliter les moyens de varier ainsi leur instruction. On pourrait borner la faculté qui serait donnée à cet égard à quelques internes qui seraient déterminés et qui seraient parvenus à leur quatrième année dans les autres hospices. Il serait ainsi permis à ces derniers de se présenter au concours pour une place d'interne vacante dans l'un des hospices désignés et, s'ils l'obtenaient, d'y passer le reste des six années qu'ils auraient à courir. C'est à Paris surtout qu'il existe des hôpitaux séparés de vénériens, de femmes en couches et de maladies chroniques, comme l'hospice du Nord cy-devant Saint-Louis, que cette mesure doit paraître susceptible des plus grands avantages.

5° Une mesure que nous croyons devoir encore proposer et vous suggérer à l'usage des hôpitaux de Paris, c'est d'avoir égard à l'éloignement où la situation des hospices tient les élèves qui y font un service des li...

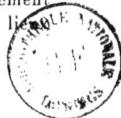

3

d'instruction et des écoles. A cet égard, leur position peut être également différente et nous pensons qu'il est infiniment juste de tenir compte aux élèves des hospices extrêmement éloignés de la privation où ils sont des leçons publiques. Il paraît donc convenable d'adopter dans la nomination aux places quelques mesures qui assurent au moins aux élèves, soit internes, soit externes, de ces hôpitaux un droit de préférence aux places correspondantes de quelques-uns de ces hospices de l'intérieur, en ne laissant ainsi à remplir des places d'externes pour ces hospices que dans les plus éloignés. Cet usage était suivi par l'administration du cy-devant Hôpital général de Paris qui comprenait les trois hospices de Bicêtre, la Salpêtrière et la Pitié. Une place devenant vacante dans ce dernier hospice était remplie de droit par un des élèves de la Salpêtrière auquel succédait aussi de droit un de ceux de Bicêtre, et par l'effet de ce mouvement le remplacement n'avait lieu que dans ce dernier hospice.

Tels sont les différents points de vue sous lesquels nous avons dû considérer la question soumise à l'École et sur laquelle nous lui proposons d'adopter les détails dans lesquels nous venons d'entrer.

Signé : Pelletan, Boyer, Thouret.

Malgré tous les efforts d'administrateurs bien intentionnés, malgré l'avis unanime des hommes compétents, la réforme hospitalière ne pouvait s'effectuer tant que les établissements n'étaient pas soumis à une réglementation uniforme : la création du Conseil général des hospices en l'an IX venait réaliser cette unification qui devait être si féconde en résultats pratiques.

Le Préfet Frochot, en installant le Conseil général des hospices, prononçait les paroles suivantes (1) :

« Il serait difficile de quitter les hôpitaux sans vous avoir parlé du Service de Santé ; cependant j'ai peu à vous dire à cet égard et il me suffira de vous apprendre que ce service est fait selon le zèle des officiers qui en sont chargés et *d'après les règles qu'ils jugent à propos de prescrire, chacun dans son hospice.* Je ne doute pas que, soit pour l'amélioration du service, soit pour les officiers de santé eux-mêmes, *un règlement commun ne fût très avantageux;* mais jusqu'à ce jour, on a douté à qui appartenait le pouvoir de le faire,

(1) Discours du Préfet de la Seine Frochot, 5 ventôse an IX (Collection des Archives de l'Assistance publique. t. I, p. 372).

et en conséquence personne n'a rien tenté. Cet objet, pourtant, importe trop à la régénération des hôpitaux pour être ajourné plus longtemps, et vous ne tarderez pas, je pense, à reconnaître la nécessité de vous en occuper, ne fut-ce que sous le rapport des nominations dont la forme est actuellement tout arbitraire et peu propre à encourager les jeunes élèves. »

Enfin, en 1802, sous le ministère Chaptal, la réorganisation du Service de Santé fut effectuée ; ce qui regarde l'Internat est indiqué dans le rapport présenté à ce sujet et dont nous détachons ces lignes (1) :

« Persuadée de cette vérité, que c'est dans les hospices, et en y prenant une part active au traitement des malades que s'acquièrent les connaissances en l'art de guérir, la Commission ne saurait trop s'appliquer, d'une part, à attirer dans cette voie le plus grand nombre d'élèves possible ; d'autre part, à rechercher les moyens de fortifier leurs études et d'accroître leur émulation. En conséquence, elle confirme la division des élèves en externes et internes, deux degrés dont on n'atteindra le second qu'après avoir franchi le premier ; décide que les fonctions des deux ordres seront temporaires, soumet les uns comme les autres au principe du concours ; et enfin fonde des prix destinés aux plus méritants parmi ces élèves d'élite. »

A la suite de ce rapport fut rédigé le *Règlement général du Service de Santé* par lequel fut définitivement institué l'*Internat en médecine et en chirurgie des hôpitaux et hospices civils de Paris*, véritable état-major assurant la marche régulière des services hospitaliers, école supérieure d'instruction pratique, où s'est recrutée depuis lors la presque totalité des maîtres de la Médecine et de la Chirurgie françaises.

(1) Commission composée des citoyens Gastaldy, Deschamps, Thauraux, Pelletan, Cullerier et Thouret.

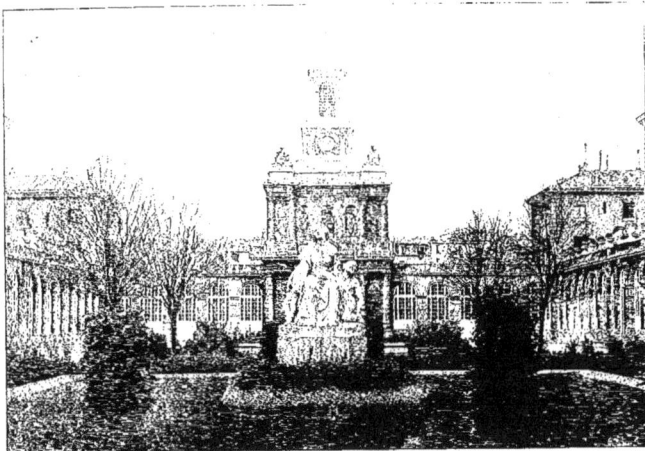

Hôpital Lariboisière, cour intérieure.

RÈGLEMENT [1]

POUR LE SERVICE DE SANTÉ

DANS LES HOSPICES DE PARIS

(VENTÔSE AN 10. — 10 FÉVRIER 1802.

CHAPITRE PREMIER

DES DIFFÉRENTES CLASSES D'OFFICIERS DE SANTÉ

1. Le Service de Santé sera fait dans les hospices, savoir : le service médical, par des médecins en chef et des médecins ordinaires ; et le service chirurgical par des chirurgiens en chef, ordinaires et de seconde classe.

MÉDECINS EN CHEF ET ORDINAIRES

2. Il y aura un médecin en chef dans les grands hospices, où le service médical ne peut être fait par un seul médecin ; seront réputés médecins

(1) Il n'existe de ce Règlement qu'un exemplaire *manuscrit* précieusement conservé dans les Archives de l'Assistance publique ; il est donc particulièrement intéressant de le reproduire en entier.

ordinaires ceux qui feront seuls le service dans les petits hospices, ou qui, dans les hospices plus considérables, le partageront avec le médecin en chef.

CHIRURGIENS EN CHEF, ORDINAIRES ET DE DEUXIÈME CLASSE

3. Il y aura, pareillement, un chirurgien en chef dans les hospices où le service comporte des places de chirurgien de 2ᵉ classe ; dans tous les autres, les chirurgiens auront le titre de chirurgien ordinaire.

SAGE-FEMME

4. La sage-femme chargée du service des accouchements à l'hospice de la Maternité aura le même rang que les chirurgiens ordinaires.

ÉLÈVES

5. Il y aura des élèves pour le service de la médecine et pour celui de la chirurgie, les uns et les autres seront distingués en internes et en externes.

CHAPITRE II

NOMBRE DES OFFICIERS DE SANTÉ DANS LES DIFFÉRENTS HOSPICES

6. Le nombre des médecins dans les hospices sera fixé à raison d'un par cent cinquante à deux cents malades, attaqués de maladies internes.

NOMBRE DES CHIRURGIENS

7. Il n'y aura qu'un chirurgien en chef dans les grands hospices, quel qu'y soit le nombre des malades ; les petits hospices pourront avoir un chirurgien ordinaire, qui leur sera commun avec l'un des hospices les plus voisins ; la même mesure aura lieu pour les médecins.

8. Il n'y aura des chirurgiens de 2ᵉ classe que dans les hospices suivants : l'Hôtel-Dieu, l'hôpital de la Charité, l'hôpital Saint-Louis, les hospices de Bicêtre, de la Salpêtrière et des Vénériens.

DES ÉLÈVES

9. Les élèves en médecine et les élèves en chirurgie, tant internes qu'externes, seront distribués dans les hospices d'après l'état qui sera déterminé.

CHAPITRE III

MODE DE NOMINATION AUX PLACES

10. Les médecins et chirurgiens en chef ou ordinaires seront nommés par le Ministre de l'Intérieur, sur la présentation d'une liste triple, faite par le Conseil général d'administration, d'après la réputation de ceux qui pratiquent et suivant le mode qui va être déterminé.

11. Les conditions, pour être porté sur cette liste, seront les suivantes, savoir :

1° Pour les places de médecin en chef, d'être âgé au moins de cinquante ans, d'avoir été employé dans les hôpitaux militaires ou civils de la République, et d'y avoir au moins dix années de service ;

2° Pour les places de médecin ordinaire, d'avoir quarante ans et douze années de réception ;

3° Pour les places de médecin en chef ou ordinaire, d'être âgé au moins de trente ans et d'avoir dix années de service.

12. Pour les places de chirurgien en chef et celles de médecin ou chirurgien ordinaire, chaque année de service dans les hospices militaires ou aux armées, ainsi qu'auprès des Comités de bienfaisance, comptera pour deux dans le calcul des années de réception.

13. Ne seront admis pour ces différentes places, parmi les officiers de santé des armées, que ceux qui prouveront qu'ils ont été reçus d'après les dispositions de la loi du 3 nivôse an II.

14. La place de sage-femme, à l'hospice de la Maternité, ne sera qu'à celles qui exhiberont un diplôme de réception légale et prouveront qu'elles exercent, au moins depuis dix ans, leur profession ; il sera nommé à cette place dans la même forme qu'à celle de médecin et chirurgien ordinaire.

NOMINATION DES CHIRURGIENS DE SECONDE CLASSE

15. Les places de chirurgien de seconde classe et celles d'élève en chirurgie ou en médecine seront données au concours.

16. Le jury d'examen pour la nomination à ces places sera composé de cinq officiers de santé choisis par les médecins et chirurgiens attachés aux hospices, lesquels seront nommés par le Conseil général d'administration dans la proportion qu'il jugera la plus convenable.

17. Le jury sera nommé chaque fois qu'il y aura une place vacante à donner.

18. Aucun officier de santé faisant partie du Conseil ou de la Commission administrative ne pourra être membre du jury.

NOMINATION DES ÉLÈVES INTERNES ET EXTERNES

19. Les places d'élèves internes en médecine ou en chirurgie ne seront mises au concours qu'entre les élèves externes des hospices et les élèves attachés aux Comités de bienfaisance.

Ces élèves ne seront admis à concourir qu'après une année de service.

20. Il y aura par an deux concours pour les places d'externes, l'un dans la dernière décade de ventôse, l'autre à la fin de fructidor.

21. Les élèves ne seront admis à ces concours que depuis l'âge de dix-huit ans jusqu'à celui de vingt-quatre.

MODE DES CONCOURS

22. Tout élève des hospices qui se présentera au concours pour une place supérieure à celle qu'il aura occupée, sera tenu d'exhiber un certificat des chefs sous lesquels il aura exercé, lesquels attesteront l'exactitude de son service et la régularité de sa conduite.

23. Les chirurgiens de seconde classe devant être instruits dans les différentes branches de la chirurgie et particulièrement exercés à l'application des bandages, des appareils, et au moment des opérations, ils seront examinés sur ces différentes parties de l'art.

Le concours sera terminé par des exercices pratiques sur le cadavre.

24. L'examen pour les élèves internes en médecine ou en chirurgie aura pour but de constater qu'ils sont en état de profiter de l'instruction pratique que l'on acquiert dans les hôpitaux ; en conséquence, ils seront interrogés sur les différentes parties qui constituent la théorie de l'art : toutefois, l'examen sera plus particulièrement dirigé vers la partie d'instruction nécessaire pour la place à laquelle ils aspireront.

25. Dans les concours pour les places d'externes, les candidats seront interrogés sur les préliminaires de l'art de guérir, sur les généralités de l'anatomie, de la médecine et de la chirurgie.

26. Les élèves devant, non seulement se livrer aux différentes opérations manuelles qui leur seront ordonnées, mais encore écrire les prescriptions des médecins et chirurgiens auxquels ils seront attachés, on leur présentera à chaque concours une question et la matière de quelques formules, auxquelles ils seront tenus de répondre par écrit.

27. Les concours seront publics ; ils auront lieu au bureau du Conseil général d'administration en présence du président et de deux membres du Conseil.

28. Les concours seront publiés et affichés notamment aux Écoles de médecine, aux Comités de bienfaisance et aux hospices civils au moins un mois avant le jour fixé.

29. Ceux qui désireront concourir se feront inscrire au Bureau des hospices au moins 10 jours avant l'époque du concours ; ils justifieront de leur moralité par des certificats des autorités constituées.

30. Les questions présentées aux candidats seront inscrites sur des carrés de papier égaux et roulés ; elles seront prises au sort.

31. Ces questions seront disposées la veille par le jury et seront distribuées aux candidats le jour et à l'instant même du concours ; leur importance sera proportionnée à celle de la place vacante.

32. Les examinateurs pourront interroger les candidats sur toute l'étendue de la question qui leur sera échue au sort ; mais ils ne pourront pas la dépasser.

33. Dans le cas où le concours serait terminé par le manuel des opérations chirurgicales, elles seront faites en présence du jury dans l'un des amphithéâtres des hospices.

Les opérations seront désignées par écrit et tirées au sort par les candidats le jour même.

34. Les candidats seront admis au scrutin à la majorité absolue des suffrages ; le résultat des concours sera communiqué dans les 24 heures au Conseil général d'administration.

CHAPITRE IV

DURÉE DES FONCTIONS DES OFFICIERS DE SANTÉ

OFFICIERS DE SANTÉ EN CHEF OU ORDINAIRES

35. Les places des officiers de santé en chef ou ordinaires ne seront point sujettes à mutation ; ceux qui les occuperont ne pourront être destitués que par le Ministre de l'Intérieur, sur la proposition du Conseil général d'administration.

36. Les places de chirurgiens de seconde classe et d'élèves en médecine

et en chirurgie, étant des moyens d'instruction, elles seront temporaires et soumises à un passage successif de ceux qui les occuperont par les hospices de différentes classes.

TEMPS D'EXERCICE DES CHIRURGIENS DE SECONDE CLASSE ET DES ÉLÈVES

37. Le temps d'exercice des chirurgiens de 2ᵉ classe sera de dix années.

38. Le temps d'exercice des élèves en médecine ou en chirurgie ne pourra excéder celui de six ans. Le temps de l'internat ne pourra excéder le terme de quatre années et le temps de l'externat celui de trois ans.

39. Les hospices, quant aux moyens d'instruction, seront partagés en quatre classes. La première comprendra les hospices éloignés ou extérieurs, tels que ceux de Bicêtre, de la Salpêtrière et de Saint-Louis ; la seconde classe, les hospices ordinaires de l'intérieur ; la troisième, les deux principaux hospices de chirurgie, savoir : l'Hôtel-Dieu et la Charité ; la quatrième, les hospices spéciaux de la Maternité et des Vénériens.

DE LEUR PASSAGE SUCCESSIF PAR LES DIFFÉRENTES CLASSES D'HOSPICES

40. Les chirurgiens de seconde classe passeront, par rang d'ancienneté, des hospices éloignés ou extérieurs, aux deux hospices de l'Hôtel-Dieu et de la Charité, avec faculté de passer de ce dernier à l'Hôtel-Dieu en cas de place vacante ; ils pourront ensuite, s'il y a lieu, passer un an à l'hospice des Vénériens ; à leur défaut, il sera nommé pour l'année, au concours, un chirurgien de 2ᵉ classe pour cet hospice.

41. Le passage successif des élèves internes dans les quatre ordres d'hospices sera réglé ainsi qu'il suit : lorsqu'une place sera vacante dans un des deux hospices de 3ᵉ classe, elle sera mise au concours entre les élèves internes des hospices de 1ʳᵉ et 2ᵉ classe qui y auront un droit de préférence ; les places qui, par cette mutation, viendront à vaquer dans cette seconde classe d'hospices, seront données par rang d'ancienneté aux élèves internes de la 1ʳᵉ classe qui les demanderont. Les élèves internes sortant de l'Hôtel-Dieu ou de la Charité passeront aux deux hospices spéciaux des Vénériens et de la Maternité.

42. Lorsqu'il y aura des places d'internes vacantes dans les hospices de 1ʳᵉ classe, tous les élèves externes de la partie correspondante seront obligés de se présenter au concours ou de se retirer.

43. Les élèves externes qui, la 3ᵉ année, ne pourraient obtenir une place d'interne au concours seront tenus de se retirer des hospices.

4

MODE POUR LES REMPLACEMENTS PROVISOIRES

44. Lorsqu'une place de chirurgien de 2ᵉ classe deviendra vacante, par mort ou démission, le chirurgien en chef désignera parmi les élèves internes celui qu'il jugera le plus propre à la remplir provisoirement et jusqu'au jour du concours, et il en rendra compte tant au Conseil général qu'à la Commission administrative.

45. Il en sera de même pour une place d'élève interne en médecine ou en chirurgie devenue vacante dans les grands hospices ; le médecin ou le chirurgien en chef et, dans les autres, le médecin ou le chirurgien ordinaire, fera remplir la place provisoirement par l'élève externe qu'il jugera propre à en faire le service.

Dans tous les cas, les élèves désignés ne seront pas moins obligés de se présenter au concours qui aura lieu pour obtenir la place définitivement.

46. En cas de mort ou de démission d'un officier de santé ordinaire, la Commission administrative, de concert avec l'officier de santé en chef, dans les hospices où il y a un officier de santé de ce grade, et seule pour les autres hospices, ainsi que pour le remplacement des officiers de santé en chef, pourvoira provisoirement à la continuation du service ; à cet effet, elle désignera parmi les officiers de santé des hospices celui qui en devra être chargé, et en rendra compte au Conseil.

CHAPITRE V

SERVICE DES OFFICIERS DE SANTÉ

47. Les médecins et chirurgiens en chef, dans les grands hospices, auront, chacun respectivement dans sa partie, la direction et la surveillance du service de santé, dont néanmoins ils partageront les fonctions avec les médecins et chirurgiens ordinaires.

DIVISION DU SERVICE

48. Les médecins et chirurgiens, dans chaque hospice, traiteront respectivement les malades de leur ressort, d'après l'ordre de division qui sera établi.

49. A cet effet, les salles, dans chaque hospice, seront distribuées par la Commission administrative en différentes divisions ou départements, de la manière la plus convenable au bien du service ; ces distributions ne seront

faites qu'après avoir consulté, dans les grands hospices, les médecins et chirurgiens en chef, et dans les autres, le médecin et le chirurgien ordinaire.

5o. Il y aura des salles séparées pour les maladies susceptibles de se propager par communication et pour les convalescents.

5i. Les officiers de santé régleront, chacun dans sa division, tout ce qui est relatif au service des malades, savoir : la tenue des salles, sous le rapport de la salubrité, le placement des malades, leur changement de lits et de salles.

SERVICE DU BUREAU DE RÉCEPTIONS

52. Le service au bureau de réception des malades sera fait, dans les petits hospices, par les élèves tant internes qu'externes qui se suppléeront mutuellement. Dans les grands hospices, il pourra être fait par des officiers de santé chargés uniquement de cette fonction et ayant le rang de chirurgiens de seconde classe.

VISITE DES MALADES

53. Les malades nouvellement admis et placés dans les salles des arrivants, seront vus, dans les grands hospices, par les médecins et chirurgiens en chef, qui, seuls, confirmeront leur entrée ou réception, et dans ce cas indiqueront les salles où ils devront être définitivement placés. Si l'admission n'est pas confirmée, il en feront passer la note à l'agent de surveillance qui prendra les mesures nécessaires pour le renvoi des malades.

54. Dans les petits hospices, l'examen des malades nouvellement admis sera fait par le médecin et le chirurgien ordinaires, chacun pour sa partie, lesquels prononceront sur l'admission définitive ou le renvoi.

55. La visite des malades arrivants sera faite, autant qu'il sera possible, avant que les visites commencent dans les salles ordinaires.

56. Les visites commenceront le matin à 7 heures pendant le semestre d'hiver et à 6 pendant le semestre d'été.

57. Les officiers de santé feront le soir de 4 à 8 heures une seconde visite dans leurs salles.

58. Les visites seront annoncées dans chaque salle, et alors on fera retirer tous les étrangers.

SERVICE MÉDICAL

59. A chaque division de salles de médecine, il sera attaché un élève interne sous le nom d'élève de division, lequel y remplira les fonctions qui seront ci-après énoncées ; à chacun de ces élèves, il en sera adjoint un pris

parmi les élèves en pharmacie auquel il pourra être suppléé, si les circonstances l'exigent, par un autre élève interne ou externe en médecine.

60. Les médecins seront accompagnés dans leurs visites par ces deux élèves et par l'infirmière ou l'infirmier en chef.

CAHIERS DE VISITE

61. Les visites seront écrites sur des cahiers qui seront au nombre de deux pour chaque division.

Ces cahiers auront 8 colonnes, contenant :

La 1re le numéro du lit.

La 2e le numéro du malade.

La 3e le nombre de jours passés à l'hôpital.

La 4e le régime gras.

La 5e le régime maigre.

La 6e les remèdes chirurgicaux ou pansements.

La 7° les remèdes internes.

La 8° la mort ou la sortie des malades.

62. Des deux cahiers de visite, l'un sera tenu en deux parties, sur l'une desquelles on inscrira les visites des jours pairs, et sur l'autre celle des jours impairs, de manière qu'à la visite de chaque jour l'officier de santé puisse avoir à la main le cahier du jour précédent.

63. Les cahiers de visite devant servir de base à la comptabilité des vivres et des médicaments, ils seront cotés et paraphés par la Commission administrative. Chaque jour ils seront signés par l'officier de santé, à la fin de sa visite, après qu'ils auront été comparés et vérifiés par les deux élèves auxquels la tenue en aura été confiée.

PRESCRIPTION DU RÉGIME

64. Il sera établi dans les hospices un régime gras et un régime maigre, dont la composition sera réglée par la Commission administrative sur l'avis des officiers de santé. Ce régime sera prescrit par : portion, trois quarts, demie, quart, soupes, bouillons ou diète. La quantité de la portion et ses proportions décroissantes seront également déterminées sur l'avis des officiers de santé.

65. Il ne sera fait aucune distribution d'aliments aux malades avant la visite faite dans les salles par les officiers de santé.

PRESCRIPTION DES MÉDICAMENTS

66. Les officiers de santé observeront, autant qu'il sera possible, dans leurs prescriptions le formulaire adopté.

EXÉCUTION DES PRESCRIPTIONS

67. La visite terminée, l'élève de division fera le dépouillement des cahiers qu'il aura tenus, en distinguant, sur des bulletins séparés qu'il signera, ce qui concerne chaque salle, et pour chaque salle ce qui concerne les aliments et les secours chirurgicaux.

68. Les bulletins pour les aliments seront de trois espèces : les uns pour le bouillon, la viande, les légumes, et contenant la somme des portions, demi-portions, quarts, etc., seront portés à la cuisine ; les seconds, dans la même forme pour le pain, seront envoyés à la panneterie ; les troisièmes, contenant la quantité totale de vin, seront adressés au sommelier.

69. Le relevé ou bulletin pour les pansements et secours chirurgicaux, sera remis par l'élève de division aux élèves en chirurgie de service dans les salles.

70. Le relevé pour les médicaments sera fait par l'élève en pharmacie, ou l'élève en médecine qui aura tenu à sa place le second cahier de visite ; ce relevé sera porté sans délai à la pharmacie.

71. L'élève de division sera présent à la distribution des aliments et veillera, en appelant les malades par leur nom, à ce qu'elle soit faite conformément à ce qui sera porté pour chacun d'eux sur le cahier de visite.

72. Les boissons simples seront données aux malades par les infirmiers ; les médicaments du matin seront administrés par les chefs ou élèves de service à la pharmacie, en présence de l'élève de division. Celui-ci se fera accompagner par l'infirmier en chef, qui restera chargé, dans le cours de la journée, de l'administration des médicaments prescrits à des heures réglées.

SOINS DONNÉS AUX MALADES DANS L'INTERVALLE DES VISITES

73. Si dans l'intervalle d'une visite à l'autre, il arrive dans l'état du malade un changement qui ne permette pas de lui donner la quantité prescrite d'aliments, l'élève de division lui en retranchera une partie ou la totalité, suivant qu'il le jugera convenable, et il rendra compte à la visite suivante à l'officier de santé ; il en sera de même pour l'administration des médicaments qui paraîtront contre-indiqués.

ÉLÈVES DE GARDE

74. Il y aura dans tous les hospices un ou plusieurs élèves de garde, qui, sous aucun prétexte, ne pourront quitter leur poste pendant les vingt-quatre heures ; pour ce service, les élèves en médecine et en chirurgie alterneront

dans les petits hospices ; dans les grands hospices, il y aura de garde en même temps des élèves en médecine et en chirurgie.

75. Ces élèves seront chargés :

1° De remédier aux accidents imprévus qui exigeraient de prompts secours, en appelant dans les cas graves les officiers de santé ;

2° De veiller, quand ils en seront requis, à l'administration des secours chirurgicaux ou autres prescrits pour être employés dans le cours de la journée ;

3° De faire des tournées dans les salles à des heures déterminées.

CONVALESCENTS

76. Les convalescents ne pourront, sous aucun prétexte, être conservés dans les salles des malades ; ils seront seuls à la portion entière ou aux trois quarts de portion.

77. Les officiers de santé désigneront à leur visite les malades qui devront être placés dans les salles de convalescents, et le temps qu'ils devront y passer : aucun individu ne pourra y être conservé plus de dix jours.

SORTIE DES MALADES

78. Les officiers de santé décideront de la sortie des malades dont ils indiqueront l'époque sur le cahier de visite ; l'élève de division fera le relevé des sorties, qu'il remettra à l'agent chargé de la police de l'hospice. Les sorties auront lieu après le dîner.

79. Tous les trois mois, il sera fait, au bureau de réception, un recensement de tous les malades existant dans l'hospice, d'après lequel il sera formé une liste de ceux dont le séjour paraîtra trop prolongé. Ces listes seront communiquées aux officiers de santé, pour avoir leur avis sur les motifs de cette prolongation.

DÉCÈS DES MALADES

80. Les officiers de santé feront mentionner sur les cahiers de visite le décès des malades ; il sera fait, par l'élève de division, une note dans laquelle l'heure précise du décès sera indiquée, et qui sera remise à l'agent qui sera chargé de la police de l'hospice.

81. Les officiers de santé prescriront la conduite qui devra être tenue relativement à chaque malade décédé ; l'élève de division sera chargé de

l'exécution de ce qui aura été prescrit à cet égard pour les salles auxquelles il est attaché.

Les élèves de garde feront une visite à la salle des morts, à l'heure de l'ensevelissement.

DISPOSITIONS PARTICULIÈRES POUR LE SERVICE CHIRURGICAL

82. Les dispositions précédemment énoncées pour le service médical auront lieu pour les visites des chirurgiens en chef ou ordinaires, en ce qui peut être applicable à la chirurgie.

83. Ils pourront, si l'étendue de l'hospice l'exige, diviser le service en deux sections, l'une pour les hommes, l'autre pour les femmes, et à chacune sera attaché un élève de division, avec un second élève adjoint pour écrire les visites.

84. Le chirurgien de chaque hospice réglera le nombre d'élèves en chirurgie internes et externes nécessaires pour les pansements dans chaque salle de sa division, ainsi que de ceux qui doivent être chargés du service chirurgical dans les salles de médecine.

SALLE D'OPÉRATIONS

85. Il y aura dans chaque hospice une salle particulière destinée aux opérations; cette salle sera disposée de manière que le chirurgien et les aides qui concourent à l'opération ne soient pas gênés.

SALLE D'APPAREILS

86. Il y aura pareillement dans chaque hospice un local disposé pour la réunion de tous les appareils chirurgicaux qui sont d'usage, y compris les différents genres de bandages. Ce local sera toujours garni d'une suffisante quantité de ces appareils préparés d'avance pour servir au besoin ; le nombre en sera indiqué par le chirurgien en chef ou ordinaire, et la garde en sera confiée à celui des élèves internes qu'il aura désigné.

FONCTIONS DES CHIRURGIENS EN CHEF

87. Le chirurgien en chef ou ordinaire fera lui-même les opérations majeures. Il pourra cependant en confier quelques-unes aux chirurgiens de seconde classe, lorsqu'il le jugera convenable ; il pourra même faire pratiquer les opérations simples par les élèves internes ; mais dans tous les cas, il dési-

gnera celui qui opérera, il sera présent à l'opération et surveillera le traitement du malade.

88. Les chirurgiens de seconde classe suivront régulièrement les visites des chirurgiens en chef.

DES CHIRURGIENS DE SECONDE CLASSE

89. Les chirurgiens de seconde classe seront spécialement chargés, sous l'inspection du chirurgien en chef, de l'exécution des procédés chirurgicaux prescrits; ils veilleront à ce que tous les pansements soient faits exactement. Ils inspecteront les appareils et les instruments des élèves; ils feront les pansements importants qui leur seront confiés par le chirurgien en chef.

DES ÉLÈVES

90. Les élèves, à chaque pansement, auront leurs appareils disposés un quart d'heure avant le moment fixé par le chirurgien en chef ou ordinaire; ils se trouveront au lit des malades avant la visite.

91. Les élèves ne quitteront point les salles que les visites et pansements soient terminés.

92. La maîtresse sage-femme à l'hospice de la Maternité sera chargée du service ordinaire des accouchements; dans tous les cas graves, elle appellera le chirurgien en chef, et s'aidera de ses lumières. Ce dernier décidera des cas dans lesquels il devra agir lui-même pour terminer l'accouchement.

CHAPITRE VI

DES MOYENS D'INSTRUCTION

COURS D'ANATOMIE ET D'OPÉRATION

93. Les cours d'anatomie et d'opérations établis à l'Hôtel-Dieu et à l'hospice de la Charité en faveur des élèves, seront faits par le chirurgien en chef, qui pourra confier l'enseignement de l'anatomie au chirurgien de seconde classe.

RECUEIL D'OBSERVATIONS

94. Les élèves de division, dans les différents hospices, tiendront, chacun pour sa partie, un registre dans lequel ils seront tenus d'inscrire les noms,

prénoms, âge, pays et profession de chacun des malades reçus dans leurs salles, le jour de l'entrée, celui de la sortie, le caractère général de la maladie et le genre de sa terminaison ; on y ajoutera une indication sommaire du traitement, et le résultat de l'ouverture du cadavre si elle est pratiquée.

95. Il sera fait tous les trois mois, sous la direction des officiers de santé, un relevé de ces feuilles, pour obtenir la description de la constitution médicale de l'année, et déterminer les divers degrés de mortalité ou de curabilité des maladies, relativement aux âges, aux sexes, aux professions et aux différentes contrées.

De pareils relevés seront faits des opérations qui auront été pratiquées et des résultats qu'on en aura obtenus. Ces instructions seront adressées à la fin de chaque semestre au Conseil général, qui les transmettra à l'École de médecine.

96. Les officiers de santé fixeront le nombres des élèves du dehors qui assisteront à leurs visites, de manière à ce que le service n'en souffre pas. Ils remettront à ces élèves un billet d'entrée, avec lequel ils seront admis.

INSTRUCTION PRATIQUE A L'HOSPICE DE LA MATERNITÉ

97. Il sera donné à l'hospice de la Maternité une instruction pratique sur les accouchements à laquelle seront admis les médecins (1) et des élèves sages-femmes, au nombre qui sera déterminé.

98. Ces élèves ne seront admis que d'après un examen qui constatera qu'ils ont fait des études théoriques préliminaires et qu'ils sont en état d'être admis à l'instruction pratique.

A cet effet, les uns et les autres se présenteront munis de certificats des cours qu'ils auront suivis.

99. L'examen mentionné en l'article précédent sera fait par les officiers de santé de l'hospice.

100. Les élèves sages-femmes seront six mois en exercice ; les élèves accoucheurs pourront passer à l'hospice une année entière.

101. La sage-femme dirigera, sous l'inspection du chirurgien en chef, les élèves sages-femmes dans la pratique des accouchements. Le chirurgien en chef remplira les mêmes fonctions à l'égard des élèves accoucheurs.

102. Indépendamment du manuel des accouchements auquel ils seront exercés, les élèves chirurgiens suivront la visite du médecin et du chirurgien ordinaire de l'hospice, pour s'instruire dans le traitement des maladies qui

_____

(1) Par des règlements subséquents, l'hospice de la Maternité a été consacré à l'instruction des seules élèves sages-femmes.

se compliquent avec l'accouchement et de celles qui sont particulières aux enfants.

103. Conformément à l'article 94, la sage-femme et le chirurgien en chef feront tenir, par les élèves de division, une note des accouchements qui auront eu lieu dans l'année.

Tous les trois mois, il sera fait un relevé de ces notes, dans lequel on indiquera l'espèce de chacun des accouchements, et la proportion de ceux qui auront été laborieux. Ces relevés seront adressés au Conseil d'administration.

INSTRUCTION PRATIQUE A L'HOSPICE DES VÉNÉRIENS

104. Il sera donné également à l'hospice des Vénériens une instruction pratique relative à la connaissance et au traitement des maladies de ce genre : l'époque et la durée des cours, ainsi que de ceux qui auront lieu à l'hospice d'accouchements, seront déterminées par une instruction particulière.

CONFÉRENCE DES OFFICIERS DE SANTÉ

105. Tous les six mois, les officiers de santé se réuniront auprès du Conseil général d'administration pour lui communiquer leurs vues sur les moyens d'améliorer le Service de Santé des hospices.

Ils indiqueront dans ces conférences ceux des élèves qui se seront distingués par leur zèle et leurs connaissances.

DISTRIBUTIONS DE MÉDAILLES AUX ÉLÈVES

Il sera distribué chaque année entre les élèves trois médailles, une d'or et deux d'argent.

CHAPITRE VII

POLICE

106. Les officiers de santé, dans chaque hospice, détermineront le mode qu'ils croiront devoir adopter pour fixer l'ordre de leur service. Ce mode sera soumis à l'approbation de la Commission administrative qui le présentera au Conseil ; il ne pourra y être fait de changement sans son autorisation.

107. Les officiers de santé, dans tous les cas où ils jugeront à propos de s'appeler, seront tenus de se concerter et de s'entr'aider de leurs lumières pour le traitement des malades.

108. Ils seront autorisés à faire retirer des salles, pendant leurs visites, tous ceux qui apporteraient du trouble à leurs fonctions.

109. Ils seront également autorisés à faire, toutes les fois qu'ils le jugeront convenable, la visite des différents comestibles. Ils feront tous les mois l'inspection des médicaments et celle du service de la pharmacie.

110. Dans les cas de maladies contagieuses, les officiers de santé veilleront à ce que les malades qui en seront atteints soient séparés des autres avec soin, et ils prescriront tous les moyens de désinfection. Si l'espèce de la contagion était de nature à se répandre épidémiquement et à menacer la santé publique, ils en informeraient, sans délai, l'Administration et se concerteraient entre eux pour les secours les plus prompts à employer.

111. Aucun officier de santé ne pourra se dispenser de son service, hors le cas de maladie, sans l'autorisation de la Commission administrative. Dans tous les cas, ils seront tenus de se faire remplacer par un de leurs collègues attaché aux hospices et d'en donner connaissance à la Commission administrative pour qu'elle approuve le remplacement.

112. Dans les hospices où il y aura un médecin en chef, l'autorisation de se faire remplacer pourra être donnée par lui aux médecins ordinaires.

113. Les chirurgiens en chef, dans les mêmes cas d'absence légitime, pourront se faire remplacer par les chirurgiens de seconde classe ; mais ils seront toujours tenus de confier la surveillance du service à l'un des chirurgiens en chef ou ordinaires des hospices, ou d'obtenir le consentement de la Commission.

114. Dans tous les hospices où il y aura plusieurs médecins, l'alternat pour les visites, s'il y a lieu, ne pourra s'effectuer, pour les salles des maladies aiguës, jusqu'à la révolution de chaque année, et que tous les six mois pour les maladies chroniques. L'époque de ce changement sera déterminée par le médecin en chef, qui veillera à ce que le médecin sortant se concerte avec celui qui le remplacera pour prendre connaissance de chaque malade.

115. Les médecins ordinaires, dans les grands hospices, se réuniront tous les trois ou quatre jours auprès du médecin en chef, pour conférer sur l'état du service.

116. Les élèves en médecine internes seront, pour ce qui concerne le service, entièrement subordonnés dans les grands hospices au médecin en chef, dans les autres au médecin ordinaire.

La surveillance de ces derniers s'étendra sur la conduite et sur les mœurs des élèves.

117. Il en sera de même pour les élèves en chirurgie, qui seront sous l'inspection d'un chirurgien en chef ou ordinaire, dans chaque hospice.

118. Dans le cas où un élève manquerait à son service ou commettrait quelque faute contre le bon ordre, l'officier de santé auquel il sera subordonné pourra le punir par plusieurs jours de garde ; à la seconde fois, il pourra le suspendre de ses fonctions pendant un mois, en prévenant le Conseil sur la conduite de l'élève ; pendant cette suspension, l'élève sera privé de son traitement dont jouira l'élève externe désigné pour le remplacer. Une seconde suspension entraînerait la destitution.

119. Les élèves sages-femmes à l'hospice de la Maternité, et les élèves accoucheurs, seront les premières sous la direction du chirurgien en chef et de la maîtresse sage-femme et les seconds seront plus particulièrement sous celle du chirurgien en chef.

120. Les élèves étrangers aux hospices ne seront admis aux visites dans les salles de chirurgie des femmes, que sur le choix du chirurgien en chef ou ordinaire qui leur donnera une permission expresse et par écrit.

Il en sera de même pour les salles de femmes à l'hospice des Vénériens.

121. Il ne sera accordé de permission de sortir qu'aux convalescents, et seulement pendant les trois derniers jours de leur résidence à l'hospice : ces permissions seront données par écrit et signées par l'officier de santé et l'agent de surveillance de l'hospice.

Fait à Paris, le 4 ventôse an X.

Le Vice-président.

Signé : BIGOT DE PRÉAMENEU.

Le Secrétaire général,

Signé : MAISON.

En marge est écrit :

Approuvé par le Ministre de l'Intérieur, le 19 ventôse an X.

Signé : CHAPTAL.

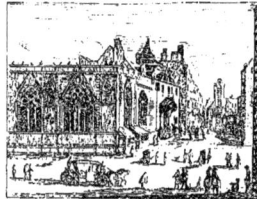

L'Hôtel-Dieu, au XVIIᵉ siècle.

Amphithéâtre de l'Assistance publique.
Bureau du Jury et table du candidat.

II

RECRUTEMENT DE L'INTERNAT

Le Règlement de l'an X, comme on a pu le voir, spécifie nettement quelles sont les conditions requises des élèves pour être admis
au concours de l'Internat; il établit également comment devra être
constitué le jury et de quelle façon devront être conduites les
épreuves. Depuis un siècle, des circonstances variées, tenant autant
aux changements survenus dans les habitudes sociales qu'aux
événements publics, ont apporté dans ce fonctionnement des modifications plus ou moins importantes, tendant toutes à perfectionner
le concours et à l'adapter au mieux des nécessités du moment.

Dans les chapitres qui suivent, concernant les candidats, le
jury et le concours, nous avons groupé la plupart des documents
pouvant servir à expliquer cette évolution ; après chacun d'eux, on
trouvera réunis les articles du Règlement de 1902 s'appliquant
spécialement au sujet traité, extraits du Recueil officiel où ils sont
disséminés (1).

(1) Administration générale de l'Assistance publique à Paris. — Service de Santé
des hôpitaux et hospices civils de Paris. — Recueil des dispositions réglementaires concernant ce service, en vigueur à la date du 1er juillet 1902.

CANDIDATS

Dès le principe, ne sont admis à concourir pour l'Internat que les élèves externes des hospices et les élèves attachés aux Comités de bienfaisance, les uns et les autres ayant au moins une année de service, dix-huit ans au moins d'âge et vingt-quatre ans au plus.

Ils doivent se faire inscrire dix jours avant l'époque du concours, justifiant de leur moralité par des certificats des autorités constituées, et de leur exactitude et régularité de conduite par des certificats des chefs sous lesquels ils ont exercé.

Quelques irrégularités s'étant produites dans les inscriptions des candidats, le Conseil général fixa la question par l'arrêté suivant du 19 prairial an XII (8 juin 1803).

Le Conseil général, après avoir entendu le rapport de la Commission administrative, arrête :

ARTICLE PREMIER. — Les élèves externes en médecine et en chirurgie, dans les hôpitaux et hospices civils, sont les seuls qui aient droit de concourir pour les places d'élèves internes, conformément au Règlement sur le Service de Santé.

ART. 2. — Ils ne peuvent excéder le nombre de 150, pour tous les hôpitaux et hospices : la distribution en est faite par la Commission administrative, suivant les besoins de chaque maison, et de concert avec les officiers de santé en chef.

ART. 3. — Les noms des élèves externes reçus, sont sur un état arrêté et signé par la Commission ; et nul ne peut être regardé comme élève externe, qu'autant qu'il est compris dans cet état.

ART. 4. — Les externes, subordonnés aux internes, sont leurs aides et leurs suppléants au besoin ; ils les remplacent provisoirement et en attendant le concours dans le cas prévu par l'article 45 du Règlement sur le Service de Santé.

ART. 5. — Ils suivent les visites des chefs, et se conforment à leurs ordres comme les internes.

ART. 6. — Ils ne peuvent, sans cause légitime, s'absenter desdites visites plus de quatre fois par mois : à la cinquième absence, dont les chefs instruisent la Commission, lesdits élèves sont rayés de l'état des externes, sur lequel ils ne peuvent être rétablis que par le concours.

Art. 7. — Pour assurer l'exécution de l'article précédent, chaque interne inscrit journellement sur le cahier de visite les noms des externes absents, et le chef paraphe cette note à la fin de la visite.

Art. 8. — Dans les grands hospices, le médecin ou le chirurgien en chef, chacun pour sa division, et dans les autres, le médecin ou le chirurgien ordinaire fait remplir provisoirement, s'il le juge nécessaire, les places d'externes qui viennent à vaquer par mort, démission ou absences au nombre indiqué par l'article 6 ; et il en donne avis à la Commission. Le remplaçant, s'il veut obtenir définitivement la place, est obligé de se présenter au premier concours, comme il est dit à l'article 10 ci-après.

Art. 9. — Lorsque le concours est indiqué pour la nomination aux places *d'internes*, les externes portés sur l'état énoncé en l'article 3, qui veulent concourir, présentent à la Commission un certificat ; ils sont inscrits sur la liste des candidats.

Art. 10. — Les places d'externes vacantes ou remplies provisoirement aux termes de l'article 8, sont données dans un concours particulier, auquel on admet tous les élèves en médecine et en chirurgie.

Des infractions durent être faites à cette règle à plusieurs reprises, aux époques où les événements graves du dehors apportaient des obstacles aux études régulières. C'est ainsi qu'en 1813 et en 1814, la conscription ayant dépeuplé les écoles, l'Administration admit à concourir des élèves qui n'avaient pas le titre d'externe, ainsi qu'en témoignent les arrêtés suivants :

Le Conseil général, ouï le rapport de la Commission chargée du Service de Santé. Considérant que les circonstances éloignent en ce moment grand nombre des élèves externes en médecine et en chirurgie dans les hôpitaux et hospices ; que par cette raison il ne s'en présente pas autant que dans les années précédentes pour le *concours des internes* qui doit s'ouvrir le 8 courant : que ce serait concilier la justice et l'intérêt des malades que d'admettre à concourir quelques sujets qui ont donné des preuves multipliées de zèle et d'intelligence, dans des moments surtout où l'on avait véritablement besoin de leurs services.

Arrête :

Les sieurs TIXIER, GARDENNE, DUCHASSIN, DUBOILE et VOLMIER sont admis à concourir pour les places d'internes qui doit s'ouvrir le 8 courant.

(3 novembre 1813).

Le Conseil général,

Voulant user d'indulgence envers les élèves internes qui ont quitté leurs fonctions en 1814 par l'effet de la conscription; et voulant aussi donner une marque de satisfaction aux jeunes élèves non encore reçus externes, qui ont fait constamment le service durant le séjour des militaires dans les hôpitaux civils de Paris.

Arrête :

ARTICLE PREMIER. — MM. PICHERY et BOUTREUX, élèves internes à l'Hôtel-Dieu, à Bicêtre et à la Salpêtrière rentreront dans leurs places le 1er janvier prochain.

ART. 2. — Les jeunes élèves non encore reçus externes au concours, déclarés par leurs chefs avoir fait un service pénible et soutenu pendant les six mois de cette année 1814, seront portés comme externes au concours sur la prochaine liste.

(19 octobre 1814).

D'autres, retenus prisonniers, en Russie, demandent à concourir sans passer par les formalités de l'externat régulier :

GODARD (Guillaume-Tell), fils de Mme Godard, surveillante lingère et buandière à l'hospice des Incurables hommes, élève de la Charité, remporta en 1808 le premier prix d'assiduité que le chirurgien en chef accorde, la conscription le força à partir, une commission de chirurgien-sous-aide le retint deux ans éloigné de la capitale, de retour après huit mois de prison, demande à concourir.

M. GILLOT a fait le service d'élève externe bénévole à Saint-Antoine pendant les six derniers mois de 1810.

Il a été reçu élève externe au concours en l'an 1811. Il a fait le service à la Charité et au mois de mai il est parti pour l'armée pour être exempt de la conscription. Il a été fait prisonnier en Russie d'où il est revenu cette année.

Il demande à pouvoir concourir à l'internat cette année.

(8 novembre 1815).

En 1871, les mêmes perturbations dans les services administratifs amenèrent les mêmes tolérances, et des jeunes gens, ayant rempli des fonctions médicales dans les ambulances ou aux armées, furent dispensés de l'externat préliminaire : du nombre fut notre collègue Cartaz, qui avait été interne en province.

La limite d'âge a été plusieurs fois remaniée. Les élèves ne pouvaient, d'après le règlement de l'an X, se présenter à l'externat qu'à dix-huit ans révolus et à vingt-quatre ans au plus, ce qui les limitait pour l'externat à vingt-huit ans (deux périodes au plus d'externat de deux ans). En 1865, la limite pour l'Internat est nominalement fixée à vingt-huit ans, pour être supprimée en 1888. En 1892, cette limite est rétablie à six ans après la prise de la première inscription de médecine; la loi sur le service militaire de 1895 fait reculer cette

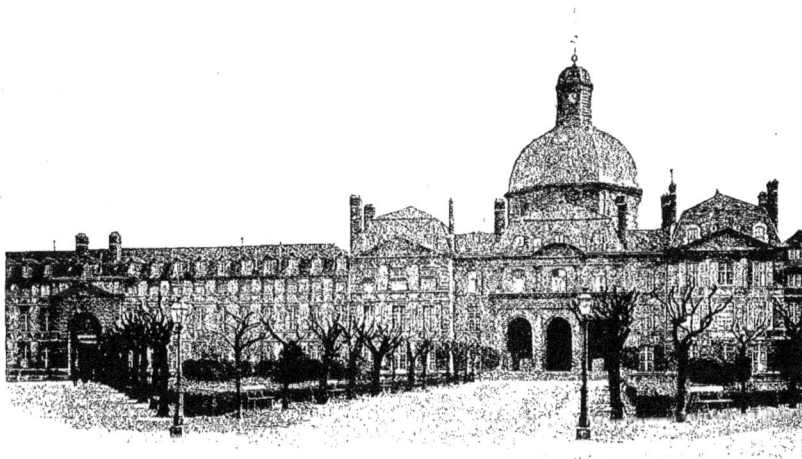

La Salpêtrière, cour d'honneur.

limite à sept ans. Les internes provisoires en exercice bénéficient d'une année de plus à partir de 1899. Enfin, en 1900, le concours étant reculé de deux mois, c'est-à-dire reporté en février, les candidats sont, en fait, avantagés d'une année de plus.

La qualité de Français n'est exigée par aucun article du Règlement concernant les candidats : il faut cependant admettre que cette condition était implicitement convenue, puisqu'en 1822 un arrêté spécial admet les élèves étrangers à concourir pour l'Internat.

6

Enfin, rien n'indique non plus, dans les documents administratifs, que les femmes fussent exclues du concours. Ici, comme dans les autres fonctions publiques, cette exclusion existait du fait même des mœurs de l'époque, et la question n'eut pas à être posée jusqu'à ce que les idées admises sur le rôle de la femme dans la société eussent subi l'évolution à laquelle nous assistons.

D'abord autorisées à concourir pour l'externat, il fut bien convenu qu'elles n'auraient pas l'audace de songer à l'Internat :

> Les femmes étudiant la médecine, qui remplissent les conditions déterminées par le Règlement sur le Service de Santé, seront admises à prendre part au concours de l'Externat, *sous la réserve formelle* qu'elles ne pourront en aucun cas se prévaloir de leur titre d'élèves externes pour concourir à l'Internat.
>
> Arrêté du 17 janvier 1882.

En 1884, l'Association amicale des Internes et anciens Internes crut devoir protester contre l'Internat des femmes, et l'agitation fut grande dans les salles de garde.

Cependant la femme finit par emporter de haute lutte le droit à remplir une fonction dont elle se juge digne de par ses aptitudes et son développement intellectuel; le 31 juillet 1885, paraît l'arrêté suivant :

> Les élèves externes femmes, qui remplissent les conditions déterminées par le Règlement sur le Service de Santé, seront admises à prendre part au concours de l'Internat. Les internes femmes seront soumises à toutes les règles d'ordre intérieur et de discipline qui concernent les internes hommes.

La première femme nommée interne fut Mlle Klumpke, Américaine, au concours de 1887. Depuis, deux autres femmes ont conquis le titre d'interne : Mlle Wilbouschewitch. Russe, en 1889, et Mlle Francillon, Française, en 1900.

Le nombre des candidats, cela va sans dire, devait augmenter avec le nombre des places, en rapport elles-mêmes avec les services nouveaux ouverts dans les hôpitaux : 46 candidats se présentaient en 1804, 117 en 1819, 186 en 1834; leur nombre est, en 1901, de 571.

Voici un tableau dressé par l'Administration en 1895, et qui donne une idée de l'accroissement du nombre des candidats dans une période récente, ainsi que des modifications qui en sont résultées dans le fonctionnement du concours :

DÉSIGNATION	1889	1890	1891	1892	1893	1894 Concours actuel
Candidats inscrits...........	386	403	450	466	494	548
Copies déposées............	223	265	266	313	330	347
Copies lues................	176	208	187	235	277	260
Admissibles à l'oral........	132	119	162	153	162	163
Nommés \ Internes..........	50	48	59	66	61	58
/ Provisoires......	52	58	66	66	49	73
Durée ⸜ Date d'ouverture..	21 octob.	13 octob.	19 octob.	12 octob.	28 octob.	24 octob.
du ⸝ Date de clôture...	27 janv.	27 janv.	25 janv.	18 janv.	20 fév.	5 avril.
Concours ⸝ Nombre de séances.	45	42	53	53	59	70

ARTICLES DU RÈGLEMENT DU SERVICE DE SANTÉ CONCERNANT LES CANDIDATS

ART. 186. — Dans tous les cas où un concours est prescrit par les dispositions du Règlement, il est annoncé, un mois à l'avance, par des affiches apposées dans Paris, notamment dans les hôpitaux et à l'École de médecine. (Règlement de 1839, art. 97.)

ART. 187. — Les candidats qui désirent prendre part à un concours doivent se présenter au secrétariat de l'Administration pour obtenir leur inscription, en déposant leurs pièces, et signer au registre ouvert à cet effet, quinze jours au moins avant l'ouverture de ce concours. (Règlement de 1839, art. 98.)

Les candidats absents de Paris ou empêchés devront demander leur inscription par lettre chargée. (Réimpression de 1871, art. 98.)

Toute demande d'inscription faite après l'époque fixée par les affiches pour la clôture des listes ne peut être accueillie. (Arrêté du 7 janvier-9 février 1853.)

ART. 188. — Pour les places d'élèves, les étrangers comme les Français, de l'un et l'autre sexe (1) Arrêté du 5-11 février 1898), peuvent concourir et obtenir des nominations, en satisfaisant aux conditions exigées. Règlement de 1839, art. 9.

(1) Admission des femmes au concours de l'externat (Arrêté préfectoral du 17 janvier 1882), au concours de l'internat en médecine (Arrêté préfectoral du 31 juillet 1885), au concours de l'internat en pharmacie (Arrêté du 19-27 février 1897).

Art. 243. — Tout étudiant en médecine qui justifie de quatre inscriptions au moins, prises dans l'une des Facultés de médecine de l'État, peut se présenter au concours pour les places d'élèves externes.

Il doit produire, en outre, à l'appui de son inscription :

1° Son acte de naissance ;

2° Un certificat de revaccination de date récente ;

3° Un certificat de bonnes vie et mœurs délivré par le maire de la commune où il est domicilié. (*Arrêté préfectoral du 23 avril* 1888.)

Art. 247. — Les élèves externes reçus au concours ont seuls le droit de se présenter pour les places d'élèves internes. (*Règlement de* 1839, *art.* 54, § 1ᵉʳ, et *Arrêté du 9 juin-12 juillet* 1841.)

Ces élèves ne peuvent toutefois prendre part à ce concours que pendant les huit années qui suivent la prise de leur première inscription de médecine. Les années de présence sous les drapeaux ne seront pas comptées dans ce délai. (*Arrêté du 26 février-8 avril* 1896.)

Par exception, ce délai pourra être augmenté d'une année pour les internes provisoires en exercice ; mais cette exception ne s'appliquera qu'à ceux de ces internes qui font leurs études conformément au régime fixé par le décret du 20 juin 1878. (*Arrêté du 27 juillet-12 août* 1899.)

Les candidats au concours de l'Internat ne sont inscrits à ce concours que sur le vu des pièces suivantes :

1° Un certificat constatant leurs services en qualité d'externes au moins depuis le 1ᵉʳ mars précédent, sans interruption ;

2° Des certificats délivrés par les médecins, chirurgiens ou accoucheurs et par les directeurs des établissements dans lesquels ils ont fait un service en qualité d'externes et attestant leur exactitude, leur subordination et leur bonne conduite ; (*Règlement de* 1839, *art.* 55.)

3° Un certificat de scolarité délivré par la Faculté de médecine et constatant la date de la prise de leur première inscription. (*Arrêté du 26 février-8 avril* 1896.)

JURY

D'après l'article 16 du Règlement du 4 ventôse, le jury pour la nomination des Internes est composé de cinq officiers de santé (à cette époque le titre d'officier de santé désigne les fonctionnaires médicaux supérieurs des hôpitaux), choisis par les médecins et chirurgiens attachés aux hospices, lesquels seront nommés par le Conseil général de l'Administration dans la proportion qu'il jugera le plus convenable.

Le jury est constitué chaque fois qu'il y a une place à donner, et aucun officier de santé faisant partie du Conseil ou de la Commission administrative ne peut y siéger.

Le premier concours, qui eut lieu le 26 fructidor an X (13 septembre 1802), fut jugé par les citoyens Leproux, Laporte, Giraud et Lanefranque.

Un arrêté en date du 1er octobre 1817 décide que les membres du jury seront tirés au sort, une urne contenant des billets portant les noms des médecins, une autre, les noms des chirurgiens. Au concours de 1817, les trois médecins étaient MM. Geoffroy, Duminil, Laënnec, avec M. Husson comme suppléant; les chirurgiens étaient MM. Deschamps, Murat, et Dubois suppléant.

En 1831, le nombre des juges est porté à sept, et il est resté tel jusqu'à 1895, époque à laquelle les conditions nouvelles du concours amenèrent à diviser le jury en deux sections de cinq membres chacune : une section d'anatomie et une section de pathologie.

Aujourd'hui donc, le jury de l'Internat est composé de dix membres, dont quatre médecins, quatre chirurgiens et deux accoucheurs, tirés au sort parmi les médecins, chirurgiens et accoucheurs des hôpitaux, en exercice ou honoraires, et les médecins-chefs de service des quartiers d'aliénés de Bicêtre et de la Salpêtrière.

Les candidats peuvent récuser des juges, et leur demande est examinée par le Directeur de l'Administration assisté de deux membres du Conseil de surveillance délégués à cet effet.

Tout degré de parenté ou d'alliance entre un concurrent et l'un des membres du jury, ou entre les membres du jury, donne lieu à récusation d'office.

Les juges ont, dès l'origine, touché des jetons de présence en argent.

ARTICLES DU RÈGLEMENT DU SERVICE DE SANTÉ CONCERNANT LE JURY

ART 189. — Le jury de chaque concours est formé dès que la liste des candidats a été close. (*Arrêté du 12-14 avril 1869.*)

Pour les concours des prix de l'internat en médecine et en chirurgie, le jury est formé dans la deuxième quinzaine du mois de janvier de chaque année. (*Arrêté préfectoral du 23 avril 1888 et du 13-30 juin 1902.*)

ART. 190. — Les fonctions de membre d'un jury sont obligatoires ; on n'en peut être relevé que pour une cause grave. (*Arrêté du 12-14 avril 1869.*)

ART. 191. — Les membres des jurys sont tirés au sort par le Directeur de l'Administration, en présence de deux membres du Conseil de surveillance délégués à cet effet. (*Arrêté du 7 janvier-9 février 1853.*)

ART. 192. — Les membres honoraires du corps médical continuent jusqu'à l'âge de 70 ans à être appelés à faire partie des jurys des concours. (*Arrêté du 31 juillet-11 septembre 1899.*)

Il ne peut y avoir, toutefois, dans un même jury plus de deux membres honoraires du corps médical. (*Arrêtés du 13-22 février 1893 et du 31 juillet-11 septembre 1899.*)

ART. 193. — Nul ne peut faire partie du jury de deux concours consécutifs de même ordre, sauf dans le cas exceptionnel énoncé ci-après, § 4.

D'autre part, même s'il ne s'agit pas de concours de même ordre, un membre ayant siégé dans un jury ne peut être désigné de nouveau comme juge qu'après un intervalle de deux années à dater de la clôture du précédent concours, s'il est médecin, ou d'une année, s'il est chirurgien, accoucheur ou pharmacien. Cette règle ne s'appliquera pas, toutefois, aux concours pour la médaille d'or, pour l'adjuvat de l'amphithéâtre d'anatomie, pour les emplois d'interne de l'hospice de Brévannes, enfin pour l'emploi de chirurgien ou de médecin de l'hôpital de Berck, de l'hospice de Forges, de la fondation Brézin et autres établissements similaires.

Dans le cas où le nombre des noms restant à mettre dans l'urne après les éliminations conformes aux règles énoncées aux §§ 1 et 2 ci-dessus ne serait pas au moins double de celui des membres à désigner, la liste de ces noms serait complétée au moyen des noms des membres écartés en vertu du § 2.

Enfin, dans le cas où, même après cette adjonction, le nombre des noms à mettre dans l'urne serait encore inférieur au double de celui des membres à désigner, on ajouterait à ces noms ceux des membres éliminés en vertu du § 1ᵉʳ. (*Arrêté du 21-24 mars 1896.*)

ART. 194. — Cinq jours après la clôture des registres d'inscription, chaque candidat peut se présenter au secrétariat de l'Administration pour connaître la composition du jury. (*Règlement de* 1839, *art.* 104, *et Arrêté du* 12-14 *avril* 1869.)

Si des concurrents ont à proposer des récusations, ils forment immédiatement une demande motivée par écrit et cachetée, qu'ils remettent au Directeur de l'Administration. Si, cinq jours après le délai ci-dessus fixé, aucune demande n'a été déposée, le jury est définitivement constitué, et il ne peut plus être reçu de réclamations. (*Règlement de* 1839, *art.* 104, *et Arrêté du* 12-14 *avril* 1869.)

ART. 195. — Dans le cas où des candidats proposent des récusations, le Directeur de l'Administration prononce, après avoir pris l'avis des deux membres du Conseil de surveillance délégués comme il est dit à l'article 172. (*Arrêté du* 7 *janvier*-9 *février* 1853.)

En cas de divergence d'opinion entre le Directeur de l'Administration et les deux membres du Conseil, il en est référé au Préfet de la Seine. (*Arrêté du* 7 *janvier*-9 *février* 1853.)

ART. 196. — Tout degré de parenté ou d'alliance entre un concurrent et l'un des membres du jury ou entre les membres du jury donne lieu à récusation d'office de la part de l'Administration. A cet effet, dans la séance préparatoire du concours, qui a lieu pour la constitution du jury, le président communique aux membres présents la liste d'inscription, et leur demande si l'un d'eux est parent de l'un des candidats ou d'un des membres du jury, ou s'il est leur allié ; les déclarations négatives ou affirmatives sont consignées au procès-verbal de la séance, et, s'il y a lieu, il est pourvu au remplacement du membre récusé, dans la forme prescrite dans l'article 172. (*Arrêté du* 12-14 *mars* 1869.)

ART. 248. — Le jury du concours de l'Internat se compose de dix membres, dont quatre médecins, quatre chirurgiens et deux accoucheurs, tirés au sort parmi les médecins, chirurgiens et accoucheurs chefs de service des hôpitaux et hospices, en exercice ou honoraires, et parmi les médecins, chirurgiens et accoucheurs des hôpitaux. (*Arrêté du* 23-26 *juillet* 1895.)

On mettra dans l'urne, en même temps que les noms des médecins chefs de service et des médecins des hôpitaux, les noms des médecins chefs de services des quartiers d'aliénés de Bicêtre et de la Salpêtrière, en exercice ou honoraires, et ceux des médecins, et ceux des médecins adjoints de ces quartiers ; mais, en aucun cas, le jury ne comprendra plus d'un médecin aliéniste. (*Arrêté du* 11-31 *mai* 1898.)

ART. 267. — Les séances des jurys sont présidées par le chef de la division du Secrétariat; elles ne peuvent durer moins de deux heures. (*Arrêté du* 12 *octobre* 1842.)

En cas de simultanéité de plusieurs concours, ou d'empêchement du chef de la division du Secrétariat, celui-ci est remplacé, dans la présidence, par un fonctionnaire de l'Administration délégué à cet effet. (*Arrêté du 12-14 avril 1866.*)

Le président assure l'exécution des dispositions du Règlement; il fait dresser le procès-verbal des opérations et des délibérations du jury. Ce procès-verbal mentionne les faits principaux de chaque séance, ainsi que le nombre des points accordés aux candidats, et il n'est définitif qu'après qu'il a été adopté par le jury séance tenante, ou dans la plus prochaine séance. (*Règlement de 1839, art. 102, et Arrêté du 12-14 avril 1869.*)

Les séances peuvent être également présidées par le plus âgé des membres du jury.

Ce vice-président dirige toutes les opérations du concours, en l'absence du président qui, néanmoins, doit seul présider les séances préparatoires, les séances d'ouverture et de clôture, ainsi que la première séance de chaque épreuve. (*Arrêté du 11 mai-13 juin 1842.*)

·Art. 268. — Des jetons de présence sont distribués, à chaque séance des concours, aux membres du jury. (*Règlement de 1839, art. 118.*)

Quand un membre du jury n'est pas présent à l'ouverture d'une séance, et qu'il n'a pas prévenu des motifs de son absence, il cesse, par ce fait même, de faire partie du jury. (*Réimpression de 1871, art. 106, in fine.*)

Dans le cas où un jury viendrait à être réduit à un nombre de membres inférieur à cinq, les opérations du concours seront suspendues jusqu'au retour du membre ou des membres absents, mais seulement pendant quinze jours au plus. Ce délai expiré, il sera pourvu au remplacement du membre ou des membres absents par le tirage au sort, dans la forme ordinaire, d'un ou de deux jurés. (*Réimpression de 1871, art. 130, § 3.*)

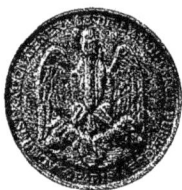

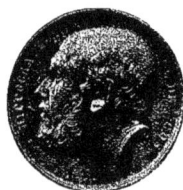

. Jeton de présence des jurys de l'Assistance publique.

CONCOURS

Le Règlement de 1802 est muet sur l'existence d'une question écrite, mais prévoit une question de manuel opératoire chirurgical, et porte que le jury pourra interroger le candidat sur toute l'étendue de la question, sans en dépasser les limites : c'est donc, en réalité, un examen avec toutes les inégalités qu'il comporte, dont la moindre est la variabilité des interrogations, suivant les dispositions personnelles du juge.

Les procès-verbaux des premiers concours ont disparu dans l'incendie des archives de l'Assistance, et aucun document ne peut permettre d'en reconstituer la physionomie avant 1810. Cette année-là, le concours comprenait une question écrite, traitée en 3 heures, sous la surveillance d'un membre du jury : les copies signées étaient lues par le jury en séance particulière. L'oral comportait une question d'anatomie et de pathologie traitée en 6 à 10 minutes, après un temps égal de réflexion.

Les discours prononcés chaque année à la cérémonie de proclamation des élus et de distribution des prix de l'Internat donnent bien une idée des préoccupations qui hantent les jurys et des récriminations des candidats : il n'est pas un des orateurs qui ne proclame le soin jaloux des juges d'écarter toute cause d'injustice ou d'erreur, qui ne fasse valoir quelque précaution nouvelle destinée à éviter la fraude et à assurer à chacun la place à laquelle lui donne droit la valeur des épreuves subies.

On peut voir, à l'article 30 du Règlement de 1802, que les questions seront inscrites sur des carrés de papiers égaux et roulés, déposées la veille par le jury, et tirées au sort au moment même du concours.

En 1816, on dépose dans l'urne quatre-vingt-cinq questions à tirer au sort au lieu des trois qu'on y mettait auparavant, et qui pouvaient plus facilement être connues d'avance. Un cahier de papier uniforme est distribué aux candidats, et la copie n'est plus signée, mais indiquée d'un numéro qui correspond à un bulletin déposé et contenant le nom de l'auteur.

7

En 1831, la copie est lue en séance publique par l'élève lui-même, sous la surveillance d'un de ses compétiteurs ; en 1833, la surveillance est exercée par un des membres du jury, et en 1834 par deux des compétiteurs. L'oral était dès lors pratiqué dans la même forme qu'aujourd'hui. Actuellement, les conditions du concours sont indiquées dans les articles du Règlement de 1902 (voir p. 59).

Les questions données au concours ont subi les évolutions des théories médicales, mais surtout, dans leur forme, elles reflètent les habitudes de la phraséologie régnante.

Voici quelques exemples des sujets traités aux différentes époques. Nous ne possédons pas l'énoncé des questions avant 1810 :

Question écrite :

Le péritoine, ses usages, son inflammation, la paracentèse.

Question orale :

Énumérer les parties qui entrent dans la composition de la langue. — Parler de ses usages. — Faire l'histoire du cancer de la langue et parler du procédé opératoire dont on se sert pour emporter la partie malade. — Indiquer quels signes on peut tirer de l'inspection de la langue dans les divers ordres de fièvres.

En 1811 la question écrite était :

Décrire succinctement la vessie. — Indiquer le mécanisme du séjour de l'urine dans ce réservoir et celui de son expulsion. — Exposer les symptômes et le diagnostic du calcul dans cet organe. Faire connaître les dispositions préliminaires à l'opération de la taille et les fonctions de l'aide dans cette opération par l'appareil latéral. — Donner la formule d'une potion antispasmodique.

Car dès cette époque la question écrite se terminait par une prescription médicale « qui devra être détaillée d'après les formulaires en usage dans les hôpitaux », dit l'arrêté du 17 octobre 1811, dans lequel on voit encore que « les concurrents à l'Internat sont soumis à une épreuve pratique sur le cadavre, relative aux fonctions qu'ils sont appelés à remplir journellement comme internes dans les hôpitaux ».

D'année en année, les formules se condensent ; en 1818, l'écrit est :

Décrire les parties constituantes de l'œil et la cataracte.

Question orale :

Décrire l'hydropisie ascite et la paracentèse.

Cependant en 1827, la question écrite reprend de l'ampleur :

Un individu est apporté dans un hôpital avec une perte absolue de connaissance : il peut être asphyxié ou frappé d'apoplexie, atteint de narcotisme, ou dans un état d'ivresse ; il peut y avoir chez lui commotion du cerveau ou fracture du crâne avec enfoncement. Exposer la marche à suivre pour distinguer ces différents états les uns des autres ; les caractères propres à chacun d'eux ; les indications qu'ils présentent et les premiers secours à leur opposer.
— Formuler la potion anti-émétique de Rivière.

C'est dans le même ordre d'idée que furent rédigées les deux questions orales suivantes en 1833 :

— Un vidangeur tombe dans une fosse d'aisance encore pleine. Quels sont les différents symptômes qui se présentent alors et quels sont les divers moyens à mettre en usage suivant les degrés de la maladie.

— Indiquer les principaux organes qui composent les parois abdominales. Faire connaître les accidents qui peuvent survenir après une plaie pénétrante à deux pouces de l'ombilic du côté gauche. — Indiquer les principaux soins à donner au malade.

P. Dubois, chargé cette année-là de faire le discours au nom du jury de l'Internat, constate que les candidats ont été surpris, et que bon nombre d'entre eux ont renoncé au concours. « Ces questions avaient été choisies, dit-il, pour éviter les questions toutes faites apprises d'avance dans les conférences (déjà !), et afin de s'adresser au jugement des élèves et à leur instruction générale plus qu'à leur mémoire. »

En 1902, la question écrite est :

Nerf médian. — Symptômes et diagnostic du goitre exophtalmique.

Depuis 1883, à chaque séance d'oral, une des questions mises dans l'urne porte ou peut porter sur un sujet d'accouchement ou afférent aux accouchements.

Il est de règle qu'une même question proposée pour l'écrit ne peut être remise dans l'urne pendant les deux années qui suivent.

Le concours de l'Internat ne s'est pas toujours ouvert à la même époque : après avoir varié dans les premières années, il a été fixé, à partir de 1806, aux environs d'octobre, de façon que les épreuves fussent terminées avant la fin de l'année, et que les nou-

veaux internes puissent entrer en fonction le 1er janvier. Mais à
mesure que le nombre des candidats augmentait, la durée du
concours devenait excessive, et, à partir de 1886 environ, la nomination des élus ne put se faire qu'en janvier, puis en février 1893,
en avril 1894 (voir le tableau de la page 43). Le Règlement de 1902
fixe l'ouverture du concours au 3e lundi de décembre, et la date
d'entrée en fonctions des internes au 1er mai.

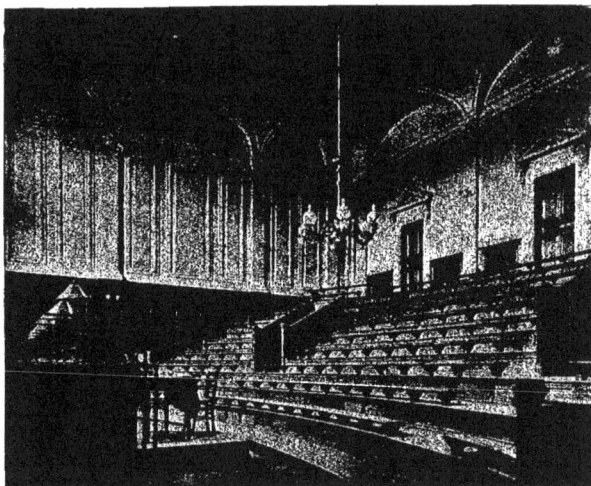

Amphithéâtre de l'Assistance publique.

Quant au local où se passent les épreuves, il a forcément varié.
Jusqu'en 1815, le concours de l'Internat s'est tenu dans la salle
d'assemblée du Conseil des hospices, à la Préfecture de la Seine,
où le jury se réunissait pour se rendre ensuite à la salle Saint-Jean.
Dès 1816, la réunion se fit à la maison centrale de l'Administration
des hospices, rue Neuve-Notre-Dame, n° 2, où il y avait au premier
étage deux grandes salles, la salle de l'Administration et la salle
des Concours. A la fin de l'année 1858, l'Administration centrale
s'installa dans les locaux de l'avenue Victoria, où il y a eu pendant

longtemps deux amphithéâtres : un petit, qui était au rez-de-chaussée,
transformé en bureaux depuis 25 ans, et un grand, qui va être
démoli en 1903. C'est dans ce dernier que la plupart des internes
aujourd'hui vivants ont subi leurs épreuves : on y écrivait sur ses
genoux, dans une posture qui devenait bientôt une véritable torture.
Nous avons reproduit dans nos gravures ce lieu de supplice et aussi
le palier de l'escalier voisin où on attendait anxieusement la proclamation des points obtenus !

En 1888, 1889 et 1890, la composition écrite se fit dans l'une des
salles de l'Hôtel-Dieu-annexe, où l'Administration fit enfin disposer des
tables ; depuis 1891, elle a lieu à l'Hôtel de Ville dans la salle Saint-Jean.

Les lectures des copies et les épreuves orales se font tantôt dans
l'amphithéâtre de l'Assistance, tantôt dans ceux des divers hôpitaux.

*
* *

Il est encore présent à la mémoire de tous, le jour terrible de la
composition écrite ! C'est le premier concours sérieux parmi les trop
nombreuses épreuves qui jalonnent la carrière médicale officielle :
de lui va dépendre l'orientation de toute une vie.

Ceux de ma génération voient encore, dans leurs cauchemars, le
réveil oppressé, après une nuit dont trop d'heures ont été, bien inuti-
lement, employées à ressasser des plans de questions ; puis l'arrivée
à l'Assistance publique, au milieu des chefs de conférences, des
amis, dont la joie bruyante raffermit un moment les courages ; la
recherche d'une place propice sur les bancs inhospitaliers de l'amphithéâtre, loin des groupes hurleurs de ceux qui concourent pour
la forme, venus dans l'espoir vague d'une question rarement
favorable ; l'anxiété palpitante pendant l'interminable appel des
cinq cents candidats, et l'angoisse suprême lors du tirage au sort et
de l'énoncé de la question ; la hâte fébrile du griffonnage pendant
deux longues heures, au milieu des figures crispées des compétiteurs,
sous l'œil plein de commisération rétrospective du plus jeune
membre du jury ; enfin la remise à regret d'une copie informe,
maculée, dont on voudrait déjà reprendre une bonne moitié !

Certaines âmes fortement trempées supportent peut-être ces
épreuves sans réelle émotion, mais la plupart, avouons-le, ont

subi là une torture que ne paient pas trop cher les joies du succès!

Depuis quelques années, le nombre croissant des candidats, certains abus provenant de la libre entrée dans l'amphithéâtre de personnes étrangères au concours, ont amené à établir un règlement sévère, ne permettant l'accès des locaux consacrés aux épreuves écrites qu'aux seuls candidats porteurs d'un bulletin spécial.

Les émotions de la question orale sont encore grandes, et les malheureux enfermés dans un étroit local, attendant pendant des heures que leur tour soit venu de connaître le sujet sur lequel ils devront parler dix minutes, connaissent encore des affres peu communes ! Mais le point acquis par la composition écrite donne déjà une base de sécurité.

Et puis la jeunesse des candidats est l'admirable ressource qui leur permet de subir cette géhenne sans de trop graves conséquences, et le bal traditionnel qui réunit pêle-mêle les vainqueurs probables et les vaincus certains, le soir de la composition écrite, montre suffisamment combien, à cet âge, les cellules nerveuses ont d'élasticité !

Quelle est la valeur générale du Concours ainsi pratiqué ?

On peut s'en faire une idée en lisant les procès-verbaux des distributions annuelles des prix aux élèves internes et externes des hôpitaux de Paris : chaque année, jusqu'en 1884, le concours une fois terminé, les résultats en étaient proclamés publiquement dans une séance solennelle, où des discours étaient prononcés successivement par le Directeur de l'Assistance publique, par un membre du jury de l'Externat, du jury de l'Internat, et du jury des Prix (1).

Ce sont là des documents des plus intéressants, car dans ces allocutions on trouve des remarques qui donnent la note typique de la période scientifique où elles ont été composées, et qui peuvent servir à apprécier la valeur moyenne des candidats d'alors.

Ce qui domine, dans ces discours, c'est l'éloge du Concours : après Dupuytren en 1821, Rayer en 1824 montre « le Concours ou-

(1) La collection des procès-verbaux de ces séances est malheureusement incomplète, car l'incendie de 1871 a détruit presque tous les exemplaires conservés aux Archives de l'Assistance : peut-être serait-il possible de reconstituer cette collection en faisant appel aux plus anciens médecins des hôpitaux qui auraient pu conserver dans leur bibliothèque la série complète de ces volumes.

vrant un libre champ à toutes les espérances honorables, et consolant l'élève studieux des torts de la fortune et de son obscurité ».
Trousseau lui-même, qui n'avait pas été interne des hôpitaux,
glorifie le Concours qui lui a ouvert les portes des hôpitaux et de la
Faculté ; tous sont à l'unisson dans ce concert de louanges.

Il ne faut pas oublier que ces idées d'égalité, et de récompense
de la valeur personnelle, étaient encore des conquêtes récentes pour
lesquelles avaient lutté la plupart des hommes qui occupaient vers le
milieu du siècle des situations de professeurs ; aujourd'hui ces principes
nous semblent des vérités premières, et, ne voyant plus que les inconvénients du système, nous en oublions les bienfaits fondamentaux.

Si les jurys sont unanimes à proclamer la valeur scientifique
des candidats, dont ils semblent même parfois être surpris, ils se
plaignent, par contre, que la forme des
épreuves soit négligée : Rostan, en 1823,
blâme le mauvais français des copies, et
plaide pour les Humanités ; Brouardel, en
1872, rappelle que la langue française est
réputée la plus claire, et comme telle doit
être possédée à fond par les médecins :
combien nous sommes loin des propositions modernes de supprimer les études
classiques pour les jeunes gens qui se
destinent à la médecine !

Les discours des jurys des prix de
l'Internat sont particulièrement intéressants, parce qu'ils nous donnent une idée
des éloges et des critiques adressés aux

Hôpital Necker, cour intérieure.

internes en exercice. Sur le zèle, l'intelligence, la valeur scientifique de
la corporation, il n'y a qu'une voix ; les critiques portent surtout sur
l'insuffisance des recueils d'observations : on sait quelle importance légitime a été attachée dès le début à la tenue des cahiers d'observations.

Paul Dubois, en 1821, indique bien ce qu'on attend des élèves :
« Vous savez, disait-il, en s'adressant aux internes, que sorti
victorieux de plusieurs épreuves souvent difficiles, l'élève admis à
l'Internat ne doit pas voir dans cet honneur le complément et le

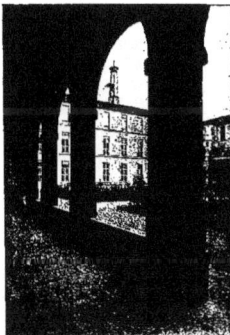

terme de ses travaux ; que l'attention du Conseil des hospices le suit
et l'encourage ;.... qu'une nouvelle, qu'une abondante source d'instruction va s'ouvrir devant lui.... C'est pour arriver à ce but que des
registres sont mis entre les mains du nouvel élu, destinés à recevoir
le fruit de ses observations au lit du malade... Pour mieux diriger le
jeune élève dans le travail qu'il va entreprendre, une instruction
mise en tête de chaque registre lui indique les règles générales dont
il ne doit pas s'écarter ; un cahier de mouvement contenant des
observations peu détaillées de tous les malades confiés à ses soins ;
des feuilles d'observations particulières ; enfin un tableau synoptique
des maladies qui ont régné dans le service auquel il appartient :
telles sont les pièces que l'Administration attend de chacun des
compétiteurs. »

Ces observations prises par les élèves n'étaient pas toujours
anodines, et Léveillé, en 1821, signale un registre où l'interne
attribuait au traitement prescrit par son chef la mort de plusieurs
malades !

Fondu dans l'épreuve du Mémoire, le Recueil des observations
n'en a pas moins été la véritable base de la Clinique française, et sa
tradition est une des gloires de notre École.

Bricheteau, en 1836, rappelle dans son discours que, dix ans
auparavant, les internes de l'Hôtel-Dieu ont fondé une *Société d'observations*, pourvue de réunions à jours fixes, procès-verbaux et
banquet : disparue dans les secousses politiques de 1830, elle fut
réorganisée par Cruveilher, qui en fit la *Société anatomique*.

Il faut lire, au sujet des Prix de l'Internat, l'intéressant discours
prononcé par M. Troisier en 1881, dans lequel il fit un élégant
historique de cette épreuve spéciale.

Tel quel, le Concours a présenté et présente toujours quelque
point critiquable, quelque fissure par laquelle peut se glisser une
possibilité de fraude ou de favoritisme. Ce reproche lui a été fait
de tout temps, et on peut juger des récriminations des candidats au
soin que les maîtres prennent dans leurs discours d'affirmer leur
impartialité.

Mais il faut bien reconnaître que la valeur morale des personnalités appelées à siéger dans les jurys, aussi bien que les précau-

tions prises par les règlements administratifs. réduisent au minimum les chances de réelle injustice.

Comment. d'autre part, demander des décisions inattaquables. étant donné le nombre énorme des copies à juger. la facilité plus ou moins grande du candidat à bien lire son écriture. ses qualités personnelles extérieures. la diversité des épreuves orales. sans oublier le facteur de disposition journalière des juges! Et. malgré tout. les erreurs de jugement ne portent que sur des nuances bien difficilement appréciables.

D'une toute autre importance est la question de savoir si le Concours est le meilleur mode de recrutement des capacités ou s'il est véritablement coupable des crimes qu'on lui impute. dont le moindre serait de faire gaspiller aux jeunes gens leur énergie de travail et leur personnalité dans des préparations encyclopédiques. triomphe des conférences et des manuels.

Si cette question doit être réservée pour ce qui est des concours supérieurs de médecins des hôpitaux et d'agrégés. il semble qu'il n'y ait pas de discussion quant à l'Internat. Le concours. à cette période de début des études médicales. n'a pu qu'inciter les étudiants à un travail assurément profitable pour leur avenir scientifique : nommé ou non. le candidat qui s'est préparé à concourir. en suivant les conférences d'Internat. aura nécessairement passé en revue toutes les branches de la Médecine. au lieu de se spécialiser hâtivement. comme il serait tenté de le faire s'il n'avait à attendre son élection que du bon vouloir d'un chef.

Un mot en passant à propos des *conférences d'Internat* : de tout temps les externes. désireux de subir le concours d'Internat. se sont réunis par petits groupes qui, sous la direction d'un ou deux internes. s'exerçaient chaque semaine à traiter des questions d'anatomie et de pathologie dans le temps et dans la forme où on doit les traiter au concours. Ce travail en commun était profitable à tous : les candidats se familiarisaient avec la technique indispensable pour enserrer dans les limites voulues un sujet à proportions infiniment variables. prenaient l'habitude de la parole et de la méthode dans l'exposition. Le chef de conférence était ordinairement un interne qui se destinait aux concours ultérieurs des

8

hôpitaux ou de l'agrégation, et trouvait dans cette direction des
jeunes, l'occasion d'entretenir sa mémoire et d'approfondir des
questions qu'il était obligé d'enseigner aux autres.

Peu à peu, la lutte des concours devenant plus âpre et le champ
des connaissances nécessaires démesurément étendu, les chefs de
conférences perfectionnèrent la technique et condensèrent les questions en des plans fort bien faits, qui supprimaient pour les élèves
l'effort personnel de recherches
et de composition. Ce procédé,
qui a l'inconvénient de s'adresser
plus à la mémoire du candidat
qu'à son jugement et à sa réelle
instruction, ne tarda pas à se gé-
néraliser, et il y eut bientôt de
réelles entreprises de préparation
à l'Internat, passibles des mêmes
reproches qu'ont encourus les
institutions spéciales de préparation au baccalauréat.

Cet inconvénient est justifié
en partie, il faut le dire, par la
hâte imposée aux étudiants par
les lois militaires, qui les obligent
aujourd'hui à être docteurs à
27 ans : le candidat, forcément
jeune, talonné par l'année de service militaire, n'a pas le temps
d'acquérir des connaissances ap-
profondies, et est conduit à une
préparation de mémoire quelque peu superficielle.

Quoi qu'il en soit, et malgré des imperfections inévitables, les
épreuves publiques assurent aux hôpitaux de Paris un choix de jeunes
gens pourvus d'une instruction générale suffisante pour remplir, du
jour au lendemain, les fonctions délicates dont ils sont chargés dans
les services, et le concours seul a pu conserver à l'Internat la valeur
intellectuelle et le prestige moral dont il jouit depuis un siècle.

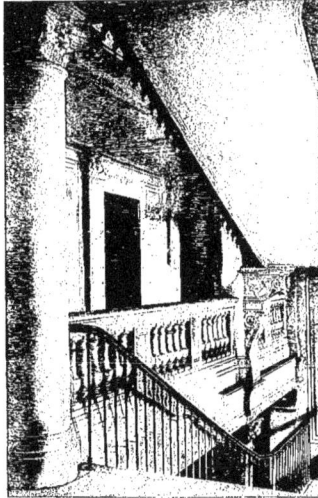

Assistance publique.

Escalier où sont proclamées les notes des épreuves
pour le concours de l'Internat.

ARTICLES DU RÈGLEMENT DU SERVICE DE SANTÉ CONCERNANT LE CONCOURS

ART. 15. — Des concours sont ouverts chaque année pour les places d'élèves. (*Règlement de 1839, art. 8.*)

Le concours pour les places d'élèves internes en médecine s'ouvre le 3ᵉ lundi de décembre. La date d'entrée en fonctions en est fixée au 1ᵉʳ mai. (*Arrêtés du 17 décembre 1900-3 janvier 1901.*)

ART. 263. — Dans les différents concours, le sujet de la composition écrite est le même pour tous les candidats (*Règlement de 1839, art. 106*); il est tiré au sort entre trois questions qui sont rédigées et arrêtées par le jury avant l'ouverture de la séance. (*Arrêté du 12-14 avril 1869*).

ART. 264. — Pour les épreuves orales, la question sortie est la même pour ceux des candidats qui sont appelés dans la même séance; elle est tirée au sort comme il est dit ci-dessus. (*Arrêté du 12 octobre 1842 et Arrêté du 12-14 avril 1869.*)

L'épreuve orale peut être faite en plusieurs jours si le nombre des candidats ne permet pas de la faire subir à tous dans la même séance; dans ce cas, les questions sont rédigées au nombre de trois par le jury, chaque jour d'épreuve, avant d'entrer en séance. (*Arrêté du 12 octobre 1842.*) Les noms des candidats qui doivent subir l'épreuve orale sont tirés au sort, à l'ouverture de chaque séance. (*Arrêté du 13-14 avril 1869.*)

ART. 266. — Les épreuves orales sont publiques. Sont seuls admis dans les locaux consacrés aux épreuves écrites les candidats porteurs du bulletin spécial délivré par l'Administration et constatant leur inscription au concours. Un numéro d'ordre qui leur est remis à l'entrée détermine la place qu'ils doivent occuper pour l'épreuve écrite. (*Arrêté du 29 décembre 1899.*)

ART. 246. — La nomination aux places d'internes vacantes et les prix à décerner aux élèves externes en médecine et en chirurgie sont l'objet d'un seul et même concours. (*Arrêté du 12 octobre-19 novembre 1842.*)

Par suite, le prix, l'accessit et les deux mentions prévues par l'art. 175 pour être décernés à la suite du concours des prix de l'externat, sont attribués aux quatre premiers élèves dans l'ordre de leur classement au concours de l'internat. (*Arrêté du 12 octobre-19 novembre 1842.*)

ART. 249. — Les épreuves de ce concours sont réglées comme il est dit ci-après :

1° Une épreuve d'admissibilité consistant en une composition écrite sur l'anatomie et la pathologie, pour laquelle il sera accordé deux heures ;

2° Une épreuve orale sur les mêmes sujets ; il sera accordé dix minutes à chaque candidat pour développer, après dix minutes de réflexion, la question qui sera échue. (*Arrêté du 12-14 avril 1869.*)

A chaque séance de l'épreuve orale, l'une des questions arrêtées par le jury porte ou peut porter sur un sujet d'accouchement ou afférent aux accouchements. (*Arrêté préfectoral du 12 juillet 1883.*)

Le jury se dédouble, pour entendre la lecture des copies déposées par les candidats, en deux sections composées chacune de cinq membres, deux médecins, deux chirurgiens et un accoucheur, et chargées de juger, l'une la question d'anatomie, l'autre la question de pathologie.

Chacune des sections du jury fonctionne séparément dans les formes déterminées ci-après :

Les candidats rédigeront leur composition d'anatomie et leur composition de pathologie sur deux cahiers séparés qu'ils réuniront ensuite sous une même couverture après les avoir signées l'une et l'autre.

Dans une séance spéciale, le président du jury, assisté de l'un de ses collègues, et en présence des candidats, tirera au sort, et une à une, toutes les copies qui ont été déposées. Les noms que portent ces copies seront transcrits au fur et à mesure sur une liste et numérotés dans l'ordre du tirage. Les copies d'anatomie et les copies de pathologie seront séparées au fur et à mesure et placées, dans l'ordre du tirage, dans des cartons distincts.

Immédiatement après cette opération, il sera procédé, par la voie du tirage au sort, à la constitution des deux sections du jury ; la première section constituée sera la section d'anatomie.

La section d'anatomie entendra la lecture des copies dans l'ordre normal établi par le tirage au sort ; pour la section de pathologie, l'ordre des lectures sera déterminé ainsi qu'il suit : la liste numérotée des candidats étant divisée par moitié, les lectures commenceront par la deuxième moitié pour se continuer ensuite par la première, et, dans chacune de ces deux séries, on suivra l'ordre du numérotage.

Lorsque la liste des candidats admis à prendre part à la deuxième épreuve aura été arrêtée d'après l'addition des points obtenus dans chacune des deux sections du jury, celui-ci se reconstituera, par la réunion de ses deux sections, pour procéder, dans les formes ordinaires, à l'épreuve orale.

Le maximum des points à attribuer pour chacune des épreuves du concours est fixé comme il suit :

Pour la composition écrite { Épreuve d'anatomie. . 15 points } 30 points.
{ Épreuve de pathologie. 15 — }
Pour l'épreuve orale. . . . . 20 —

(*Arrêté du 23-26 juillet 1895.*)

Le jury aura la faculté de recourir à une épreuve supplémentaire dans le cas où plusieurs candidats se trouveraient, par le total de leurs points, *ex æquo* pour l'obtention de la première place. (*Arrêté du 3 février 1898.*)

Art. 262. — Pour la nomination des internes en médecine, la liste des candidats appelés à subir les épreuves de la deuxième série se compose d'un nombre triple de celui des places vacantes. (*Arrêté du 12 octobre 1842.*)

Art. 269. — Les candidats sont surveillés pendant la composition écrite, par un des membres du jury. (*Règlement de 1839, art. 112.*)

Tout candidat qui s'est servi, pour sa composition, de livres ou de notes apportés à la séance, ou qui, en lisant sa composition, en a changé sensiblement le texte primitif, est exclu du concours. (*Arrêté du 12-14 avril 1869.*)

Les compositions sont recueillies et mises sous cachet par le président; elles sont lues publiquement par leurs auteurs, sous la surveillance de l'un des concurrents ou d'un membre du jury. (*Règlement de 1839, art. 112.*)

Art. 270. — A la fin de chaque séance, le jury classe les concurrents qui ont paru devant lui, à l'aide des points dont le maximum a été fixé plus haut pour chaque épreuve des différents concours. (*Arrêté du 12-14 avril 1869.*)

A la suite d'une discussion générale sur la valeur de l'épreuve subie dans la même séance par les concurrents et après que la clôture de cette discussion a été prononcée par le président, celui-ci met aux voix le nombre de points à attribuer à chaque candidat, en commençant par le maximum, et en descendant successivement jusqu'à ce que la majorité se soit prononcée en faveur de l'un des nombres ainsi proposés. (*Arrêté du 12-14 avril 1869.*)

Dans le cas où, le jury étant réduit à six membres, trois voix se prononcent pour un nombre de points à donner à un candidat et les autres voix pour un nombre inférieur, une nouvelle discussion peut s'ouvrir sur la valeur de l'épreuve subie par le candidat, et le nombre des points sera de nouveau mis aux voix. S'il y a encore partage des votes, le point intermédiaire, avec ou sans fraction, entre les deux points votés, sera attribué au candidat. (*Arrêté du 27 mars 1870.*)

Pour la discussion, la parole est donnée, à tour de rôle, à chacun des membres du jury. (*Arrêté du 12-24 avril 1869.*)

Art. 272. — A la fin de chaque séance, il peut être donné connaissance aux candidats des points qui leur sont attribués; mais cette communication ne peut être faite que sous réserve des cas de revision. (*Arrêté du 12-14 avril 1869.*)

Art. 274. — Le jugement définitif porte sur l'ensemble des épreuves de la première et de la deuxième série. (*Arrêté du 12 octobre 1842.*)

Art. 277. — Dans les concours ayant pour objet le choix des élèves internes, le jury peut se faire représenter, au moment de porter son jugement, les notes confidentielles qui ont été délivrées par les chefs de service aux candidats, depuis qu'ils remplissent les fonctions d'externes dans les hôpitaux. (*Règlement de 1839, art. 113.*)

Art. 278. — Dans les concours ayant pour objet le choix des élèves internes ou externes en médecine et des internes en pharmacie, le jury décide

s'il existe un nombre de concurrents suffisamment instruits pour remplir
toutes les places vacantes. (*Règlement de* 1839, *art.* 115.)

Lorsque, pour les élèves internes ou externes en médecine, le nombre des
candidats capables d'être nommés dépasse celui des places à donner, le jury
peut dresser une liste supplémentaire composée de concurrents non nommés,
mais qu'il déclare néanmoins capables de suppléer, au besoin, les titulaires,
et qu'il classe dans l'ordre de mérite. Cette liste est destinée à pourvoir,
conformément à l'art. 152, aux nouvelles vacances qui peuvent survenir pendant l'année. Les élèves externes qui terminent les six années d'exercice fixées
par l'article 130 ne peuvent pas être compris dans la liste supplémentaire de
l'Internat; ceux qui terminent leurs trois premières années d'exercice ne
peuvent être compris dans la liste supplémentaire de l'Internat que s'ils se
sont fait de nouveau recevoir externes (1). (*Règlement de* 1839, *art.* 115 *et
arrêté du* 12-14 *avril* 1869, *modifié en conformité de l'arrêté préfectoral du
23 avril* 1888.)

(1) L'internat provisoire a été institué en 1819. (*Arrêté du Conseil général des hospices
du* 20 *janvier* 1819.) Les internes provisoires portaient à cette époque le titre d'internes de
2ᵉ classe et les internes titulaires celui d'internes de 1ʳᵉ classe.

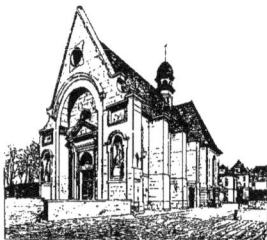

Saint-Louis, la chapelle.

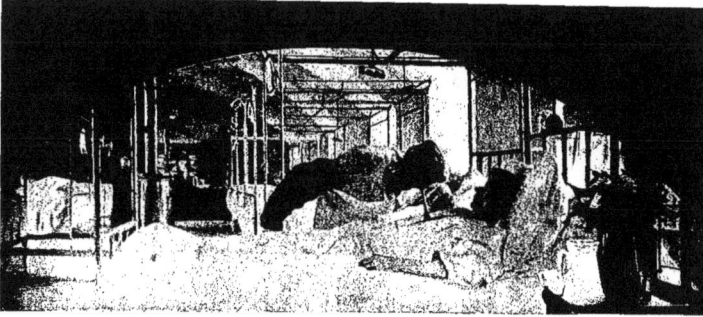

L'auscultation, par BELLERY-DESFONTAINES. dans la nouvelle salle de garde de la Charité.

III

FONCTIONNEMENT DE L'INTERNAT

NOMINATION ET RÉPARTITION
DES INTERNES

Le concours terminé, les listes d'internes sont dressées d'après le total des points obtenus à chacune des épreuves, le nombre des places étant déterminé d'après les nécessités administratives.

Il va sans dire que ce nombre a varié avec celui des services et le chiffre de la population hospitalière ; or cette population a augmenté depuis un siècle dans des proportions considérables. Pour ne prendre qu'une période récente, il a été créé dans les hôpitaux de Paris 8 884 lits de 1878 à 1900.

La promotion d'Internat de 1802 comptait 24 élus (1) ; celle de

(1) Le premier interne de la première promotion (an X) est ALIX (Louis-Jean-Baptiste), né à Chalon (Saône-et-Loire) ; il avait obtenu un second prix à l'École pratique en l'an VI, et soutint sa thèse le 21 nivôse an XI sur le sujet suivant : *Hernie intestinale incomplète avec gangrène* (France médicale).

1803 n'était que de 14 ; elle est portée à 30 en 1830, à 39 en 1850, à 47 en 1875, à 60 en 1899, et à 66 en 1901. Le nombre des candidats ayant été cette dernière année de 571, cela donne une proportion de 1 élu sur 9,40 : cette proportion était en 1889 de 1 sur 7,72 et en 1894 de 1 sur 9,32.

Cependant le nombre d'internes a toujours été insuffisant, en cas de maladies, de mort, de démission des titulaires.

Les chefs de service, à l'origine, désignaient dans ces cas l'externe qu'ils jugeaient propre à faire provisoirement le service (1).

Il parut nécessaire, dès 1816, de nommer à l'avance des suppléants, ce qui fut fait par l'arrêté suivant en date du 17 octobre :

Il sera nommé quatre élèves supplémentaires pour remplacer les internes dont les places vaqueraient avant le concours prochain : l'ordre dans lequel ces élèves seront nommés par le jury indiquera leurs droits à la priorité du remplacement. (*Arrêté du 17 octobre 1816.*)

En 1819, le Conseil décide la création de deux classes d'internes, la première continuant à jouir des privilèges énoncés dans le Règlement, la seconde destinée à remplacer les internes manquants. Si le remplacement avait lieu dans les trois premiers mois qui suivent le concours, les remplaçants étaient promus titulaires sans être soumis à un nouveau concours ; sinon, ils devaient, au bout de l'année, concourir de nouveau avec les externes.

Pour l'année 1819, la liste de ces remplaçants fut formée « par ancienneté et dans l'ordre déterminé pour la nomination dans les divers concours des élèves externes, tant en médecine qu'en chirurgie, employés aujourd'hui dans les hôpitaux et hospices ».

Le premier désigné de ces internes de deuxième classe fut Véron, qui devait au concours suivant être nommé le premier des titulaires (2).

En 1821, le jury nomme un nombre d'*internes provisoires* égal à celui des internes titulaires : les fonctions et privilèges de ces provisoires sont dès lors les mêmes que ceux dont ils jouissent

_____

(1) Règlement de 1802.
(2) On sait que ce succès ne le retint pas dans la voie médicale : les premières pages des *Mémoires d'un Bourgeois de Paris* expliquent comment une saignée malheureuse mena le D' Véron à être Directeur de l'Opéra. Sainte-Beuve fut interne provisoire, mais ne poursuivit pas plus loin.

actuellement. Ils sont appelés en service dès qu'il se présente une
vacance, et quelle que soit cette vacance ; en cas de refus d'une
place, ils perdent leur tour de convocation.

De 1831 jusqu'à 1835, les promotions de titulaires furent
divisées en quatre séries d'après les points obtenus, et dans chacune des séries les candidats classés par ordre alphabétique. On
ne retrouve pas dans les procès-verbaux, pourtant très minutieux,
la raison ni la technique d'une disposition aussi compliquée. En 1835
on revient d'ailleurs au classement par total des points obtenus,
procédé encore employé aujourd'hui.

Nommés d'abord pour une période minima de quatre ans, les
internes se sont probablement prévalus de leur droit de rester en
fonctions malgré certains manquements à leurs services ; aussi
l'Administration se propose-t-elle de tenir leur zèle en éveil par
l'arrêté suivant :

ARTICLE PREMIER. — A compter du 1er janvier 1808, et sans préjudice à
l'art. 118 du Règlement sur le Service de Santé, le temps d'exercice des élèves
internes en médecine et en chirurgie ne sera que de deux ans, sauf à les
continuer successivement pour deux autres années, si on est satisfait de leurs
services.

ART. 2. — Lors du rapport qui lui en sera fait annuellement, le Conseil
aura égard pour leur continuation, non seulement aux talents qu'ils auront
montrés dans les concours, mais encore aux certificats de leurs chefs respectifs
et au témoignage des agents de surveillance, sous le rapport de l'exactitude
desdits élèves. Il sera pourvu aux places de ceux qui ne seront pas continués.

ART. 3. — La présence des élèves internes ou externes aux heures de
visites des médecins et chirurgiens en chef, sera constatée par leurs signatures
sur deux registres établis à cet effet.

Ces registres seront établis, pour l'Hôtel-Dieu, au bureau de l'inspecteur,
et pour les autres maisons à celui des agents de surveillance.

Tous les jours après les visites, l'agent visera les signatures qui auront été
apposées sur chacun de ces deux registres. (Arrêté du 16 décembre 1807.)

Le Règlement de 1829 institue un concours entre les internes de
deuxième et troisième année, pour leur permettre de continuer leur
Internat jusqu'au terme maximum de la quatrième année : mais ce

9

concours était facultatif, car, en 1834, la Commission médicale exprime le vœu que ce concours devînt obligatoire, vu le petit nombre de jeunes gens qui y prennent part ; cette Commission voudrait même que le titre d'Interne ne devienne définitif qu'après que ce concours aurait donné la consécration véritable de leurs capacités. Le Conseil général, jugeant suffisantes les dispositions du Règlement, se contente de mettre la question à l'étude.

Il faut croire cependant que la quatrième année fut retranchée en fait, car on voit se produire, en 1848, une réclamation dont nous donnons le texte à titre de document de l'époque :

Pétition à Messieurs les membres du Conseil général des hôpitaux de Paris.

Messieurs,

Dans un moment où tous les droits sont rétablis, où les justes prétentions de chacun ne rencontrent plus d'entraves, nous venons nous aussi renouveler nos légitimes demandes.

Depuis quelques années on a retranché aux internes la quatrième année, quoique l'utilité de cette mesure ait été désavouée par la plupart des chefs de service. Les internes réclament de nouveau aujourd'hui cette quatrième année.

Ils viennent de donner à l'administration une nouvelle preuve de leur dévouement, de leur zèle et de leur utilité, d'une instruction solide qui ne peut que gagner à un plus long séjour dans les hôpitaux.

Maintenant, messieurs, il nous reste un autre devoir à remplir : trois de nos collègues, MM. Dufraigne, Goujon et Petit, ne sont plus dans nos rangs. En les réintégrant dans leurs fonctions, vous ferez un acte de justice et nous trouverons dans cette mesure la seule récompense que nous désirons pour les services que nous avons pu rendre aux citoyens blessés. (26 *février* 1848.)

Suivent les signatures de 16 internes, parmi lesquels figurent : Broca, de Beauvais, Ozanam, etc.

À quoi répond la lettre suivante :

Citoyen maire,

Chargé par le Gouvernement provisoire de visiter les hôpitaux et de constituer au nom du Maire de Paris les services qui y sont relatifs, j'ai l'honneur de vous annoncer que j'ai pris un arrêté pour lequel la Commission administrative est constituée, que tous les services sont assurés et que tout le monde est à son poste et fait son devoir. J'ai prolongé la durée de l'Internat à quatre ans. Cette mesure était réclamée par les élèves internes et par l'utilité du service.

J'ai réintégré *trois internes* qui avaient été rayés précédemment.

Recevez, Citoyen maire, l'assurance de mon dévouement.

A. Thierry.

L'interne est attaché à un service pour une année, au bout de laquelle il peut en choisir un autre parmi ceux qui sont disponibles, et d'après son rang d'ancienneté et de réception. En fait, la plupart des places sont retenues d'avance : dès que son concours lui paraît prendre bonne tournure, le candidat s'adresse aux différents chefs dont il désire suivre l'enseignement, et s'inscrit chez quatre d'entre eux pour les quatre années de son futur Internat. Il résulte de cette manière de faire des abus incontestables qui ont amené des réclamations et des essais de réglementation ; il arrive, en effet, qu'un candidat ayant peu de relations, même s'il est nommé dans les meilleurs rangs, trouve occupées toutes les places qu'il eût désiré demander.

D'un autre côté, il peut se faire que des chefs, ayant imprudemment promis leurs places à des élèves qui échouent au concours, se trouvent dépourvus, et sont forcés d'accepter le premier venu. On raconte même que certains chefs ont promis parfois une même année à plusieurs internes, et que certains internes ont oublié leurs premiers engagements pour solliciter une place dans un service plus favorable à leurs ambitions ! Ce sont évidemment là des médisances.

Quoi qu'il en soit, il y a dans ces engagements à plus ou moins long terme des inconvénients réels ; mais il est bien difficile d'établir dans les services une trop aveugle et rigoureuse distribution qui risquerait d'éloigner certains jeunes gens des enseignements qui leur sont précisément et spécialement indiqués.

Le choix des services dépend, pour chacun, de la voie professionnelle qu'il entend suivre plus tard, mais ici encore des modifications se sont produites dans les habitudes : autrefois, où les tendances à la spécialisation étaient moins développées, il était admis qu'un chirurgien devait savoir un peu de médecine, et qu'un médecin ne devait pas ignorer complètement la chirurgie, non plus que l'art des accouchements. Aussi s'efforçait-on de combiner son Internat de façon à faire au moins une année dans un service opposé, si j'ose m'exprimer ainsi, à l'orientation projetée de la carrière. Aujourd'hui la presse des concours ne permet plus de faire de l'art pour l'art! Un futur chirurgien perd rarement une année à ausculter des malades et un futur médecin n'à que faire d'assister à des opérations dont il compte bien plus tard entendre à peine parler. Cette spécialisation à outrance, qui nous vient de l'étranger, est-elle un bien pour l'avenir de notre École française? C'est là un sujet que nous ne pouvons aborder, et dont la discussion nous entraînerait trop loin.

La répartition se fait à raison d'un interne par service médical, deux et plus par service chirurgical : l'augmentation du nombre de ces derniers, prétextée par la complexité récente de la technique chirurgicale, a provoqué à plusieurs reprises les réclamations du corps des internes, qui voyait dans l'accroissement des titulaires l'avilissement de la valeur du titre.

Notons enfin que l'hôpital de Berk-sur-Mer est le seul établissement en province où le service soit fait par des internes issus du concours de l'Internat des hôpitaux de Paris.

Pendant ces quatre années, l'interne peut passer tous les examens, hormis sa thèse : il ne peut donc par conséquent avoir le titre de docteur, et du jour où il l'aurait, il devrait cesser ses fonctions d'interne.

Cette disposition, adoptée par l'Administration dans le but de conserver pour elle toute l'activité professionnelle de l'interne en l'empêchant de pratiquer au dehors, ne manque pas de mettre parfois ce dernier en singulière posture.

En effet, voilà un jeune homme qui, si son travail ou son intelligence, ou ses moyens d'existence ne lui avaient pas permis de concourir pour l'Externat, puis pour l'Internat, pourrait sans peine être reçu docteur au bout de sa quatrième année d'études médicales, et être investi dès lors du droit de médicamenter à la ville et à la campagne, de signer des certificats, de faire des expertises, etc.

L'interne au contraire, parvenu à ce poste vers sa cinquième

ou sixième année d'études, se trouve encore pendant quatre ans
dépourvu de semblables droits, et passible d'être poursuivi pour
exercice illégal de la médecine, comme un simple rebouteux, s'il
signe une ordonnance ou fait la moindre incision en ville, alors
que, sous le couvert de son chef de service, il soigne chaque jour
à l'hôpital une centaine de malades et pratique parfois d'urgence
de graves opérations!

Cette anomalie n'a pas manqué de provoquer les réclamations

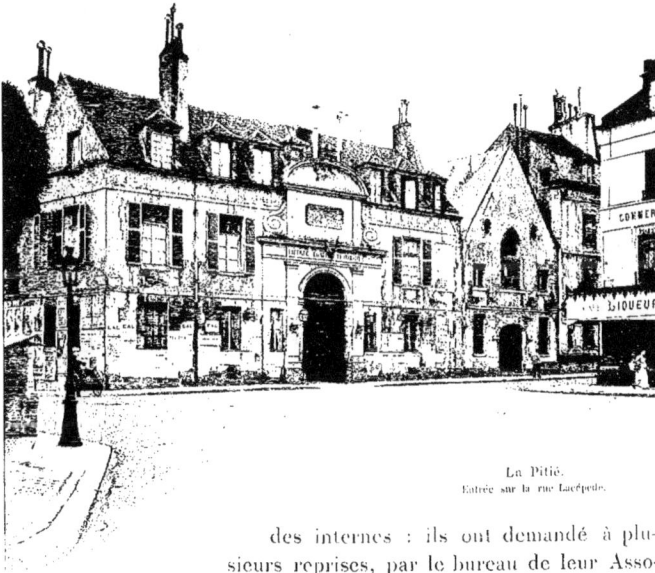

La Pitié.
Entrée sur la rue Lacépède.

des internes : ils ont demandé à plusieurs reprises, par le bureau de leur Association amicale, le droit d'être reçus docteurs
pendant leurs quatre années d'exercice ; l'Administration s'y est
toujours opposée, mais des dispositions ont été prises pour parer
aux inconvénients réels de cette fausse situation.

La loi de 1892 sur l'exercice de la médecine, donnant aux
préfets le droit d'autoriser un étudiant muni de seize inscriptions,
et présentant certaines garanties, à exercer la médecine pendant

trois mois, cette autorisation est renouvelée automatiquement pour les internes à chaque trimestre, leur droit d'exercice étant d'ailleurs réservé à l'intérieur de l'hôpital ou autorisé au dehors dans certaines circonstances (1).

Enfin pendant le deuxième semestre de la quatrième année, l'interne est autorisé à passer sa thèse, tout en conservant ses fonctions hospitalières.

Arrivé au terme de son mandat, l'interne reçoit une médaille de bronze, seule trace de quatre années de travail et de dévouement continus; il lui est dès lors loisible d'exercer la médecine à ses risques et périls, sans autre avantage officiel sur les autres médecins qu'un titre dont le public ignore le plus souvent la valeur.

Avant d'entrer dans la description de la vie matérielle et morale de l'interne, voyons quels devoirs lui incombent et quels droits lui sont conférés par les règlements administratifs aujourd'hui en vigueur.

ARTICLES DU RÈGLEMENT DU SERVICE DE SANTÉ CONCERNANT
LES INTERNES A L'HOPITAL

ART. 9. — Le nombre des élèves attachés à chaque service est fixé par le Directeur de l'Administration, après avis du Conseil de surveillance (*Arrêté du 5-11 février 1898*), de manière à donner au moins :

Pour chaque chef de service, un élève interne en médecine, un élève interne en pharmacie et des élèves externes en nombre variant proportionnellement avec celui des malades qui lui sont confiés, savoir : un externe par vingt malades dans les services de médecine et un externe par douze malades dans les services de chirurgie et d'accouchement. Toutefois, lorsque le

---

(1) ART. 6 de la loi du 30 novembre 1892 : « Les internes des hôpitaux et hospices français nommés au concours et munis de douze inscriptions, et les étudiants en médecine dont la scolarité est terminée, peuvent être autorisés à exercer la médecine pendant une épidémie ou à titre de remplaçants de docteur en médecine ou d'officier de santé. »

Cette autorisation, délivrée par le Préfet du département, est limitée à trois mois ; elle est renouvelée dans les mêmes conditions.

nombre des élèves externes est plus considérable que ne l'exige cette répartition, l'Administration se réserve la faculté d'en accorder un plus grand nombre à ceux des chefs de service qui lui en adresseraient la demande, en la motivant sur des considérations particulières à leur service. (*Arrêté du 23 décembre 1840.*)

Dans les services de chirurgie, le nombre des élèves internes peut être de deux ou de trois, selon les besoins.

ART. 66. — Les chirurgiens et accoucheurs chefs de service, ou leurs assistants, doivent procéder, par eux-mêmes, à toutes les opérations. (*Règlement de 1839, art. 36, et Arrêté du 5-11 février 1898.*)

Ils peuvent, toutefois et par exception, autoriser leurs internes :

1° A opérer en leur présence et sous leur surveillance ;

2° A faire, en leur absence, une opération déterminée sur un malade désigné.

Cette dernière autorisation ne peut être donnée qu'aux seuls internes qui auront été appelés à bénéficier des dispositions de l'art. 6 de la loi du 30 novembre 1892 sur l'exercice de la médecine. Elle doit être donnée par écrit et remise au directeur de l'établissement. En outre, avant de procéder à l'opération, l'interne doit toujours en prévenir le directeur. (*Arrêté du 5-11 février 1898.*)

ART. 72. — Les décès des personnes qui viennent à succomber dans les hôpitaux et hospices devront toujours être constatés par les chefs de service et, en leur absence, par l'interne de garde. (*Arrêté du 12 février 1845.*)

ART. 129. — Les élèves externes et internes en médecine sont nommés au concours. (*Arrêté du 12-14 avril 1869.*)

ART. 131. — Les élèves internes en médecine sont nommés pour quatre ans. (*Arrêté préfectoral du 28 novembre 1887.*)

ART. 132. — Les fonctions des élèves internes consistent :

1° A assister, pendant toute la durée des visites, les chefs auxquels ils sont attachés ;

2° A assister également aux consultations externes, lorsque leurs chefs sont chargés de ces consultations ;

3° A rédiger les observations particulières qui leur seraient demandées par leurs chefs ;

4° A faire les pansements importants (1) et à surveiller ceux qui sont confiés aux élèves externes :

(1) Un arrêté du 19 mars 1834 dispose que les pansements importants doivent être faits par les internes à défaut des chefs de service.

5° A faire, obligatoirement, chaque jour, de quatre à sept heures, une visite générale des malades traités dans les services auxquels ils sont attachés (1);

6° A visiter une ou plusieurs fois dans l'intervalle des visites les malades qui leur sont indiqués par leurs chefs. (*Arrêté du 5-11 février 1898.*)

Art. 133. — Les élèves internes, de même que les chefs de clinique, ne pourront, en aucun cas, être suivis, dans leurs visites du soir, par des personnes étrangères au service. (*Arrêté du 8 janvier 1845.*)

Art. 134. — Dans l'intervalle d'une visite à l'autre, les élèves internes en médecine peuvent, en cas d'urgence et dans les services auxquels ils sont attachés, prescrire les médicaments qui leur paraîtraient nécessaires ou modifier le régime alimentaire des malades, d'après les changements survenus dans leur état; ils en rendent compte à leurs chefs le lendemain à la visite. (*Arrêté du 5-11 février 1898.*)

Les élèves internes, qui auront été appelés à bénéficier des dispositions de l'art. 6 de la loi du 30 novembre 1892 sur l'exercice de la médecine, ont le droit de prescrire les médicaments inscrits au Formulaire des hôpitaux. (*Arrêté du 5-11 février 1898.*)

Art. 135. — Les élèves internes en médecine peuvent être chargés de quelques opérations simples, sous la condition exprimée à l'article 66. (*Règlement de 1839, art. 60.*)

Art. 138. — Les élèves internes en médecine sont tour à tour de garde pendant vingt-quatre heures (2); ils ne peuvent quitter l'établissement pendant la durée de leur garde.

Le service de la garde est fait exclusivement par les élèves internes. Toutefois, dans les hôpitaux auxquels sont attachés moins de trois élèves internes, des élèves externes peuvent être appelés à concourir à ce service. Ces externes sont désignés nominativement par le Directeur de l'Administration, sur la proposition des directeurs et l'indication des chefs de service. (*Arrêté du 5-11 février 1898.*)

(1) La circulaire du 30 septembre 1885 rappelle que les contre-visites du soir sont d'autant plus nécessaires que, avec la réglementation nouvelle, les malades reçus à la consultation ou dans le courant de la journée par voie d'urgence ne seront plus placés comme actuellement dans tel ou tel service, mais dans tous les services de l'hôpital indistinctement.

(2) Un arrêté du 9 janvier 1896 a, dans quelques établissements dont la circonscription est très chargée, adjoint au service de la consultation générale de médecine un interne provisoire pour être appelé à examiner, de 10 heures à midi, et en attendant que l'interne de l'hôpital appelé à faire la garde ne soit plus retenu dans le service auquel il est attaché, les malades qui se présenteraient, pendant cette partie de la journée et après la fermeture de la porte de la consultation, pour demander leur admission. Cet interne provisoire, qui est de service chaque matin et qui n'a aucune autre fonction dans l'hôpital, n'est pas logé et ne reçoit pas d'indemnité de logement; il a droit aux allocations du déjeuner.

ART. 139. — Le Service de la garde est réglé dans les hôpitaux par les soins des directeurs, les élèves internes entendus (1).

La liste de roulement est faite en double; elle est affichée à la fois dans la salle de garde et dans le bureau des entrées.

Aucune modification, même temporaire, ne peut être apportée au tableau qu'avec l'autorisation du directeur de l'établissement. (*Arrêté du 5-11 février 1898.*)

ART. 140. — L'interne chargé de la garde doit toujours se tenir dans le local affecté spécialement à ce service. Lorsqu'il est appelé auprès des malades, il doit indiquer, au tableau placé dans la chambre de garde, la salle dans laquelle il se rend, afin qu'on sache où le trouver en cas de besoin. (*Arrêté du 5-11 février 1898.*)

ART. 141. — L'interne de garde est chargé d'examiner les malades et les blessés qui se présentent à l'hôpital durant l'intervalle d'une visite à l'autre; il donne son avis sur leur admission, qui est prononcée, s'il y a lieu, par le directeur.

Il donne ses soins aux malades et aux blessés admis dans l'intervalle des visites, de même qu'aux malades déjà admis et dont l'état se serait aggravé ; il peut, pour ces derniers, faire toutes les modifications qu'il jugerait nécessaires dans les médicaments ou dans le régime alimentaire prescrits aux cahiers de visite. (*Arrêté du 5 février 1898.*)

Néanmoins, tout interne présent à l'hôpital pendant l'intervalle des visites est autorisé à donner ses soins aux malades du service auquel il est attaché, sans être tenu de recourir à l'interne de garde (*Arrêté du 2 octobre 1844*), mais en se conformant toutefois aux obligations imposées à ce dernier. (*Arrêté du 5-11 février 1898*).

ART. 142. — Les médicaments prescrits dans les conditions ci-dessus indiquées par l'interne de garde, ou par les internes dans leurs services, sont délivrés par le pharmacien sur bons signés de l'interne. Ces bons sont présentés au chef du service le lendemain à la visite et mentionnés sur le cahier pour régularisation. (*Arrêté du 5-11 février 1898.*)

ART. 143. — Dans le cas où l'état d'un malade nécessiterait la présence d'un médecin, le directeur, sur l'avis de l'interne de garde, fait appeler le médecin-chef du service. (*Arrêté du 5-11 février 1898.*)

ART. 144. — Dans le cas où l'état d'un blessé nécessiterait l'intervention d'un chirurgien, l'interne de garde doit en aviser immédiatement le directeur, qui fait appeler le chirurgien de garde, à moins que le chirurgien-chef du

(1) Les internes attachés aux services spéciaux d'accouchement ne devant, sous aucun prétexte et pour éviter toute chance de contagion, pénétrer dans les autres salles, ne participent pas au roulement pour le service de la garde. Ils doivent, de plus, de préférence à tous autres, être logés à l'hôpital. (*Circulaire du 26 décembre 1882.*)

10

service ne se soit réservé le droit d'intervenir personnellement ou n'ait délégué ce droit à son assistant.

Lorsque l'urgence sera telle qu'il y aurait danger imminent pour la vie du malade à retarder l'intervention, l'interne devra en rendre compte au directeur, prendre l'avis du chirurgien de garde, et agir suivant les instructions de ce dernier.

Par exception, dans les services d'enfants, la trachéotomie peut être pratiquée par les internes sans autorisation préalable individuelle, à la seule condition d'en informer préalablement le directeur. (*Arrêté du* 5-11 *février* 1898.)

ART. 145. — Lorsqu'il s'agit d'une intervention obstétricale, le directeur fait prévenir, soit l'accoucheur-chef de service attaché à l'établissement, soit l'accoucheur assistant, si l'accoucheur-chef de service lui a délégué le droit d'intervenir en ses lieu et place, et, dans les établissements ne comportant pas d'accoucheur-chef de service, l'accoucheur des hôpitaux chargé de la circonscription. (*Arrêté du* 5-11 *février* 1898.)

ART. 146. — Dans le cas où, soit l'interne de garde, soit un autre interne, aurait été autorisé à opérer, cette autorisation devra être confirmée dans les vingt-quatre heures par une note écrite qui sera remise entre les mains du directeur. Copies de ces autorisations seront jointes au compte rendu du service médical dans les hôpitaux, soumis mensuellement au Conseil de surveillance. (*Arrêté du* 5-11 *février* 1898).

ART. 147. — Les chefs de service conservent la responsabilité de toutes les interventions faites avec leur approbation par leurs internes. La responsabilité de l'assistant ou du chirurgien de garde se substitue à celle du chef de service, quand c'est lui qui a donné l'autorisation. (*Arrêté du* 5-11 *février* 1898.)

ART. 148. — Toute opération faite par un interne, sans que l'une des prescriptions du règlement ait été observée, fera l'objet d'une enquête administrative à l'effet d'établir les responsabilités encourues, soit par le directeur, soit par le chef de service, l'assistant ou le chirurgien de garde, soit par l'interne. (*Arrêté du* 5-11 *février* 1898.)

ART. 150. — Les élèves internes et externes en médecine qui obtiennent le titre de docteur sont tenus de quitter immédiatement le service. (*Arrêté du* 14 *septembre* 1836.)

Une exception est faite en faveur des internes de quatrième année qui ont la faculté de passer leur thèse dans les deux derniers mois de leur exercice. (*Arrêté préfectoral du* 12 *mars* 1888.)

Les élèves internes en médecine qui ont obtenu la médaille d'or ont également la faculté de se faire recevoir docteurs pendant la durée de leur année supplémentaire, sans être obligés de quitter leurs fonctions. (*Arrêté du* 12 *octobre* 1831.)

Art. 151. — Il est interdit aux élèves internes, non docteurs en médecine, même dans le cas où ils ont été appelés à bénéficier des dispositions de l'article 6 de la loi du 30 novembre 1892 sur l'exercice de la médecine, de faire de la clientèle, soit en dehors, soit à l'intérieur de l'hôpital. (*Arrêté du 5-11 février* 1898.)

Art. 159. — Avant l'expiration de chaque année, le directeur de l'administration arrête la répartition des élèves entre les divers établissements et services auxquels ils doivent être attachés pendant l'année suivante. (*Arrêté du 5-11 février* 1898.)

En vue de cette répartition, chaque année, au mois de mars, les médecins, chirurgiens et accoucheurs-chefs de service, et au mois de mai, les pharmaciens, transmettent au Secrétariat de l'administration les noms des élèves internes de deuxième, troisième ou quatrième année, et ceux des externes de deuxième ou troisième année, qu'ils désirent attacher à leur service pendant l'année suivante. (*Arrêté du 5-11 février* 1898.)

Les élèves nommés à la suite des concours annuels choisissent, dans l'ordre de leur nomination, les établissements auxquels ils doivent être attachés, et dans lesquels il y a des places vacantes. (*Règlement de 1839, art. 76.*)

L'ordre de nomination ne peut éprouver de changement.

Les deux élèves internes en médecine ayant obtenu la médaille d'or et qui ont droit à une année supplémentaire sont attachés en supplément du nombre réglementaire des élèves aux services qu'ils ont choisis. (*Arrêté préfectoral du 23 avril* 1888).

Art. 160. — Au début de l'année, chaque élève interne ou externe est tenu de se présenter au Secrétariat de l'administration. Il y reçoit une carte, contenant ses nom et prénoms, avec l'indication du chef de service auprès duquel il est placé; il présente cette carte au directeur de l'établissement auquel il est affecté. (*Arrêté du 5-11 février* 1898.)

Les listes de placement sont adressées aux directeurs des établissements avec l'avis qu'aucun élève ne peut être admis dans leur maison s'il n'est porteur de la carte qui lui aura été délivrée en exécution de la disposition précédente. (*Arrêté du 16 novembre* 1831.)

Art. 161. — Les mutations et permutations sont autorisées par le directeur de l'administration. Elles ont lieu sur la demande des élèves, et après avis des chefs de service et des directeurs des établissements. (*Arrêté du 5-11 février* 1898.)

Les élèves sont attachés au service. Les chefs de service ne peuvent, en conséquence, être autorisés, lorsqu'ils changent de service, à emmener avec eux les élèves internes et externes, qui ont été désignés pour les assister.

Cette autorisation pourra, toutefois, être accordée, par exception, aux chefs qui ne feraient que changer de service dans le même établissement. (*Arrêtés du 17 décembre 1900-3 janvier* 1901.)

Art. 162. — Chaque jour, avant la visite, tous les élèves se présentent au bureau de la direction de l'hôpital et signent la feuille de présence déposée à cet effet à ce bureau. (*Règlement de* 1839, *art.* 78.)

Un double de cette feuille est déposé dans chaque service, et les élèves doivent également y apposer leur signature.

Cette deuxième feuille, certifiée par le chef de service, qui peut y mentionner toute observation qu'il juge utile sur l'absence ou la conduite des élèves, est remise au bureau de la direction et envoyée dans la journée au Secrétariat de l'administration (1). (*Arrêté du* 5-11 *février* 1898.)

Art. 163. — Les élèves attachés au service des hôpitaux sont subordonnés, sous le rapport du service de santé, à leurs chefs respectifs, et, sous le rapport administratif et de police intérieure, aux directeurs et économes des établissements auxquels ils sont attachés. (*Règlement de* 1839, *art.* 79.)

Les élèves externes sont, de plus, subordonnés aux internes dans tous les cas où ils sont appelés, soit à les aider dans leur service, soit à agir sous leur surveillance. (*Règlement de* 1839, *art.* 79.)

Art. 164. — Aucun congé n'est accordé aux élèves que par décision du Directeur de l'Administration. (*Règlement de* 1839, *art.* 80.)

La demande, appuyée par le chef du service, est remise au directeur de l'établissement qui la transmet avec son avis à l'Administration. Cet avis doit exposer les motifs du congé demandé et les moyens d'assurer le service. (*Règlement de* 1839, *art.* 80.)

Art. 165. — La durée des congés à accorder aux élèves ne peut, sauf le cas de maladie dûment justifiée, excéder deux mois dans le cours d'une même année. (*Règlement de* 1839, *art.* 80, et *Arrêté du* 5-11 *février* 1898.)

Pendant les congés du chef de service, il faut qu'un interne titulaire du service au moins reste en fonction. (*Arrêté du* 5-11 *février* 1898.)

Le nombre des élèves externes absents simultanément par congé ne peut, en aucun cas, excéder le tiers du nombre des élèves externes attachés au service. (*Arrêté du* 5-11 *février* 1898.)

Art. 166. — Tout élève qui, à l'expiration de son congé, n'a pas repris ses fonctions, est considéré comme démissionnaire, s'il n'a justifié en temps utile des causes de son absence. (*Arrêté du* 5-11 *février* 1898.)

Art. 167. — Les élèves appelés sous les drapeaux sont réintégrés dans les cadres, en justifiant qu'ils ont effectivement accompli une période de service militaire. (*Arrêté du* 5-11 *février* 1898.)

Art. 168. — La durée d'exercice des élèves est prolongée pendant une

(1) L'établissement de doubles feuilles de présence à faire signer chaque matin par les élèves fait déjà l'objet d'une circulaire du 20 juin 1860. Depuis cette époque, la nécessité pour les élèves de signer les deux feuilles dont il s'agit a été rappelée par de nombreuses circulaires.

année supplémentaire pour ceux qui ont accompli l'année de service militaire exigée par la loi du 15 juillet 1889 sur le recrutement de l'armée, mais sous la condition de justifier, par un certificat régulier, de cette année passée sous les drapeaux. (*Arrêté du* 5-11 *février* 1898.)

ART. 169. — Les suppléants des élèves sont pris, savoir :

Pour les élèves internes en médecine, parmi les élèves internes provisoires désignés à la suite du concours annuel de l'Internat, et, à défaut, parmi les élèves externes. (*Règlement de* 1839, *art.* 81).

ART. 170. — Tout interne provisoire qui, désigné pour remplacer un interne absent, malade ou démissionnaire, refuse, hors le cas de maladie dûment justifiée, d'occuper le poste qui lui est assigné, ne peut être l'objet d'une nouvelle désignation qu'après l'épuisement total de la liste des internes provisoires. (*Arrêté du* 1er *juillet* 1835 et *Arrêté du* 5-11 *février* 1898.)

L'élève interne provisoire qui, après une deuxième désignation, n'accepte pas, hors le cas de maladie dûment justifiée, le poste assigné, est rayé de la liste des internes provisoires. (*Arrêté du* 1er *juillet* 1835 et *Arrêté du* 5-11 *février* 1898.)

ART. 171. — L'élève qui donne sa démission ne peut rentrer dans les cadres qu'en subissant de nouveau les épreuves du concours. (*Arrêté du* 5-11 *février* 1898.)

ART. 172. — Les élèves en médecine ou en pharmacie ne peuvent recevoir des femmes dans leurs chambres ou dans les salles de garde. Toute infraction à cette disposition est passible de l'une des peines disciplinaires prévues au présent règlement.

Les réunions bruyantes de nature à troubler l'ordre ou le repos des malades ou des administrés sont formellement interdites.

Les directeurs font sortir les personnes étrangères qui troublent l'ordre ou qui sont un sujet de scandale ; ils peuvent, en outre, leur interdire l'entrée de l'établissement.

Le droit d'accès des directeurs dans toutes les parties de l'établissement s'applique également aux logements et autres locaux mis à la disposition des élèves. (*Arrêtés du* 19 *novembre* 1845 *et du* 5-11 *février* 1898.)

ART. 179. — Les fautes commises par les élèves sont punies, savoir :

En ce qui concerne les internes en médecine et en pharmacie :

1° Par l'avertissement ;

2° Par le blâme notifié par le directeur de l'établissement;

3° Par le blâme notifié directement par le Directeur de l'Administration ;

4° Par la retenue de traitement pour un temps qui ne peut dépasser trois mois ;

5° Par la suppression temporaire ou définitive du bénéfice de l'article 6 de la loi du 30 novembre 1892 sur l'exercice de la médecine;

6° Par la suspension de fonctions pendant six mois au plus, suspension entraînant comme conséquence la retenue du traitement ;

7° Par la privation temporaire ou définitive du droit de prendre part soit au concours pour les prix de l'Internat, soit aux différents concours organisés pour les services dépendant de l'Assistance publique ;

8° Par la radiation de la liste des élèves des hôpitaux ;

9° Par la radiation de la liste des élèves des hôpitaux avec interdiction temporaire ou définitive du droit de prendre part aux différents concours organisés pour les services dépendant de l'Assistance publique. (*Arrêté du 5-21 mai 1901.*)

ART. 180. — Toutes les punitions sont prononcées par le Directeur de l'Administration, après avis du Conseil de surveillance. Cependant, en cas d'urgence et notamment pendant les vacances du Conseil de surveillance, le Directeur de l'Administration pourra appliquer les peines ci-dessus spécifiées, sans avis préalable du Conseil de surveillance, à charge de l'en aviser ultérieurement. (*Arrêté du 5-11 février 1898.*)

ART. 181. — Sauf l'avertissement, toutes les peines sont mentionnées au dossier de l'élève. (*Arrêté du 5-11 février 1898.*)

ART. 182. — Notification est faite à M. le Doyen de la Faculté de médecine des radiations d'élèves ainsi que des suspensions de service infligées. (*Arrêté du 5-11 février 1898.*)

ART. 183. — Par délibération spéciale, le Conseil de surveillance peut émettre l'avis que :

1° Publicité soit donnée à la décision prise ;

2° L'élève frappé d'une des peines disciplinaires précitées soit mis en demeure de trouver un permutant dans un délai qui sera déterminé par la délibération, faute de quoi il resterait sans service jusqu'à ce qu'il ait été possible de lui trouver un permutant. (*Arrêté du 5-11 février 1898.*)

ART. 184. — A l'expiration de chaque année, le Secrétaire général présente au Directeur de l'Administration un rapport sur le service des élèves dans les divers établissements.

Ce rapport doit être accompagné :

1° De la liste annuelle des internes et externes sortants ;

2° Des notes et certificats des divers chefs de service et des directeurs, sur l'exactitude et le zèle de tous les élèves, tant internes qu'externes, et sur leur subordination et leur soumission aux règlements. (*Règlement de 1839, art. 95.*)

ART. 185. — Un registre ouvert au Secrétariat général, sur lequel tous les élèves sont inscrits par ordre alphabétique, fait mention, au nom de chaque élève :

1° De l'année du concours à la suite duquel il a été nommé, ainsi que de son rang de réception à la suite de ce concours ;

2° Des divers établissements auxquels il a été successivement attaché;

3° Des congés qui lui ont été accordés (1). (*Règlement de* 1839, *art.* 96.)

ART. 282. — Les élèves internes jouissent d'un traitement annuel (2). Ils sont logés dans les établissements auxquels ils sont attachés; à défaut de logements disponibles, ils reçoivent une indemnité représentative.

Les internes de garde sont nourris pendant la durée de ce service. (*Règlement de* 1839, *art.* 119.)

ART. 283. — Les internes provisoires ou externes remplaçant des internes titulaires reçoivent uniformément l'indemnité attribuée aux internes de première année. (*Arrêté du* 6-16 *août* 1889.)

---

(1) Il est établi, en outre, au nom de chaque élève, une fiche spéciale sur laquelle figurent tous ces renseignements, et où sont transcrites les notes confidentielles qui leur sont données chaque année par les chefs de service et les directeurs des établissements.

(2) Les traitements des élèves internes en médecine sont fixés comme il suit, savoir : 600 francs pour la 1ʳᵉ année; 700 francs pour la 2ᵉ année; 800 pour la 3ᵉ année; 1 000 francs pour la 4ᵉ année.

Les internes-lauréats reçoivent un traitement annuel de 1 200 francs.

Les internes sont logés dans les établissements auxquels ils sont attachés; lorsqu'ils ne peuvent y être logés, ils reçoivent une indemnité calculée à raison de 600 francs par an.

Dans les hôpitaux excentriques (Tenon, Bichat, Broussais, Herold, Bretonneau, Trousseau, Aubervilliers, Bastion 29, Boucicaut, Sainte-Périne, Debrousse) et dans les hospices extra-muros (Bicêtre, Ivry, Ménages), ils reçoivent, en outre, une indemnité de déplacement, calculée à raison de 300 francs par an.

D'autre part, les internes attachés à la Maison de Santé, aux services payants de Saint-Louis, à l'institution Sainte-Périne et aux maisons de retraite Chardon-Lagache et Rossini, reçoivent une indemnité spéciale de 200 francs par an.

Enfin les internes de l'hôpital d'Aubervilliers et du Bastion 29 ont une indemnité supplémentaire (dite de contagion) de 300 francs par an.

Les internes provisoires en médecine, adjoints dans quelques établissements à la consultation de médecine pour assurer, de 10 heures à midi, le service de la garde, reçoivent chaque jour les allocations du déjeuner.

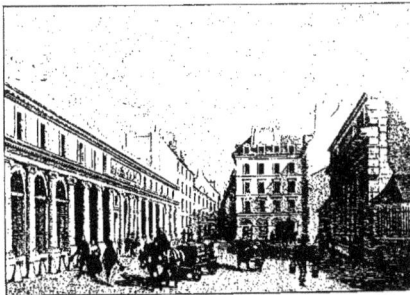

Place de l'École-de-Médecine, vers 1830.

LA VIE DE L'INTERNE

L'étudiant en médecine est proclamé interne, il entre en fonction : dès lors il voit sa vie changée à tous les points de vue.

Sans parler, pour le moment, de l'avenir scientifique et professionnel qu'il lui est légitime d'ambitionner, et des horizons glorieux, souvent illusoires il est vrai, qui s'ouvrent devant lui, il est incontestable que les conditions immédiates de l'existence ne vont plus être les mêmes pour lui, surtout s'il est de famille provinciale.

Arrivé à Paris le plus souvent sans grandes ressources pécuniaires, logé dans une chambre garnie, de propreté douteuse et de chauffage médiocre, condamné à la nourriture aussi variée que peu hygiénique des pensions traditionnelles du Quartier-Latin, réduit pour fuir la solitude à chercher à la brasserie une réunion de compatriotes, l'étudiant a besoin de toute l'insouciance de ses vingt ans et d'une grande volonté de travail pour éviter l'atrophie morale et physique qui, dans la grande ville, guette les déracinés.

Interne, il trouve à la fois un logis assuré, sinon luxueux, au moins convenable, une table saine et régulière, et surtout une camaraderie constante, avec des hommes de son âge, d'un niveau intellectuel assuré par la sélection du concours, au milieu desquels, à moins d'un caractère particulièrement malheureux, il est certain de rencontrer une chaude sympathie, qui adoucira pour lui la privation des lointaines affections familiales.

Voyons quelles sont les conditions matérielles dans lesquelles il va vivre pendant quatre ans.

*
* *

Si beaucoup d'étudiants en médecine sont issus de la bourgeoisie aisée, il en est un certain nombre (bien plus grand autrefois qu'aujourd'hui) qui, moins favorisés, sont incapables de supporter les frais qu'entraînent des études trop longtemps prolongées.

L'Administration, faisant appel à toutes les capacités, ne pouvait exclure de ses concours les déshérités de la fortune ; imposant à ses internes une vie absorbante, elle leur doit les moyens de vivre honorablement, sans obligation de recourir à des gagne-pain susceptibles de les distraire de leurs devoirs hospitaliers.

Aussi leur accorde-t-elle, en principe, le logement, le chauffage et l'éclairage ; c'est quelque chose, mais il faut manger et s'ha-

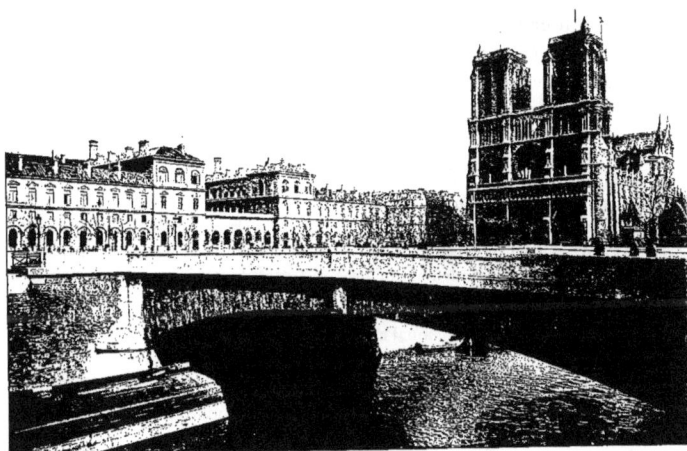

L'Hôtel-Dieu en 1900.

biller, c'est à quoi l'indemnité allouée aux internes eut probablement la prétention de pourvoir. Il est possible qu'avec les mœurs simples du commencement du siècle la faible mensualité administrative ait pu permettre aux internes de manger à leur faim : nous en doutons ! En tout cas, notre génération a connu un temps où moins de cinquante francs par mois ne pouvaient suffire à nourrir un homme jeune et faisant quotidiennement une grande dépense de forces.

Aussi ceux qui, poussés par l'amour de la science ou l'ambition de parvenir, ont concouru sans avoir derrière eux une famille pouvant subvenir à leurs besoins, ont dû déployer une énergie peu commune, occupant les quelques heures laissées libres par l'hôpital à donner des leçons d'anatomie aux débutants, à accomplir d'ingrates besognes pour des éditeurs, à faire usage de talents musicaux, littéraires ou autres. Rien de plus émouvant que cette lutte quotidienne à laquelle beaucoup succombèrent, mais dont bon nombre ont été récompensés par l'accession aux plus hautes situations médicales.

L'Administration d'ailleurs a toujours eu la pudeur de considérer le traitement qu'elle allouait aux internes comme une simple *indemnité*, et ceux-ci en ont souvent argué pour proclamer hautement une indépendance dont ils ne sont pas peu fiers.

Dès 1802, cette indemnité fut fixée à cinq cents francs par an.

ART. 5. — Le traitement des élèves internes en médecine et en chirurgie sera de 500 francs avec le logement. S'ils sont nourris, chauffés dans les hôpitaux ou hospices, leur traitement sera réduit à 100 francs, à la charge par eux de se fournir de tous les instruments dont ils auront besoin.

ART. 9. — La Commission administrative déterminera ceux des hospices où les élèves, tant en médecine qu'en chirurgie et en pharmacie, auront le choix du traitement avec ou sans nourriture.

(*Arrêté* 624, 18 germinal an X).

Il y eut d'ailleurs une période de transition où les situations ne furent pas très nettement réglées, témoin la réclamation suivante :

Les chirurgiens internes de l'Hôtel-Dieu de Paris qui cessent d'être en exercice le 1er vendémiaire an XI, conformément aux nouvelles dispositions réglementaires adoptées par le Conseil d'administration des hospices civils, exposent qu'ils n'ont pas encore été payés de la plus grande partie de leurs appointements de l'an VI et VII; ils prient le Conseil de leur faire payer sur-le-champ cet arriéré dont ils ont le plus pressant besoin au milieu des nouvelles circonstances dans lesquelles chacun d'eux va se trouver.

(16 vendémiaire an XI).

En 1862, les internes en médecine et en chirurgie touchaient encore en première année quatre cents francs et les années suivantes cinq cents francs : la diminution de cent francs sur la première année était destinée à couvrir les frais du concours.

Plus tard leur indemnité fut portée à cinq cents francs pour les deux premières années, six cents francs pour la troisième et sept cents pour la quatrième.

Enfin en 1881, sur la proposition de M. Bourneville au Conseil municipal, ces chiffres furent augmentés dans les proportions suivantes : 600 francs pour la première année ; 700 francs pour la deuxième année ; 800 francs pour la troisième année et 1000 francs pour la quatrième année. Différentes dispositions règlent les indemnités spéciales qui leur sont dues en raison du logement, de l'éloignement de certains hôpitaux, etc. (Voir les articles du Règlement actuel, page 79.)

Le principe même de l'Internat comportait le logement des internes à l'hôpital : c'était la condition essentielle pour tirer de cette institution toutes les conséquences pratiques.

Retenir les élèves dans le milieu hospitalier, leur permettant ainsi de suivre sans grand dérangement les phases intéressantes d'une maladie pour en rédiger les observations, les avoir sous la main pour une intervention urgente, tel était le but de l'Administration ; elle devait pour l'atteindre s'efforcer de procurer à ces jeunes gens des logements suffisamment confortables pour qu'ils ne soient pas tentés de regretter la pension du Quartier-Latin.

Tout en n'ayant rien de comparable au lit à trois des compagnons chirurgiens, tout porte à croire que les premières installations offertes aux internes, improvisées dans de vieux hôpitaux dont les locaux étaient rarement adaptés au but, furent dépourvues de tout confort : quelques collègues ont encore souvenance de soupentes glaciales en hiver et torrides en été !

Mais la jeunesse aidant, le sommeil n'y était pas moins bon, et d'ailleurs, les habitudes de l'époque ne donnaient guère aux jeunes gens de la classe moyenne des exigences bien grandes au point de vue du logement.

L'extension des services, l'accroissement du nombre des internes, l'installation de services accessoires, amenèrent bientôt à supprimer un certain nombre de logements d'internes, pour ne conserver que les locaux nécessaires à leurs réunions et au coucher de l'interne

de garde. Il fallait dès lors dédommager les dépossédés par une
indemnité de logement, dont le principe ne semble pas avoir existé
dès le début.

C'est ainsi qu'en 1831 nous trouvons la mention suivante dans
les délibérations du Conseil :

> Plusieurs élèves des hôpitaux, tant en médecine qu'en chirurgie, prient
> le Conseil de vouloir bien les loger dans les établissements auxquels ils sont
> attachés ou de leur accorder une indemnité de logement.
>
> Cette demande est fondée sur l'accroissement du nombre des élèves par
> suite de l'exécution du nouveau règlement sur le Service de Santé.
>
> Le Conseil charge MM. Desportes et Jourdan de lui faire un rapport sur
> les demandes des élèves.
>
> 27 avril 1831.

En 1837, l'installation de la communauté religieuse de l'Hôtel-
Dieu amène l'expulsion d'un certain nombre d'internes :

> Ouï le rapport fait dans la séance du 20 courant, par le membre de la
> Commission administrative sur la nécessité d'allouer une indemnité de loge-
> ment, pendant une partie de l'année 1838, à ceux des élèves internes de l'Hôtel-
> Dieu qui ne peuvent conserver les logements qui leur sont affectés aujour-
> d'hui dans le bâtiment qui va servir de communauté aux religieuses, et
> auxquels il ne pourra en être assigné de nouveaux qu'après que la translation
> des religieuses aura été opérée.
>
> Arrête :
>
> Art. 1. — Il sera alloué une indemnité à chacun des treize élèves
> internes de l'Hôtel-Dieu, qui ne pourront y conserver leur logement, jusqu'à
> nouvelles dispositions.
>
> Art. 2. — Cette indemnité est fixée à soixante-quinze francs pour les
> six premiers mois de l'année mil huit cent trente-huit, et elle sera prorogée si
> besoin est par une nouvelle délibération du Conseil général.
>
> (27 décembre 1837.

La mesure est d'ailleurs déplorable, et M. Bourneville en a bien
fait ressortir les raisons dans un rapport adressé au Conseil municipal au sujet de la reconstruction d'un bâtiment à l'hôpital Saint-
Antoine pour loger les internes en médecine :

« Pendant longtemps, dit-il, une partie des internes en médecinc étaient logés à l'hôpital Saint-Antoine. Mais peu à peu, par suite de l'agrandissement de l'établissement et partant du nombre des sous-employés, on a dû donner à ceux-ci les logements des internes, qui tous, aujourd'hui, reçoivent une indemnité de logement (1). Cette situation offre de nombreux inconvénients : des opérations d'urgence, pratiquées en dehors des heures de visite, soit dans l'après-midi, soit dans la nuit, exigent la présence de plusieurs aides. Où les prendre, si les internes habitent en des lieux divers, plus ou moins loin de l'hôpital? Souvent, aussi, il se présente des cas embarrassants pour l'interne de garde, des accouchements difficiles, des ligatures d'artères, des croups, etc., où cherchera-t-il aide et conseils si ses collègues sont loin de l'hôpital? L'utilité de loger les internes en médecine dans l'hôpital est donc incontestable. Ajoutons que, s'il en est ainsi, l'Administration est certaine de mieux assurer les contre-visites du soir qui doivent se faire avec la plus grande exactitude.

« Ceci étant admis, quel est le devoir de l'Administration? C'est de fournir aux internes des logements convenables ; des locaux bien disposés, suffisamment vastes pour leurs repas, leurs réunions, leur bibliothèque. Bien des fois, dans des rapports antérieurs, nous vous avons signalé l'incommodité et l'insalubrité des logements actuels des internes. D'où la nécessité de faire mieux que ce qui a été fait jusqu'à ce jour (2). »

Ce plaidoyer a abouti à la construction d'un pavillon indépendant destiné aux internes, contenant des chambres convenables, une bibliothèque, une salle à manger et un salon.

Actuellement, les efforts de l'Administration tendent à ménager dans les établissements hospitaliers des locaux suffisants pour loger tous les internes, et ceux qui leurs sont destinés, sans être tous aussi luxueux qu'à l'hôpital Boucicaut, sont en général suffisamment confortables.

Cependant aujourd'hui encore, sur deux cent quarante-quatre internes titulaires et vingt-neuf provisoires en fonction, il n'y en a que cent vingt-huit de logés, soit cent trente-six qui habitent loin de l'hôpital, et reçoivent une indemnité de logement.

(1) Cette indemnité est de 600 francs.
(2) Rapport présenté le 22 mai 1882 au nom de la 8ᵉ Commission du Conseil municipal.

Le logement comporte le chauffage et l'éclairage. C'est en 1819 que nous trouvons la première mesure prise à cet égard :

Les membres de la Commission administrative sont autorisés à faire distribuer chaque hiver, un stère de bois flotté à chacun des élèves internes en médecine, chirurgie et pharmacie qui sont logés dans les établissements où ils font le service.

Les membres de la Commission régleront le mode de distribution de cette quantité de bois de manière que les élèves n'en puissent abuser pour compromettre la sûreté des établissements, et consommer sans utilité ce qui ne serait pas rigoureusement nécessaire.

(Arrêté du 1er décembre 1819).

Depuis lors ce mode de chauffage, qui est dans les traditions les plus chères à l'Administration française, a continué d'être en honneur, et qui de nous ne se souvient des réjouissantes flambées entretenues sans parcimonie bien avant dans la nuit, compagnes du travail ou des longues causeries !

La question de la nourriture est capitale pour des jeunes gens appelés à dépenser, en fatigues de toutes sortes, les forces qu'il leur faut largement réparer, surtout si l'on tient compte que leur résistance aux contagions qui les entourent dépend en grande partie du bon état de leur nutrition.

Dès le début de l'Internat, l'Administration ne s'est engagée à nourrir que l'interne de garde, sauf à intervenir dans certains cas exceptionnels comme le montrent les quelques décisions que nous rapportons ici :

Dès le 23 février, l'affluence, dans cet établissement, des blessés apportés des divers points de la ville nécessitant la présence constante de messieurs les internes, pour les soins à donner aux blessés, le membre de la Commission administrative avait autorisé la nourriture des élèves qui leur prodiguaient les secours de l'art ;

Que le 26 dudit mois, le même ordre avait été renouvelé par le commissaire Thierry, délégué du gouvernement ;

Que pendant les premiers jours, 48 élèves avaient été nourris, savoir :

16 internes en médecine.
12   —   pharmacie.
20 externes environ.

La nourriture ne sera plus désormais accordée qu'aux internes en chirurgie de garde.

(7 mars 1848).

MM. Mignot et Sacher, élèves internes en médecine à l'hospice des Enfants-Trouvés, recevront à l'avenir et en raison de leur état de santé le régime gras pendant les jours maigres, les jours où ils se trouveront de garde.

(14 mars 1848).

Antérieurement à l'année 1850, les élèves internes et externes pouvaient recevoir la nourriture (premier réfectoire) moyennant une certaine rétribution (trois cents francs par an). Par un arrêté du 7 juillet 1847, il fut décidé qu'il ne serait plus accordé qu'un réfectoire pour deux élèves internes ou externes. Plus tard, un arrêté du 7 mars 1848 décida qu'il ne serait plus accordé de réfectoire qu'aux internes de garde. Un arrêté du 30 mars de la même année décidait, d'autre part, que les élèves internes en médecine, en chirurgie et en pharmacie, auraient la faculté d'obtenir un demi-réfectoire moyennant une retenue mensuelle sur leur traitement (cent cinquante francs par an). Cette faculté a été supprimée par un arrêté du 25 novembre 1849, sauf pour les internes de Bicêtre qui continuent à être nourris moyennant le versement de la somme de douze francs cinquante par interne et par mois. Les internes de l'hospice d'Ivry ont été appelés à bénéficier de cette faculté par décision du 29 novembre 1869; de même, plus tard, les internes des Ménages. Enfin, par un arrêté du 6 août 1892, les internes en médecine de Bichat ont été autorisés à recevoir de l'établissement les allocations de la nourriture moyennant une rétribution de quarante francs par élève et par mois.

Le plus ordinairement, du moins dans les grands hôpitaux, il se fait un arrangement entre la Salle de garde et l'économe de l'hôpital, qui, au lieu de distribuer chaque jour les portions destinées à l'interne de garde, en donne la valeur approximative en un morceau de viande important destiné à la cuisine des internes.

Les internes d'un même hôpital, devant se nourrir à leurs frais, se réunissent donc pour constituer une petite communauté administrée, au point de vue pécuniaire, par l'un d'eux élu économe : une femme de charge fait les achats et la cuisine, assure le service des chambres, rend ses comptes à l'économe ; le total des frais est réparti chaque mois sur chacun des internes au prorata des repas individuellement consommés. Une partie des dépenses, mise aux frais généraux, est supportée par la totalité des membres de la Salle de garde, qu'ils y participent ou non : ces dépenses représentées par les gages de la cuisinière, par le tabac, la location d'un piano, etc., sont variables suivant les salles de garde, et d'après les conventions établies au commencement de l'année par les coopérants.

Le prix de revient d'une semblable pension présente, on le comprend, des différences notables avec le quartier de Paris où est situé l'hôpital, avec les goûts des internes actuels, avec les qualités de leur économe mandataire, avec le plus ou moins de fréquentation de leur table par les invités étrangers, etc.

L'existence de l'interne n'a guère varié depuis cent ans : les modifications qui se sont produites dans ses habitudes ont été le résultat des mœurs sociales différentes, des orientations scientifiques nouvelles.

Le matin l'interne doit se trouver dans son service à l'arrivée de son chef qui lui est annoncé par une sonnerie spéciale. L'heure de la visite a subi les évolutions des habitudes mondaines : Dupuytren arrivait à l'hôpital à cinq heures du matin, et force était bien à ses internes de s'y trouver. Un maître, aujourd'hui à la retraite, avait encore il y a dix ans l'habitude de venir à l'Hôtel-Dieu à six heures, hiver comme été. Actuellement la plupart des chefs ne commencent leur visite qu'entre huit et neuf heures.

L'interne accompagne son chef, lui présente les malades nouveaux, le met au courant des événements survenus depuis la veille dans le service, discute avec lui, s'il le permet, les diagnostics : cette visite, où l'interne reçoit l'enseignement clinique direct du maître, profite de son expérience, voit réformer ses erreurs en présence du malade, où le chef lui-même subit l'influence des jeunes esprits qui l'entourent, lui apportant l'élément de fermentation scientifique qui lui manquerait dans l'isolement de sa pratique de ville, est un des moments les plus féconds pour l'instruction médicale professionnelle.

La visite terminée, l'interne va le plus souvent à l'amphithéâtre faire seul, ou en présence du chef, les autopsies du service.

Le déjeuner réunit à la Salle de garde tous les collègues d'un même hôpital, qui y viennent à des heures variables, suivant la longueur des services, les opérations, etc. Après ce repas, généralement hâtif et frugal, chacun des internes se rend à ses occupations extérieures : amphithéâtre de dissection, laboratoires, bibliothèques, sociétés savantes, préparation de quelque examen ou travail personnel à l'hôpital.

A cinq heures du soir, le règlement prescrit une contre-visite où l'interne doit examiner les malades entrants, prendre les observations et revoir les malades graves : cette contre-visite est parfois suivie par des élèves auxquels l'interne donne des leçons particulières.

Au dîner assistent en général un petit nombre de collègues. Après ce repas suivi d'une partie de whist et d'un peu de flânerie, l'interne regagne sa chambre où souvent la veillée de travail se prolonge fort avant dans la nuit, à moins que...... ses occupations ne l'appellent au dehors.

Tous les internes d'un même hôpital sont à tour de rôle *de garde* pendant vingt-quatre heures : d'après le Règlement, l'interne de garde ne doit pas sortir pendant ce laps de temps, être prêt, à toute réquisition de jour et de nuit, à se rendre auprès des malades qui réclament son assistance, à pratiquer les opérations d'urgence ou à assister le chirurgien qui vient opérer, et à faire les admissions des malades envoyés par le Bureau central, ou demandant directement à entrer à l'hôpital.

Telle est la journée régulière, officielle pour ainsi dire, de l'interne en médecine.

L'Administration met à la disposition des internes dans chaque hôpital un local destiné à la vie en commun : une salle à manger avec cuisine, une bibliothèque, et une chambre avec un lit destiné à l'interne de garde.

Cet ensemble constitue la *Salle de garde*, où l'interne règne en maître : c'est dans ce local, souvent étroit, qu'il va vivre pendant quatre ans; c'est autour de ce lieu sacré, dont nul profane ne franchit le seuil qu'en tremblant, que vont graviter ses occupations journalières.

LA SALLE DE GARDE

La Salle de garde !

Évoquez ce souvenir devant un ancien interne, comblé ou non des satisfactions que peut apporter une belle réussite de carrière, et vous verrez sa physionomie s'éclairer d'un sourire heureux : c'est que les belles années de sa jeunesse ont dû à cette Salle de garde un charme tout particulier.

La Salle de garde ! c'est la réunion d'esprits jeunes, ardents, sélectionnés, dans un contact suffisant pour éveiller des sympathies, jamais assez prolongé pour engendrer des souffrances.

C'est l'émulation sans vraie rivalité; la légitimation de toutes les ambitions, avec remise à plus tard de leurs âpres rancœurs.

C'est l'échange quotidien des idées les plus effervescentes dans tous les domaines, la discussion perpétuelle qui donne un si vif attrait à toute réunion de jeunes hommes instruits.

C'est, pour la première fois, le sentiment d'une autorité responsable (ô humaines faiblesses !), rehaussé du piment d'une opposition anodine à une administration bénévolement impuissante.

C'est la gaîté folle des vingt ans, avec ses éruptions bruyantes, pas toujours de bon goût, mais souvent vraiment drôles.

C'est, enfin, l'insouciance du présent, la sécurité pour quatre années, avec, pour issue de cette période, la porte d'or des illusions infinies sur la carrière de choix.

Que si quelque collègue s'avisait de trouver ce tableau trop optimiste, si quelque esprit chagrin m'objectait le contact forcé avec des voisins antipathiques, le réveil hâtif des rivalités sans grandeur, la cruauté inconsciente des majorités oppressives, je lui répondrais que sa dyspepsie influe fâcheusement sur ses souvenirs, et que de rares

défaillances ne sauraient mettre une ombre persistante sur le lumi-
neux tableau qu'est pour nous tous notre vieille Salle de garde (1).

*
* *

Une des originalités de la Salle de garde, et non des moindres,
est l'attraction qu'elle a exercée de tout temps sur les littérateurs et
les artistes.

Salle de garde de l'hôpital Cochin.

Ce n'est pas d'aujourd'hui que date la remarque que le médecin
est fréquemment doublé d'un homme de lettres, d'un peintre, d'un

(1) Les collègues que j'ai sollicités de m'envoyer leurs souvenirs sur leur période
d'Internat m'ont en grand nombre adressé des notes ayant trait, pour la plupart, aux
« joyeusetés » de la Salle de garde: le cadre de cette publication ne permet pas d'utiliser
ces matériaux par trop gaulois, mais la résultante de ces réminiscences donne bien la note
que j'ai essayé d'exprimer, et bien rares sont les discordances fâcheuses.

sculpteur ou d'un musicien : il y aurait une histoire intéressante à
écrire des œuvres non médicales des médecins ! Les éléments s'en
trouvent épars dans plusieurs périodiques médicaux, et sont bien
faits pour tenter un des nombreux érudits de notre profession.

Il n'y a donc rien d'étonnant à ce que le microcosme de l'Internat,
jouissant d'un domicile constant (chose rare aux époques de gestation
des carrières dites *libérales*), ait attiré tous les jeunes talents, encore
incertains de leur gloire future, et prodigues de leurs élucubrations
naissantes.

La camaraderie du Quartier-Latin, les communautés de terroir
originel, la certitude d'un repas frugal mais toujours sain (et offert
de si bon cœur !), ont amené autour de la table hospitalière tout ce que
Paris compte d'esprits en travail, depuis l'éternel bohème, arrêté
dans sa course vers la gloire, jusqu'aux plus grands noms dont puisse
s'énorgueillir la France intellectuelle.

Aussi quels repas ! Il faudrait la plume d'un chroniqueur génial
pour redire les joutes épiques auxquelles ont assisté les générations
successives de nos collègues : les systèmes philosophiques les plus
abstraits, les querelles d'écoles les plus acharnées, les problèmes
politiques et économiques les plus brûlants, les paradoxes les plus
échevelés, rien n'a agité et passionné les hommes de ce siècle, qui
n'ait été exposé, argumenté, poussé à l'extrême dans la Salle de
garde.

Ce qui donnait un charme particulier à ces généreuses dépenses
cérébrales, c'était la sensation, bien rare aujourd'hui, que l'esprit
jaillissait en pure perte, sans arrière-pensée de reportage ni de cabo-
tinage profitable ; ces jeunes hommes littérateurs, avocats, artistes,
dépensaient sans compter, heureux seulement d'avoir un auditoire
capable de les comprendre, et curieux de se familiariser avec des
méthodes de raisonnement et des notions scientifiques qui n'ont
pas été sans influencer certainement leur mentalité ultérieure.

Et puis, comme il sied à cette époque de la vie, et dans
notre gai pays de France, tout se terminait par des chansons
bachiques, où étaient congrûment célébrées les joies tangibles de
la jeunesse !

On dit même (c'est de la légende), que, parfois, bravant les foudres administratives, Mimi Pinson n'a pas craint de venir consoler l'interne de garde, et qu'on l'a vue, coiffée de la calotte insigne, lançant au dessert son refrain gaillard !

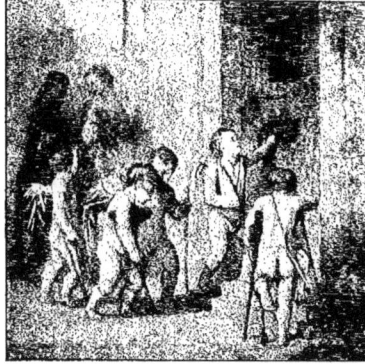

Les amours malades, par Baron.
Ancienne Salle de garde de la Charité.

Un degré d'excitation de plus, et se perpétraient les farces presque toujours anodines, parfois inconsciemment énormes, qui ont fait la joie et l'orgueil de nos générations successives, en même temps que la désolation des directeurs affolés.

*
* *

Cependant de ses hôtes brillants l'Internat devait garder plus que des souvenirs traditionnels : rapins et carabins ont toujours fait bon ménage, et les murs des salles de garde sont là pour en témoigner. La plus célèbre, sous ce rapport, est la Salle de garde de *la Charité*.

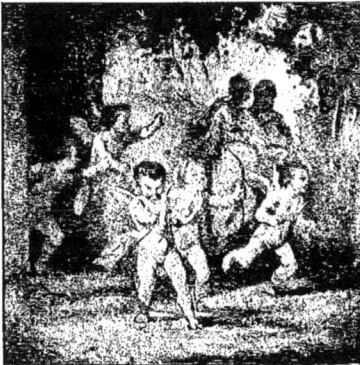

Les amours guéris, par Baron.
Ancienne Salle de garde de la Charité.

La pièce, qui primitivement servait de salle à manger aux internes en médecine de la Charité, est à elle seule un véritable musée, et pour conserver les œuvres qui en ornent les murs, on en a fait dès 1863 le cabinet affecté aux chefs de service.

La plupart des peintres qui ont signé les panneaux, dont quelques-uns sont de véritables petits chefs-d'œuvre, appartiennent à l'école de 1850 à 1870 : voûtée, avec des arcs saillants, cette petite salle n'a pas un pouce de ses parois qui ne soit couvert de peinture.

Il y a là des paysages, des scènes satiriques représentant les internes et les maîtres de l'époque, et de jolis tableaux de genre. Le tout est entouré de médaillons qui sont les portraits des internes alors en exercice à la Charité, des médecins et chirurgiens chefs de service, des directeurs et des artistes eux-mêmes qui ont décoré la salle.

Il faut mettre hors de pair une grisaille de HAMON représentant la *Foi*, l'*Espérance* et la *Charité* : cette composition occupe un panneau de la porte, et a été maintes fois reproduite.

Deux compositions charmantes de STÉPHANE BARON, bien connues aussi, représentent l'une les amours malades venant frapper à la porte de Mercure et montrant le poing aux femmes auteurs de leurs mésaventures; l'autre les amours guéris, sortant pimpants de l'hôpital, et dirigeant de nouveau leurs flèches sur les mêmes femmes dont ils ont oublié les méfaits.

Trois grandes toiles signées de FEYEN-PERRIN, GUSTAVE DORÉ et GILLON représentent une allégorie de Velpeau, une d'Esculape, et *Bouillaud pratiquant la saignée*.

DROZ a peint les *Apothicaires*.

NAZON, un *Couchant de soleil*.

HARPIGNIES, FLAHAUT, GASSIES, ACHARD, des paysages.

FAUVEL, le *Médecin de campagne*.

FRANÇAIS, une *Herborisation*.

VERNIER, le *Maillot crevé*.

FOULLONGUE, une *Femme poursuivie par l'Amour*.

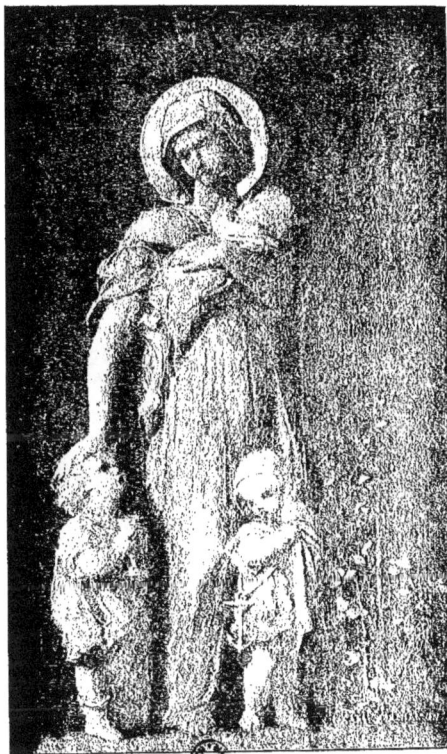

La Charité, la Foi et l'Espérance
PAR HAMON,
dans l'ancienne Salle de garde de la Charité

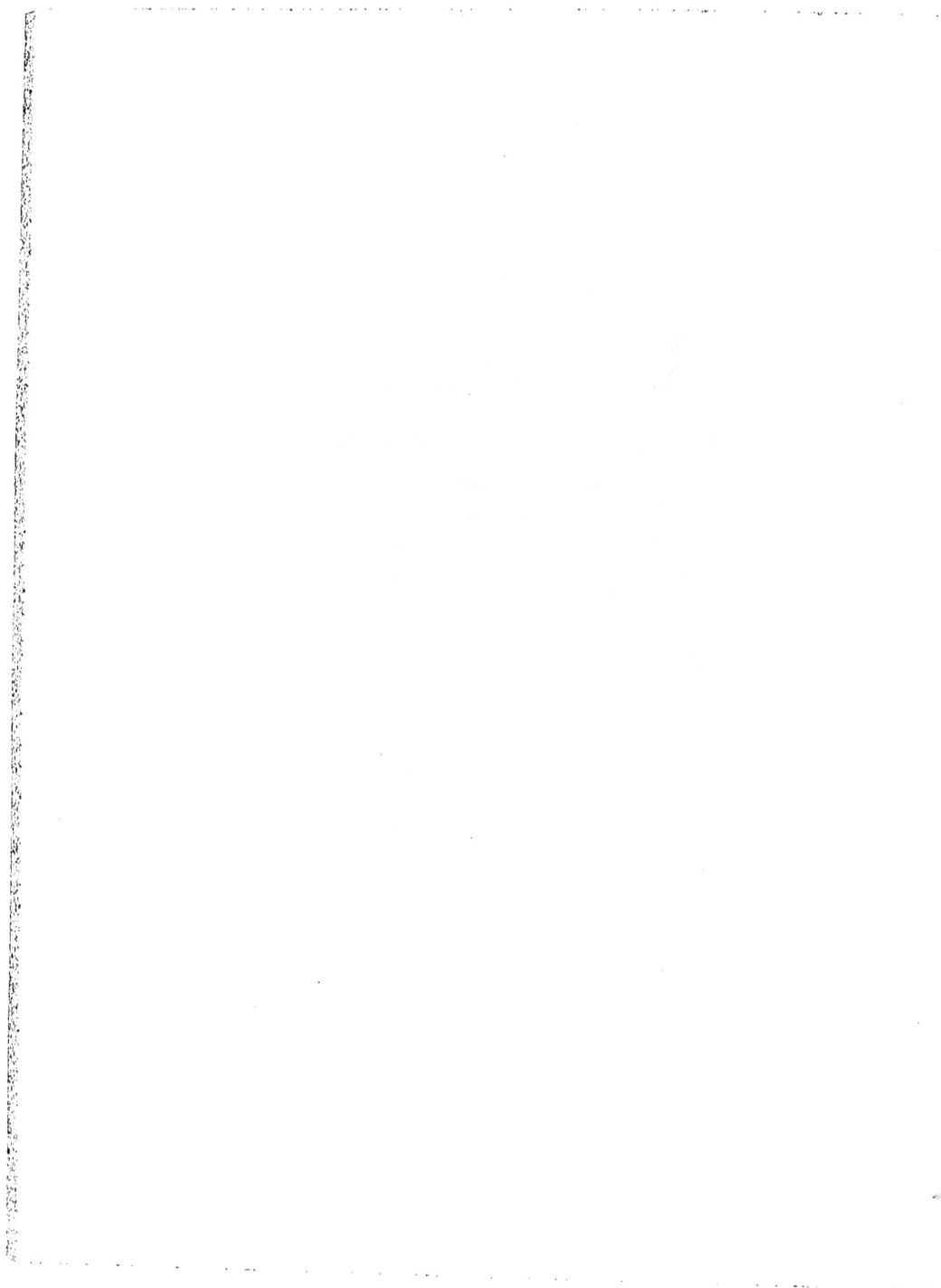

Voici la liste des personnages dont les médaillons forment encadrement (1) :

Stéphane Baron,	Roger,	Goupil,	Delpech,
J.-L. Hamon,	Gillet,	Dolbeau,	Gubler,
Français,	Couty,	Nonat,	Gout,
Vernier,	Millard,	Charcot,	Ball,
Gassies,	Godard,	Gauthier,	Dujardin-Beaumetz,
Gustave Doré,	Guyon,	Tarnier,	Descroizilles,
Feyen-Perrin,	Dupuy,	Follin,	Desprès,
Gillon,	Piorry,	Broca,	Fauvel,
Flahaut,	Manec,	Beau,	Guerlain,
Foullongue,	Velpeau,	Ch. Robin,	Jouon,
Nazon,	Bouillaud,	Foucher,	Pierreson,
Harpignies,	Duboué,	Bauchet,	J. Simon,
Achard,	Richard,	Depaul,	A. Tardieu.
Francière,	Briquet,	Pelletan,	

Les internes transportés dans une salle voisine se sont piqués d'honneur, et ont à leur tour fait décorer leurs nouveaux murs par leurs amis artistes.

Quatre toiles importantes remplissent les panneaux cintrés de la nouvelle Salle de garde, dont deux ont été mentionnées au Salon de 1892 : l'une représente le *Laboratoire*, par Olivier Bon, l'autre l'*Auscultation*, par Bellery-Desfontaines.

La troisième symbolise le *Sommeil léthargique* et est signée Isaac d'Hatis; la quatrième figure une *Cour d'hôpital*, signée H.-F. Quatre.

Ce qui fait l'originalité de cette Salle de garde, c'est que tous les panneaux des armoires sont couverts de charges des internes de plusieurs générations, charges spirituelles, très poussées d'exécution, et dues presque toutes à Bellery-Desfontaines.

Nombre d'autres salles de garde possèdent des fresques plus ou moins importantes, presque toutes caricaturales, et souvent aussi artistiques que spirituelles, la Pitié, l'Hôtel-Dieu, les Enfants-Malades, Saint-Louis, etc., en conservent d'amusants spécimens.

(1) Nous empruntons cette liste au très intéressant travail de M. Gillet, directeur de la Charité : *L'Hôpital de la Charité*, Montévrain, 1900.

Depuis quelques années, la collaboration des peintres avec les internes s'est surtout concentrée sur le Bal de l'Internat : tous les ans, le soir de la composition écrite du concours de l'Internat, la salle de Bullier est réservée à la jeunesse médico-artistique. Tout élément étranger est proscrit, on n'entre qu'avec des cartes d'invita-

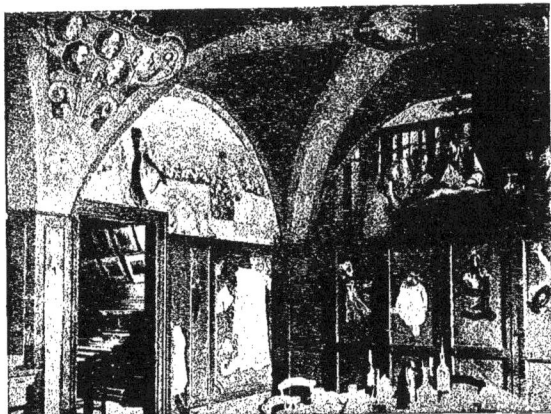

Nouvelle Salle de garde de la Charité.

tion personnelle délivrées par des internes, et le costume est de rigueur. Les ateliers de peintres se sont unis aux salles de garde pour organiser des défilés somptueux où l'art le dispute à la fantaisie la plus échevelée, le caractère privé de la réunion autorisant des licences que prétend justifier la recherche de l'exactitude historique !

*
* *

La littérature a aussi sa place dans l'histoire de la Salle de garde : nombre de médecins ont fait œuvre de littérateurs et ont marqué leur place parmi les écrivains du siècle. Mais ce n'est pas à l'âge où l'on est interne qu'on a la maturité, non plus que le temps disponible, suffisants pour mener à bien une œuvre littéraire. Aussi les productions des internes sont-elles en général de l'ordre léger et anacréontique.

Innombrables sont les chansons écloses dans chaque Salle de garde à propos d'un dîner de fin d'année, ou sans autre prétexte que de perpétuer le souvenir d'une promotion sympathique. Toutes spirituelles, gaies, franchement gauloises, elles jalonnent le siècle, découvrant sans pitié aux générations ultérieures les péchés de jeunesse de ceux qu'elles ne connaissent que graves et pudiques professeurs !

La *Chanson de Bicêtre*, qui est le type le plus impérissable du genre, est présente à la mémoire de tous ceux d'entre nous qui sont réellement soucieux de conserver les traditions corporatives(1).

Bicêtre a inspiré des œuvres de plus longue haleine : on lira avec plaisir cette description de la Salle de garde tirée d'un véritable poème : l'*Épopée de Bicêtre*, composé par le Dr J.-L. Faure en 1888, pendant sa première année d'Internat.

> Dans un couloir obscur au profane interdit,
> Où l'on doit allumer le gaz en plein midi,
> S'ouvre une porte basse, étroite et chancelante
> Qui sur ses gonds rouillés oscille et se lamente.
> Derrière elle on découvre un affreux cabanon,
> Un cachot ténébreux, un galetas sans nom,
> Un *in pace* lugubre, un cul de basse-fosse,
> Une oubliette sombre, épouvantable, atroce.
> Deux soupiraux étroits, par où filtre un peu d'air,
> Mettent un jour douteux au fond de cet enfer,
> Et lorsqu'on veut entrer dans ce réduit sauvage,
> Dans ce trou noir, pareil aux cachots d'un autre âge,
> On fléchit les genoux et l'on courbe le front,
> De peur, en se dressant, de heurter le plafond !
>
> Et cependant, malgré cette horreur sans pareille,
> Cet aspect repoussant, quand on prête l'oreille,

---

(1) Le Dr Michaut écrit qu'il connaît 11 chansons de Bicêtre. L'auteur de la plus connue serait le Dr Alphonse Bezançon, interne de la promotion de 1845. *Chronique médicale*, 1902.

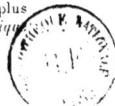

On entend bien souvent de francs rires joyeux
Sortir de ce caveau, qui semble aimé des dieux ;
Et jamais en ce lieu l'ennui ne se hasarde,
Car ce taudis sans nom, c'est la Salle de garde !

Ah ! par ces temps de froide et dure ambition
Où chaque jour qui fuit fauche une illusion,
Certe, il est consolant de trouver dans la vie
Quelques amis loyaux, sans masque et sans envie,
Qui, toujours combattant le noble et bon combat,
Suivent le droit chemin sans s'écarter d'un pas.
Et si dans l'avenir la fortune incertaine
Vient à nous disperser de sa main souveraine,
Rien ne pourra jamais ni briser, ni ternir
Notre amitié solide et nos vieux souvenirs.

En attendant, on rit, on s'amuse et l'on chante !
On ne déteste pas la chartreuse, on plaisante ;
On fait des calembours, le plus souvent mauvais,
Source aux douces liqueurs qui ne tarit jamais ;
On cultive avec art des microbes funestes ;
On s'emplit le cerveau de livres indigestes ;
On travaille souvent, et l'on n'est pas moins gai
Pour s'endormir le soir avec Monsieur Sappey.

Étant à l'hôpital, on pratique à son aise
Une hospitalité tout à fait écossaise,
On ouvre galamment la porte, nuit et jour,
A toutes les beautés qui donnent leur amour ;
Enfin, chose incroyable et presque fantastique !
Personne en ce doux lieu ne parle politique.

Sur les murs que jamais n'effleurent les pinceaux
D'un peintre sacrilège, on voit, sur des panneaux
Qui jadis furent blancs, la liste magistrale,
De ceux qui, comme nous, ont connu cette salle,
De nos prédécesseurs, nos Anciens vénérés,
Dont nous ne voulons pas être dégénérés.
Et c'est avec respect, en ôtant nos calottes,
Qu'il faut lire ces noms dont nous sommes les hôtes.
De ceux qui travaillaient jadis obscurément
Beaucoup sont devenus des maîtres à présent,

Quelques-uns ont connu le triomphe et la gloire!
D'autres, près de leurs noms, portent une croix noire...
Dans la lutte éternelle ils ont été vaincus,
Hélas! et ce sont ceux qu'on ne reverra plus!

Mais, si la Salle de garde a peu produit par elle-même dans
l'ordre littéraire, il est curieux de constater qu'elle a inspiré plusieurs
écrivains qui, non sans raison, y ont trouvé matière à études sociales

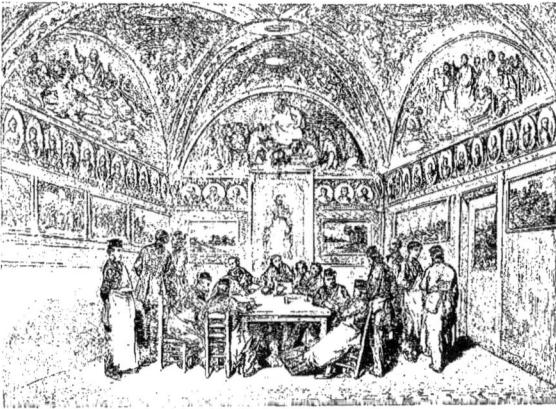

Ancienne Salle de garde de la Charité.
(Dessin de Gustave Doré.)

et psychologiques : c'est là certainement une conséquence de la
fréquentation des internes avec les jeunes auteurs.

Alors que le public croyait encore, en partie, que l'interne était
un étudiant en médecine qu'on enfermait parce qu'il n'était pas assez
raisonnable pour être externe, les romanciers étudièrent, dans son
milieu, ce type de jeune intelligence aux prises avec sa mission de
travail et de dévouement et les entraînements de ses vingt ans.

Tout le monde connaît *Sœur Philomène*, des frères de Goncourt,
et *les Amours d'un Interne*, de M. Jules Claretie, et notre collègue

Chaume a raconté comment Flaubert est venu se documenter à
Sainte-Eugénie pour décrire le croup du petit Arnoux dans son
Éducation sentimentale (1).

La musique a toujours été en grand honneur parmi les médecins,
et l'on ne compte plus ceux qui ont conservé, malgré leurs travaux
scientifiques et professionnels, un véritable talent de virtuose : c'est
dire que le piano a presque toujours figuré dans le mobilier de la
Salle de garde.

Il ne faudrait pas croire que cet instrument fût toujours employé
à l'exécution des chefs-d'œuvre des maîtres ! Il a résonné plus
souvent d'accords innomés et de pauvres mélodies que de sonates :
heureux quand les musicophobes ne le privaient pas de ses moyens
par des mutilations variées ! Mais sa présence était déjà un symbole
d'art, et nombre de chanteurs connus ne dédaignèrent pas de faire
vibrer leurs plus belles notes à la fin de nos repas.

Les compositeurs musicaux n'ont pas manqué non plus parmi
les internes ; mais, pour les mêmes raisons qu'en littérature, ils s'en
sont toujours tenus aux productions légères.

Quelques tentatives théâtrales ont même vu le jour sous forme
d'opérettes ou de revues comiques : de cet ordre est l'*Opéra poly-
morphe*, paroles et musique de MM. Lermoyez et de Molènes, qui
fut exécuté en 1884 dans la grande salle de consultation, alors en
construction, de l'hôpital Saint-Louis, par une troupe composite
d'internes, de chanteurs professionnels et de sujets du corps de
ballet de l'Opéra ! Le produit de la représentation fut employé à
fonder une rente de 400 fr. destinée à donner des secours aux
femmes nécessiteuses sortant de l'hôpital avec le diagnostic de
syphilis : cela, pour remédier à la clause du legs Montyon qui,
destiné également aux sortantes malheureuses, exclue de tout droit
les femmes syphilitiques.

Une solennité du même genre eut lieu, en 1894, à l'hôpital Tenon,
où une Revue comique, ayant pour auteurs MM. Fauquez et Paquy,
fut représentée avec un grand succès devant de nombreux collègues.

(1) *Chronique médicale*. 15 décembre 1900.

*
* *

Si les éléments du dehors ont pénétré volontiers dans cette sorte de communauté qu'est l'Internat, il est intéressant de rechercher si les internes ont fait figure au milieu des événements graves qui ont agité Paris au cours du siècle?

L'histoire a conservé les noms de Polytechniciens qui se sont fait tuer sur les barricades : il ne semble pas, à lire les chroniques du temps, qu'aucun interne ait pris une part active aux émeutes.

Et cependant, les salles de garde étaient loin de se désintéresser des événements publics, et leurs murs ont retenti souvent de motions subversives que n'auraient pas désavouées les clubs les plus avancés.

C'est en effet vers les idées libérales qu'é aient, pour la majorité du moins, orientées les opinions de ces jeunes esprits. On pouvait lire, en 1869, cette phrase tracée en grandes lettres sur le plafond de la Salle de garde du vieil Hôtel-Dieu :

Il suffit pour broyer un trône qu'un enfant soulève un pavé!

Notre collègue Kalindero, de Bucarest, aimait à rappeler combien Gambetta se plaisait à fréquenter les salles de garde : « Le corps de l'Internat, disait le grand tribun, est un milieu propice pour ensemencer les idées de liberté et de justice! »

Dans la célèbre affaire des Quatre Sergents de La Rochelle, nous voyons bien plusieurs étudiants en médecine, dont l'un qualifié de chirurgien? à l'hôpital Beaujon, impliqués comme faisant partie de ventes de carbonari, et ayant fourni des cartouches aux accusés; mais le seul interne parmi eux, Colson, de la promotion de 1822, ne figure dans le procès que comme témoin à décharge.

L'arrêté suivant montre d'ailleurs que l'Administration ne plaisantait pas alors avec les manifestations politiques :

M. le marquis de Rosambo annonce au Conseil général que les deux *élèves en médecine* de l'hôpital Beaujon qui avaient été impliqués ou appelés en témoignage dans la conspiration de La Rochelle ont cessé leurs fonctions.

(2 janvier 1843).

On ne peut pas savoir si cet arrêté frappait l'interne Colson.

Notre collègue Landau m'a adressé quelques notes sur les journées de 1848, qui donnent bien la physionomie d'une Salle de garde de l'époque.

Il était interne à la Pitié lorsque pendant le dîner quelqu'un vient annoncer le départ de la famille royale (Février 1848) : les onze internes présents partent par la ville au milieu des barricades abandonnées. « Rue de la Harpe, nous rencontrâmes l'illustre Arago, mem-

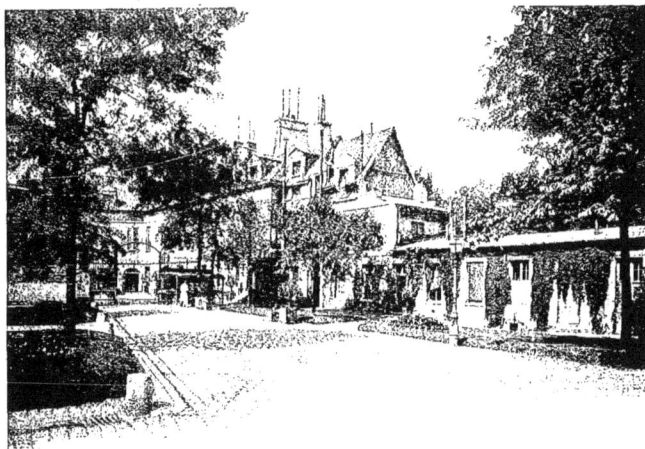

Cour de la Pitié.
Pavillon de la Salle de garde.

bre du gouvernement provisoire, que son âge et sa santé faisaient rentrer chez lui. Plus loin, dans la même rue, un homme marchait seul, lentement, c'était Michelet. » Arrivés à l'Hôtel de ville, les internes entrent en curieux, et voient le long des murs, dans une salle, des blessés dont ils s'occupent; puis ils rentrent à l'hôpital en prévision d'événements graves, qui ne se produisirent d'ailleurs pas.

Cependant, les jours suivants, incorporés dans la garde nationale, avec tout le personnel de l'hôpital, directeur, économe,

élèves, etc., ils doivent de temps en temps sortir en armes à l'appel
du tambour.

Le 23 juin, ils sont ainsi convoqués et partent vers le Panthéon.
« Non loin de nous, sur la porte d'un cabaret, grave et en capote
militaire, un illustre soldat de la science se tenait debout : c'était le
grand chimiste Dumas ! » Bientôt la lutte devient sanglante, et les
internes pensent que leur vrai devoir est à l'hôpital où vont affluer
les blessés : ils ont grand'peine à regagner la Pitié, arrêtés à chaque
instant par les insurgés, mais ils finissent par se faire ouvrir la porte,
et, après avoir quitté leurs fusils, ils reprennent « le tablier blanc du
médecin, redevenus les soldats de l'humanité en détresse ».

Bientôt les blessés remplissent les salles, et les internes ne sont
pas trop nombreux pour leur porter secours, « avec la discrétion que
l'honneur médical nous imposait, » ajoute notre collègue.

Les balles, d'ailleurs, pleuvaient dans l'hôpital : un employé fut
tué en tenant le cahier de prescriptions pharmaceutiques, et un
externe eut la mâchoire brisée.

Cette narration, quoique écourtée, donne bien l'impression de ce
qui a dû se passer alors dans toutes les salles de garde : aux jours de
bataille dans la rue, le poste de combat de l'interne est à l'hôpital,
et il a toujours fait taire ses opinions particulières devant le devoir
de neutralité bienfaisante que lui imposent ses fonctions.

Elles ne suffisent pas toujours, d'ailleurs, à le mettre à l'abri
des coups : Blondeau, interne à Beaujon, reçut une balle dans le
coude en juin 1848 et dut être remplacé dans son service. Lors du
coup d'État, en 1851, Cadet de Gassicourt, voulant gagner son poste
à l'Hôtel-Dieu, fut bousculé sur le Pont-Neuf par des sergents de
ville (déjà !) et pour ce ... condamné le lendemain à quinze jours de
prison.

*
* *

On serait tenté de croire qu'une fois engagé dans l'Internat et
pourvu de ce premier titre qui, s'il ne lui assure rien, lui permet au
moins de tout espérer, l'étudiant est définitivement acquis à la profession médicale : ce serait bien mal connaître l'esprit humain, et

tenir peu de compte des influences qui font brusquement évoluer
les destinées. Malgré l'empreinte que doivent nécessairement laisser
les quatre années de service hospitalier, certains cerveaux indépen-
dants, se sentant attirés vers d'autres buts, n'en gardent que la culture intensive et les méthodes d'observation qu'ils y ont acquises,
abandonnant les avantages qu'ils en pourraient tirer dans la pratique médicale.

Sans parler de Littré, qui, interne de 1826, ne passa jamais son
doctorat, s'épargnant ainsi la tentation de sacrifier la science à la
pratique, nombre de nos collègues se sont, au sortir de l'Internat,
consacrés aux sciences biologiques, comme Claude Bernard et tant
d'autres.

Certains, malgré leur titre de docteur, s'apercevant qu'ils
n'avaient pas la vocation, se sont engagés dans des voies absolument
différentes. Pour ne parler que des morts, les exemples de Véron
(1820), devenu directeur de l'Opéra; Cuvier (1827), nommé sous-
directeur de la Banque de France, et Hubert-Valleroux (1867), entré
dans les ordres, montrent assez que l'Internat peut mener à tout!

LA VIE SCIENTIFIQUE DE L'INTERNE

Le but initial poursuivi par les fondateurs de l'Internat fut certainement d'assurer la régularité des services hospitaliers en maintenant constamment à la disposition des malades et des chefs de
service des jeunes gens d'une instruction et d'une capacité assurées;
mais, dès l'origine aussi, cette institution fut considérée comme une
école de perfectionnement destinée à fournir à une élite des moyens
d'instruction supérieure, que la force même des choses ne permettait pas de mettre à la disposition de tous les étudiants en médecine:
les rapports de Vicq-d'Azyr, de Fourcroy, de Thouret, que nous
avons cités au début de ce volume, font foi de cette préoccupation.

Jusque vers le milieu du siècle, et même au delà, la clinique a
été la grande conquête de la Médecine, et il n'est peut-être pas
exagéré de penser que l'institution de l'Internat fût l'une des

causes majeures de l'incontestable supériorité dont a longtemps joui l'École médicale française.

S'il est certain que tout esprit éminent est apte à se développer et à donner ses fruits dans les conditions d'éducation les plus ordinaires, il est sûr également que le meilleur rendement sera obtenu de la masse en raison des facilités de culture mises à sa portée.

Or nulle part, pendant un demi-siècle, il n'a été possible de trouver, en dehors des hôpitaux de Paris, une technique de l'enseignement clinique qui vaille ces quatre années de cohabitation avec les malades, d'observation constante et d'enseignement journalier, imposées à des jeunes gens dont le concours a déjà affirmé la

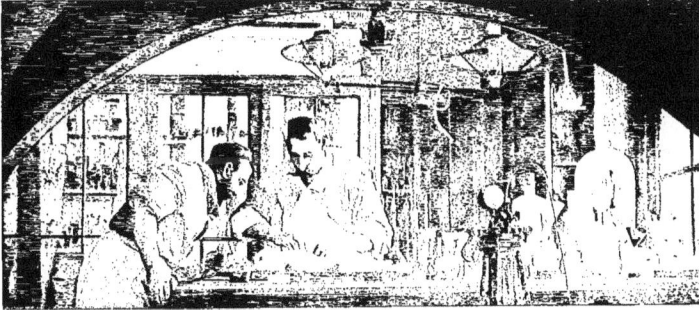

Le Laboratoire, par OLIVIER BOX, dans la nouvelle Salle de garde de la Charité.

valeur intellectuelle et l'instruction première. Faire de bons cliniciens, bons observateurs de symptômes, bons applicateurs des thérapeutiques naissantes, bons anatomistes et bons opérateurs, telle fut la préoccupation des maîtres à qui revenait la direction de cette jeunesse laborieuse.

Aussi l'hôpital fut-il pendant longtemps le seul endroit où l'interne eut à chercher les éléments scientifiques de son instruction : c'est dans les salles de malades que se vérifiait et s'étendait chaque jour la féconde découverte de Laënnec ; c'est à la salle d'autopsie voisine que s'accumulaient les documents qui devaient compléter l'œuvre de Cruveilher.

14

Les publications étaient rares, les Sociétés savantes peu nombreuses : la Société d'observations, fondée en 1826, qui devint en 1830 la Société anatomique, répondait, avec la Société clinique, au besoin de groupement des internes (1), comme les bibliothèques publiques suffisaient à leurs recherches d'érudition. L'amphithéâtre d'anatomie de Clamart (voir p. 108), avec quelques caveaux malsains de la Faculté, étaient les seuls points d'attraction scientifique extérieurs à l'hôpital.

Mais peu à peu la Médecine sortit de son rôle d'observation nosocomiale ; les sciences biologiques prirent chaque jour une importance plus grande, et il devint évident qu'un médecin vraiment digne de ce nom devait être doublé d'un physiologiste, d'un histologiste, d'un chimiste : le Laboratoire prit alors une place capitale dans la vie de l'interne.

Peut-être est-ce l'excellence de l'École clinique française qui causa la première résistance de nos collègues au mouvement déjà si avancé à l'étranger : avant la guerre de 1870, ils étaient rares les internes qui pouvaient réellement se servir d'un microscope, et chaque Salle de garde ne comptait guère plus d'un spécialiste qui avait le goût, réputé alors original, de passer ses après-midi au Collège de France. On sait combien longtemps le Laboratoire non

---

(1) Une *Société Hippocratique* fut fondée en 1814 par 11 étudiants en médecine ; suspendue pendant quelque temps, elle fut réorganisée en 1819, avec le but d'admettre surtout les élèves des hôpitaux, dissoute de nouveau, enfin reformée en 1827 sur de nouvelles bases, et transformée en *Société générale des Internes des hôpitaux*.

Son Règlement, daté de 1828, dont un exemplaire a été trouvé par M. G. Steinheil, débute par l'article suivant : « BASE FONDAMENTALE. La Société Hippocratique est essentiellement constituée par les Internes des hôpitaux. Elle est composée de membres actifs, honoraires et correspondants, dont le nombre est illimité. Son but est de recueillir des travaux relatifs à la Médecine, et plus particulièrement des observations. Elle ne reconnaît d'autres distinctions que celles de fonctionnaires et de simples membres. Elle a, pour subvenir à ses frais, le produit des cotisations mensuelles, et se renouvelle d'après les formes de son Règlement.

« Tous les Internes des hôpitaux de Paris sont *membres-nés* (*sic*) de la Société : cependant, des membres étrangers au corps des Internes peuvent être admis, sans dépasser le nombre de 3 par an.

« Tout membre actif doit présenter au moins un travail tous les trois mois. Les cotisations sont de 1 franc par mois, et les réunions ont lieu tous les lundis, à sept heures et demie du soir. »

Combien de temps a fonctionné cette Société ? S'est-elle transformée, ou a-t-elle disparu de toutes pièces ? Il m'a été impossible de le savoir.

officiel de Cornil et Ranvier représenta seul l'enseignement de l'histologie.

Après le brusque réveil de notre défaite, la lumière s'imposa à tous, et le Laboratoire devint un des éléments de notre revanche nationale. L'Internat en subit une profonde modification : loin de rester cantonné dans l'hôpital, et de vivre sur lui-même, il se répandit dans toutes les voies que lui offraient les sciences biologiques. Il n'est plus aujourd'hui un interne qui, dès sa nomination, n'occupe quelque poste dans un laboratoire : Faculté, Collège de France, Institut Pasteur, ont la plupart de leurs postes de moniteurs, aides, préparateurs, occupés par des internes.

L'Administration de l'Assistance publique s'est toujours tenue à la hauteur du mouvement, et elle a créé, dans la limite de ses moyens budgétaires, quantité de laboratoires annexés aux services hospitaliers, qui sont une admirable ressource d'étude et de démonstration pour les élèves; quelques-uns, véritables laboratoires de recherches, ont vu naître des découvertes qui comptent parmi les plus remarquables de notre époque.

On a pu dire, dans ces dernières années, que l'abus du laboratoire et de l'expérimentation a quelque peu nui à l'éducation clinique des jeunes gens, que les internes d'aujourd'hui savent faire des cultures et inoculer des cobayes, mieux que tâter le pouls et ausculter un malade, et qu'ils se trouveront fort dépourvus lorsqu'il leur faudra faire un diagnostic en ville, loin de leurs animaux et de leurs instruments. Ce sont là les récriminations habituelles à toutes les époques où les mœurs subissent une évolution ; le bon sens de notre race ne saurait faillir et, s'il y a eu excès momentané, les choses reprendront bientôt la place qui leur est due.

L'AMPHITHÉÂTRE D'ANATOMIE DE CLAMART

L'institution de l'amphithéâtre d'anatomie, dit de *Clamart*, est essentiellement liée à l'Internat.

L'Administration, comprenant tous les inconvénients qu'il y avait à continuer l'enseignement de l'anatomie dans chaque hôpital, comme cela avait lieu depuis le commencement du siècle, avait, en 1813, centralisé les exercices anatomiques à l'hôpital de la Pitié, alors annexe de l'Hôtel-Dieu.

En 1830, le Conseil général des hospices décida la construction d'un établissement spécial d'anatomie sur l'emplacement de l'ancien cimetière de Clamart, et en 1833 cette institution commença à fonctionner.

D'après le Règlement, tous les hôpitaux de Paris doivent en-

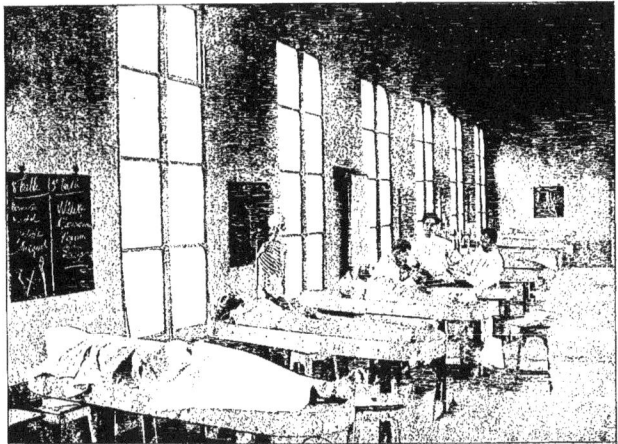

Une salle de l'Amphithéâtre d'anatomie de Clamart.

voyer à Clamart un tiers des cadavres non réclamés, les deux autres tiers étant réservés à la Faculté de médecine.

Cet amphithéâtre était d'abord exclusivement réservé aux élèves internes et externes des hôpitaux, qui y étaient admis moyennant une légère redevance (laquelle fut supprimée en 1867), et aux chefs de service qui désiraient faire des recherches scientifiques.

Les internes y trouvaient non seulement de précieuses ressources pour leurs études anatomiques, mais encore l'occasion d'augmenter un peu leur budget personnel, en donnant des leçons d'anatomie aux élèves des premières années de médecine.

Clamart tenait alors une place importante dans les préoccupations de la Salle de garde, et quelques internes s'étaient acquis une brillante réputation de professeurs libres d'anatomie, qui n'était pas sans leur rapporter d'importants et très mérités profits. Cette vogue avait sa grande raison d'être dans l'installation plus que défectueuse des pavillons de dissection de l'École pratique : depuis la reconstruction de cette École et l'organisation nouvelle de l'enseignement de l'anatomie, Clamart a beaucoup perdu de son importance pour les internes, qui n'y vont plus guère travailler ni enseigner, et les nombreuses places créées dans les laboratoires de la Faculté n'ont pas peu contribué à accentuer ce mouvement.

Actuellement, l'Internat s'intéresse encore à Clamart en raison des places d'aides d'anatomie qui lui sont réservées au concours (voir plus loin les articles du Règlement) : ce sont titres scientifiques et fonctions rétribuées de 1000 à 1400 francs.

Suivant un accord intervenu en 1895 avec la Faculté, un certain nombre d'étudiants (ni internes, ni externes), sont chaque année autorisés à suivre à Clamart des travaux de dissection et de médecine opératoire ; depuis cette époque également des élèves des Écoles dentaires y viennent, moyennant un droit, suivre les cours d'anatomie, d'histologie pathologique et de bactériologie.

ARTICLES DU RÈGLEMENT DU SERVICE DE SANTÉ
CONCERNANT L'AMPHITHÉATRE DE CLAMART

ART. 109. — Les prosecteurs et les aides d'anatomie de l'amphithéâtre d'anatomie des hôpitaux sont nommés au concours. (*Arrêtés du 3 septembre 1834 et du 24-26 juillet 1895.*)

La durée des fonctions est fixée à quatre années pour les prosecteurs (*Arrêté du 3 septembre 1834*), et à trois années pour les aides d'anatomie. (*Arrêté du 24-26 juillet 1895.*)

Les fonctions de chirurgien des hôpitaux et celles de prosecteur sont incompatibles. (*Arrêté du 14 avril-3 mai 1851.*)

Les aides d'anatomie ne peuvent prendre le titre de docteur. (*Arrêté du 24-26 juillet 1895.*)

Art. 110. — Les prosecteurs et les aides d'anatomie sont chargés, sous la direction du directeur de l'amphithéâtre d'anatomie, de surveiller les élèves qui fréquentent l'amphithéâtre d'anatomie des hôpitaux, de les guider dans leurs études anatomiques, de leur donner, à cet effet, tous les conseils, toutes les indications dont ils peuvent avoir besoin, et de leur enseigner le manuel des opérations.

Le directeur de l'amphithéâtre répartit la surveillance des salles et de la distribution des sujets entre les prosecteurs, qui, indépendamment du service général, sont alternativement de garde, chaque jour, de onze heures à quatre heures; ils s'assurent que toutes les mesures d'ordre et de salubrité sont bien exécutées. (*Arrêtés du* 9-11 *janvier* 1833 *et du* 20 *mars-22 avril* 1862.)

Art. 111. — Le chef du laboratoire d'histologie et d'anatomie pathologique de l'amphithéâtre d'anatomie a, sous l'autorité du directeur des travaux scientifiques, la direction et la surveillance des élèves admis au laboratoire. (*Arrêté du 6 février* 1869.)

Il est assisté d'un sous-chef, qui est spécialement chargé, sous son autorité, de donner aux élèves les notions premières de l'étude de l'histologie et de l'anatomie pathologique. (*Arrêté du* 30 *janvier* 1882.)

Le conservateur du musée de l'amphithéâtre d'anatomie est chargé, sous l'autorité et la direction du directeur des travaux scientifiques, de préparer et d'entretenir les pièces anatomiques du musée, d'en maintenir en état le catalogue, de communiquer aux élèves, dans la salle d'études, les pièces demandées, en les accompagnant des démonstrations nécessaires. Il remplit, en outre, les fonctions de préparateur d'anatomie et du cours d'anatomie. (*Arrêtés des* 15-17 *avril* 1862, 30 *avril* 1877 *et* 30 *janvier* 1882.)

Le répétiteur d'anatomie est spécialement chargé, sous la direction du directeur des travaux scientifiques, de l'enseignement préliminaire à donner aux élèves des écoles dentaires admis à faire leur stage anatomique à l'amphithéâtre. (*Arrêté du* 14-26 *juillet* 1895.)

Le chef et le sous-chef du laboratoire, le conservateur du musée et le répétiteur d'anatomie sont nommés par le directeur de l'Administration, sur la présentation du directeur des travaux scientifiques.

LES BIBLIOTHÈQUES

Il existe actuellement, dans tous les hôpitaux, une bibliothèque attenant à la Salle de garde, exclusivement réservée aux internes qui y trouvent les livres fondamentaux des études médicales, les dictionnaires classiques, les collections de journaux, de thèses, etc., ce qui leur permet de se procurer des éléments de travail sans sortir de l'hôpital.

Ces bibliothèques sont de création relativement récente, et nous ne saurions mieux faire que de reproduire ici l'historique qui en a été donné par M. Bourneville dans son rapport au Conseil municipal (1).

En 1838, l'un des médecins qui se sont le plus préoccupés de l'organisation de l'enseignement de la médecine dans notre pays et qui, par conséquent, ont fait les plus louables efforts pour assurer à la Société des médecins instruits,

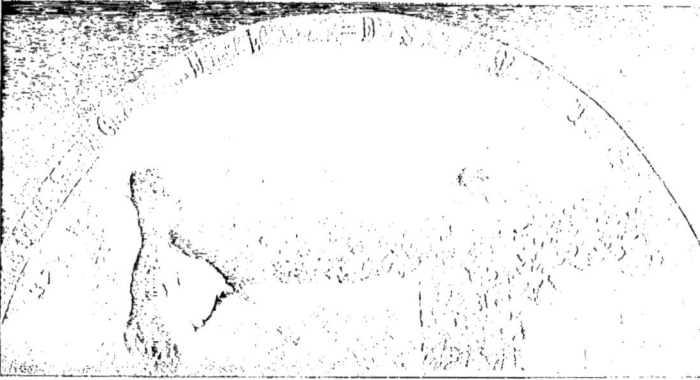

Le *Sommeil léthargique*, par ISAAC D'HATIS, dans la nouvelle Salle de garde de la Charité.

signalait, parmi les réformes à introduire dans les hôpitaux de Paris, la création de bibliothèques destinées à l'instruction des étudiants qui fréquentent les hôpitaux. « Constituée, disait-il, par un ou deux grands dictionnaires, cette bibliothèque s'augmenterait annuellement sans dépenses notables, par l'achat d'éditions à bon marché, les générosités des bienfaiteurs, amis du progrès, les dons des auteurs contemporains et l'envoi gratuit de toutes les feuilles médicales (2). »

(1) Rapport présenté au nom de la 4e Commission sur l'allocation de subventions aux bibliothèques créées dans divers hôpitaux et hospices par l'initiative des internes attachés à ces établissements (Séance du 14 juillet 1877).

(2) DELASIAUVE. *De l'enseignement clinique dans les hôpitaux*. M. Delasiauve avait déjà émis cette idée dans son livre intitulé : *De l'organisation médicale en France* (1843) et dans une brochure ayant pour titre : *Du projet de loi sur l'exercice et l'enseignement de la médecine*, 1847.

L'Administration de l'Assistance publique ne saisit pas alors l'utilité pratique d'une idée aussi juste et ne fit rien pour la réaliser elle-même. Une bonne idée ne meurt pas. Celle-ci fut reprise quelques années plus tard par un journal de médecine. Faisant appel, non plus à l'activité et à la spontanéité de l'Administration, mais à l'initiative des internes des hôpitaux, l'auteur de l'article mettait en relief les bienfaits de ces créations, surtout dans les établissements hospitaliers éloignés de la Faculté de médecine. S'appuyant sur ce fait que les directeurs des journaux spéciaux envoient gratuitement les feuilles qu'ils dirigent aux salles de garde des hôpitaux, il invitait les internes à commencer leurs bibliothèques en collectionnant ces journaux.

De plus, profitant d'une excellente coutume, qui existe dans l'Internat en médecine et qui consiste en ce que tout interne, devenu docteur, donne sa thèse inaugurale à ses collègues, il conseillait aux internes de demander aux jeunes docteurs un exemplaire supplémentaire pour leur bibliothèque. Enfin, l'auteur ajoutait que, selon lui, la bibliothèque s'enrichirait naturellement des dons que ne manqueraient pas de faire les médecins et les chirurgiens de l'hôpital (1).

Vers la même époque fut commencée la bibliothèque des internes en médecine de Bicêtre, et l'année suivante celle de la Salpêtrière. En même temps un essai était tenté à l'hôpital Saint-Louis. La publicité donnée à ces fondations, toute limitée qu'elle était, ne fut pas stérile. Dans le cours de l'année 1867, la bibliothèque de Bicêtre s'enrichit d'une centaine de volumes donnés par la veuve d'un médecin de Versailles, Mme Caron.

En 1868, la bibliothèque de la Salpêtrière prit un accroissement rapide. Les thèses, les mémoires, les recueils périodiques furent mis en ordre, complétés et reliés, et des dons nombreux furent faits par les médecins de l'établissement, par des sociétés savantes, et par quelques éditeurs. En se séparant, à la fin de l'année, tous les internes qui prenaient des services dans d'autres hôpitaux s'engagèrent à faire tous leurs efforts pour propager l'institution. Cette promesse a été tenue. 1869 vit se fonder des bibliothèques à l'hôpital Cochin, à l'hôpital de la Pitié, à l'hôpital Saint-Antoine, enfin à l'hôpital Saint-Louis. La même année, M. Passant installait la bibliothèque de la Charité. Imitant les internes de la Salpêtrière qui, en se répandant dans divers hôpitaux, avaient contribué à la création de quatre nouvelles bibliothèques, deux internes de Saint-Louis commencèrent, en 1870, des bibliothèques à l'hôpital Beaujon et à l'hôpital Lariboisière.

(1) Bourneville. *Une réforme dans les salles de garde des hôpitaux* (*Mouvement médical*, 1865, n°s 1 et 2).

Malgré les événements de 1870-1871, les bibliothèques médicales s'améliorèrent, en particulier celle de la Pitié, où le hasard avait réuni un certain nombre d'internes ou d'anciens internes qui avaient déjà pris une large part à ces créations. De son côté, la bibliothèque de Bicêtre s'augmenta d'un legs important que lui fit M. le docteur Burlaud, mort durant les campagnes de l'armée de la Loire.

En 1872 et en 1873, des bibliothèques sont commencées à l'hôpital des Enfants-Malades, à l'Hôtel-Dieu, à l'Hospice des Ménages (Issy); en 1874, M. le docteur Passant envoyait 400 volumes à la bibliothèque de la Salpêtrière.

L'exemple donné par les internes des hôpitaux de Paris ne pouvait manquer de porter des fruits. En 1873, les internes de l'hôpital civil d'Alger ; en 1876, ceux de l'Hôtel-Dieu de Lyon ; en 1877, les internes de l'Hôtel-Dieu de Reims, fondent des bibliothèques médicales.

Enfin, l'an dernier, accompagnant M. le Président de la République dans sa visite à l'hôpital Lariboisière, M. le Préfet s'enquit de la situation de la bibliothèque, et promit de demander pour elle une allocation que vous avez votée le 26 février 1876 sur le rapport de notre collègue M. François Combes.

À l'époque où M. Bourneville rédigeait ce rapport, les bibliothèques n'avaient, comme ressources d'entretien, que les cotisations mensuelles des internes, variant de 1 franc à 2 francs, donnant par an des sommes de 84 francs aux Enfants-Malades, 216 francs à Beaujon, 288 francs à Saint-Antoine, et 536 francs à Saint-Louis, sur laquelle somme 320 francs étaient donnés par les chefs de service. Grâce aux dons et legs, certaines bibliothèques étaient assez importantes : Bicêtre possédait 1 800 volumes (relégués dans un couloir étroit!), la Charité 1200, la Salpêtrière 885, etc.

Sur le rapport de la 4ᵉ Commission, le Conseil municipal prit, le 14 juillet 1877, la délibération suivante :

LE CONSEIL,

Vu le mémoire, en date du 19 avril 1877, par lequel M. le Préfet de la Seine propose d'allouer aux bibliothèques créées dans divers hôpitaux et hospices, par l'initiative des internes attachés à ces établissements, des subventions destinées à l'acquisition d'ouvrages scientifiques ;

Vu le rapport présenté au nom de sa 4ᵉ Commission ;

15

Considérant, d'une part, que ces bibliothèques sont appelées à rendre des services importants aux élèves en médecine qui fréquentent lesdits établissements, et qu'il importe que l'Administration de l'Assistance publique les installe dans des locaux confortables, en harmonie avec leur destination,

Considérant, d'autre part, que la création, dans les hôpitaux, les hospices et les asiles, de bibliothèques pour les malades, présenterait de nombreux avantages,

DÉLIBÈRE :

Il y a lieu d'allouer aux bibliothèques fondées dans les hôpitaux de Beaujon, Cochin, Saint-Louis et Saint-Antoine, et dans les hospices de la Salpêtrière, de Bicêtre, des Ménages et des Incurables d'Ivry, les subventions ci-après indiquées, pour l'achat de livres scientifiques, dont la liste sera proposée par les internes de chaque établissement intéressé et approuvée par les chefs de service :

Hôpital Beaujon..	2 000	francs.
— Cochin.	1 000	»
— Saint-Louis.	2 000	»
-- Saint-Antoine	2 000	»
Hospice de la Salpêtrière.	2 000	»
— de Bicêtre.	2 000	»
— des Ménages, à Issy.	500	»
— des Incurables, à Ivry	500	»
TOTAL.	12 000	»

La dépense, montant à 12 000 francs, sera imputée sur le chapitre 24, article unique du budget de 1877 (Réserves pour dépenses imprévues);

ÉMET LE VŒU :

Que l'Administration de l'Assistance publique soit invitée à disposer des locaux convenables pour l'installation des bibliothèques médicales des hôpitaux et hospices, et à étudier l'organisation de bibliothèques pour les malades.

Dans les dernières années, l'idée est venue à plusieurs collègues, qu'il serait bon de créer une Bibliothèque centrale de l'Internat, laquelle serait à la fois un lieu de travail réservé aux internes et anciens internes, où les livres et collections de journaux seraient plus strictement gardés et soignés que dans les bibliothèques de salles de garde, et un lieu de réunion pour les collègues, une sorte de Cercle corporatif en un mot.

Feulard avait commencé à s'occuper très activement de cette fondation : déjà des dons, des legs, assuraient à la Bibliothèque un fond de livres importants, lorsque la mort tragique de notre collègue vint pour un temps faire oublier ce projet.

Il fut repris vers 1900 par le Comité de l'Association amicale des Internes : les fonds manquant pour une installation indépendante, des démarches répétées furent faites auprès du Directeur de l'Assistance publique pour obtenir dans un hôpital central un local suffisant provisoirement pour disposer sur des rayons les livres accumulés dans des caisses depuis plusieurs années.

Aucun résultat ne put être obtenu, et le Comité lassé attend des jours meilleurs.

Il semble que la création de cette Bibliothèque, centre de solidarité du corps de l'Internat, fasse partie des vœux exprimés par bon nombre de jeunes internes : peut-être pourra-t-elle être réalisée grâce au moyens matériels et moraux que la célébration du Centenaire aura mis aux mains de l'Association.

LES INTERNES EN MISSION

Les internes, comme on a pu le voir, sont, de par le Règlement, strictement confinés dans leurs fonctions hospitalières, et ne peuvent régulièrement accomplir aucun acte professionnel en dehors de l'hôpital.

Cependant il y a des époques troublées où le pays n'a pas trop de toutes ses ressources en hommes pour faire face aux périls qui le menacent, et il est alors tentant de faire appel à une réserve toute formée de jeunes gens doués d'une instruction médico-chirurgicale supérieure, et entraînés par leurs fonctions journalières à l'abnégation et au mépris du danger.

La guerre et les grandes épidémies ont donné au corps de l'Internat de trop fréquentes occasions de sortir des règles étroites de son institution, et chaque fois il s'est montré à la hauteur de l'effort qu'on lui demandait.

En temps d'épidémies graves, les médecins disséminés sur tout le territoire ne tardent pas à être surmenés, et en nombre insuffisant dans les localités les plus éprouvées. L'Administration puise alors dans sa réserve et demande dans les salles de garde quels sont les internes qui veulent aller combattre le fléau sur place : les demandes de départ sont toujours plus nombreuses que les postes à remplir.

C'est ainsi qu'en 1832, où l'épidémie était disséminée dans toute la France, plusieurs internes obtiennent des congés d'un mois pour aller soigner les cholériques dans leurs pays d'origine.

En 1866, MM. Liouville, Choyau, Penières, Peulevé et Amédée Tardieu sont envoyés en mission à Amiens où le choléra a frappé six mille personnes et fait trois mille deux cents victimes.

Plus près de nous, lorsque le choléra sévissait dans les pays voisins, des postes d'observation furent établis sur la frontière, avec des internes de Paris comme fonctionnaires.

En 1885, une mission fut envoyée à Toulon où régnait le choléra : MM. Duchon-Doris, Lapervenche, Lesage et Guillet, internes en exercice, en faisaient partie.

En 1887, lors d'une épidémie de suette miliaire, plusieurs internes furent détachés en province sous la direction du Dr Thoinot : MM. Wallich dans l'Indre, Demelin et Hontang dans la Haute-Vienne, Louis Parmentier et Adrien Pozzi dans la Vienne.

Ces quelques exemples, parmi beaucoup d'autres, suffisent pour montrer l'utilisation du corps de l'Internat au cours des grandes épidémies.

*
* *

La guerre a toujours trouvé le personnel médical des armées numériquement insuffisant pour faire face à ses obligations, et il y a une infinité de raisons pour qu'il en soit encore ainsi dans l'avenir.

Le premier empire avait déjà songé à incorporer les internes de Paris dans les régiments, même à l'étranger. On trouve, en effet, quelques arrêtés administratifs relatifs à des autorisations données à des internes de prolonger leurs fonctions hospitalières en raison du temps qu'ils ont employé au service militaire.

La décision suivante montre un curieux cas particulier :

Le Dr Raymond Faure, ancien élève interne en médecine à l'Hôtel-Dieu, expose que le Conseil lui a décerné, en 1812, une médaille d'argent et des livres à titre d'encouragement pour ses travaux de 1811. — Qu'étant aux armées et prisonnier en Russie au moment de la distribution il n'a pas reçu la médaille dont il sollicite la délivrance.

Le Conseil, sur la proposition de l'un de ses membres, autorise l'achat et la délivrance d'une médaille sur laquelle le nom de M. Faure et les inscriptions usitées seraient gravées. (Janvier 1816.)

Il existe dans les Archives de l'Assistance publique un volumineux rapport sur le fonctionnement des hôpitaux en 1813-1814 : le formidable travail imposé au personnel hospitalier dans ces jours de malheur public, où la bataille aux portes de Paris se compliquait d'une meurtrière épidémie de typhus, laisse à penser ce que dut être la vie de nos collègues d'alors pendant ces tristes semaines. Les hôpitaux remplis, il fallut créer des ambulances partout où ce fut possible : en trois jours le chiffre de 8000 lits fut porté à 12330. Le nombre des assistés en un seul jour, tant hospitalisés que pansés, fut de 31000 dans l'ensemble des hôpitaux. Le typhus frappa 746 fonctionnaires de l'Assistance, dont 204 moururent : plusieurs probablement devaient être des internes, mais aucune désignation de nom ne permet de l'affirmer.

Des épreuves plus tragiques encore étaient réservées à notre malheureuse patrie, et chacun de nous conserve le réconfortant souvenir des dévouements prodigués en 1870 pour éloigner le calice de l'humiliante défaite! Tous firent leur devoir, et l'Internat de Paris ne fut pas des derniers à prendre son rôle dans le drame national. Alors, plus que jamais, le personnel médical militaire fut dès le début débordé et insuffisant en nombre : à plus forte raison, lorsque nos armées de première ligne furent anéanties à Sedan ou enfermées dans Metz, fallut-il pourvoir de secours médicaux les bataillons improvisés qui constituaient l'héroïque garnison de Paris et les armées du Nord et de la Loire.

La Convention de Genève, signée en 1864, permettait d'instituer des ambulances civiles soumises à des règlements internationaux et

protégées par eux : le Comité français, fondé en 1866, n'avait encore
qu'une existence presque nominale lorsque la guerre de 1870 l'obligea
à un formidable et magnifique effort. Du 4 août au 8 septembre quatorze ambulances de campagne furent organisées, munies du matériel
nécessaire et d'un personnel médical de premier ordre; l'investissement de Paris nécessita l'installation de deux grandes ambulances
sédentaires, au Palais de l'Industrie et au Grand-Hôtel, ainsi que de
nombreuses ambulances volantes organisées pour les sorties.

Plusieurs des chirurgiens les plus connus des hôpitaux de Paris
ayant été mis à la tête des ambulances de campagne, quelques-uns
de leurs internes obtinrent de partir sous leurs ordres, préférant la
vie active des champs de bataille à l'obscur dévouement des services
hospitaliers de Paris. La plupart des ambulances actives comptèrent
donc dans leur personnel médical un ou plusieurs internes admis en
qualité d'aides-chirurgiens, n'étant pas pourvus du grade de docteur.

C'est en raison de leur présence qu'il eût été intéressant de
retracer ici l'histoire complète des ambulances de la Croix-Rouge
pendant l'année terrible : cette histoire n'existe nulle part, et j'ai dû
rédiger l'historique, forcément sommaire, qui va suivre, d'après
quelques rapports et renseignements verbaux qu'ont bien voulu
me fournir ceux de nos collègues qui ont fait partie de ces ambulances.

Il est bien entendu qu'il ne saurait être ici question des anciens
internes, mais uniquement des internes encore en exercice.

La première ambulance de campagne, organisée par la *Société
française de secours aux Blessés*, part le 4 août, sous la direction
de L. Le Fort et Liégeois.

Elle compte parmi ses aides-chirurgiens 5 internes :

Chevalet (Hippolyte),	promotion	1869
Frémy (Ch.-Henry),	—	1867
Labadie-Lagrave (Fréd.),	—	1867
Lorey (Gustave),	--	1869
Martin (Gustave),	—	1867

Arrivé à Metz le 10 août, le personnel de l'ambulance assiste
aux combats de Borny, Gravelotte, Saint-Privat, Servigny, Woippy,

et est licencié après la capitulation. Chevalet et Lorey vont à Bordeaux reprendre du service actif : nommé aide-major au 16ᵉ corps, le premier arrive au Mans pour assister à la retraite, puis à la bataille de Laval, le 18 janvier, jour de l'armistice.

Labadie-Lagrave, après le licenciement de l'ambulance de Metz, reste à la tête d'un certain matériel (voiture, chevaux, médicaments), et cherche, accompagné de deux aides, O. Guéneau de Mussy et Parinaud, à gagner Besançon, puis Belfort. Une courageuse femme, dont on connaît la patriotique énergie, Mᵐᵉ C. Cahen, demande à se joindre à eux. Empêché de réaliser son projet par l'investissement de Belfort, n'ayant plus que d'infimes ressources, Labadie-Lagrave, après diverses péripéties, arrive à Tours, offrir ses services à Gambetta. Le dictateur donne pleins pouvoirs au jeune médecin pour établir une ambulance dans le périmètre d'action de l'armée de la Loire : Labadie-Lagrave choisit Vendôme, et installe, dans le lycée de cette ville, 400 lits qui sont remplis en quelques jours.

On apprend alors que Châteaudun vient d'être évacué par les troupes françaises et qu'il y a dans l'hôpital de cette ville 80 blessés ; que, de plus, 800 chassepots et 80000 cartouches restent dans les caves dudit hôpital et vont tomber dans les mains des Prussiens.

Notre collègue réquisitionne tout ce qu'il peut trouver de voitures, se rend à Châteaudun, forme un convoi de blessés qu'il confie à Parinaud. Puis restant en arrière avec une quarantaine de charrettes, il les remplit avec les munitions et les fusils, et se met en route à onze heures du soir, dans la neige, ayant, ainsi que Gueneau de Mussy, revêtu un costume de paysan. Toute la nuit on suit les bords du Loir, avançant à grand'peine dans la neige et sans chemin tracé !

Au lever du jour, apparaissent sur l'autre rive du Loir plusieurs cavaliers ; ce sont des uhlans qui font mine de traverser le fleuve sur la glace. Heureusement celle-ci n'est pas solide, et l'un d'eux ayant disparu dans l'eau avec son cheval, les autres s'éloignent pour chercher un pont.

Sauvé pour cette fois, le convoi n'avance que péniblement : hommes et chevaux sont fourbus, et la neige tombe toujours. Enfin

on arrive à un château, c'est la Godinière, où se trouve Mme de
La Rochefoucauld. « Madame, dit notre collègue, j'ai là un convoi
qui ne peut plus avancer, et il faut que j'arrive coûte que coûte à
Vendôme. » Et la châtelaine, comprenant à demi-mot, donne tous les
chevaux de ses écuries. Grâce à ce généreux concours, Labadie-

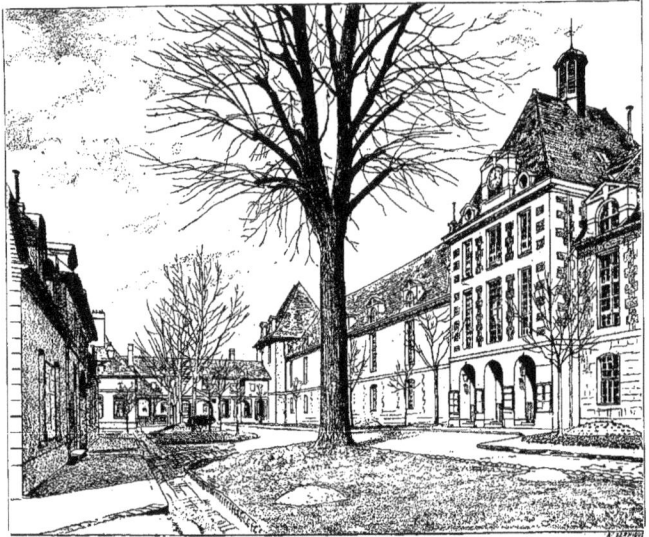

Hôpital Saint-Louis. Première cour.

Lagrave arrive enfin à bon port et les 800 chassepots sont remis au
général de Grammont, qui les distribue à notre avant-garde, armée
jusque-là de mauvais fusils transformés (1).

Cependant l'ennemi avance toujours, et quelques jours après, la
bataille se livre sous les murs de Vendôme : le chef de l'ambulance
voulant indiquer aux Français que le lycée renferme des compa-

(1) Voir cet épisode raconté par Halévy dans son volume de l'*Invasion*.

triotes blessés, fait hisser le drapeau français à côté de la Croix de Genève. Les Prussiens ne tardent pas à entrer dans la ville, et un officier s'informant de l'auteur responsable de cet acte, fait saisir Labadie-Lagrave pour le passer par les armes. Heureusement le baron X..., officier prussien, soigné dans l'ambulance depuis quelques semaines, et à qui notre collègue avait conservé un pied qu'on allait lui amputer, se hâta d'intervenir en sa faveur, désireux de garder vivant un chirurgien qui seul, pensait-il, pouvait achever sa guérison !

L'ambulance de Vendôme continua de fonctionner jusqu'à l'armistice.

La deuxième ambulance, dite *de la Presse*, sous la direction de Marc Sée, part le 18 août, avec six internes :

CASTIAUX (Jules),	promotion	1868
D'ESPINE (Jean-Henri),	—	1867
GRIPAT (Henri),	—	1869
LEROY DES BARRES (Al.-Jul.),	—	1868
POMIER (Amédée),	—	1867
MUROX (Antoine),	—	1867

Se dirigeant sur Metz, l'ambulance, dès son arrivée à Dieulouard, tombe au milieu de l'armée prussienne, et est obligée de rester prisonnière à Pont-à-Mousson. Marc Sée parvint bien jusqu'au roi Guillaume qui l'autorisa par un ordre écrit à gagner Metz, mais cet ordre fut éludé par les généraux prussiens, qui se méfiaient de cette ambulance portant écrit en grosses lettres sur ses voitures: *Ambulance de la Presse française!*

Enfin, permission est donnée de gagner la Suisse: après un long détour par Münster, Cologne, Aix-la-Chapelle, nos collègues arrivent enfin en Belgique, puis à Maubeuge, et de là à Châlons, le 21 août.

Après réunion à Reims avec les ambulances de Trélat et de Pamard, il est décidé que la deuxième ambulance sera attachée au 12° corps. Par Rethel, le Chêne, Marc Sée arrive à Mouzon, au milieu de l'armée que le général de Failly laisse surprendre le 30 août.

L'ambulance, établie dans l'hôpital de Mouzon, est dans le prolongement du pont que les combattants se disputent: c'est au milieu

des balles et des obus qu'elle fonctionne toute la journée. Le lendemain, les Prussiens entrent sur les pas des Français en retraite, et
l'occupation rend très difficile le ravitaillement de l'ambulance qui
doit pourvoir à la nourriture de plus de 1000 blessés disséminés dans
toute la ville. Leur nombre s'accroît de ceux que nos collègues vont
ramasser à Autrecourt, Bazeilles, Balan.

Le 12 septembre, Marc Sée parvient à évacuer quelques blessés
sur Mézières, puis Vouziers et Bouillon, et laissant 150 intranspor-
tables aux soins d'une ambulance belge, il gagne Bruxelles, pour
revenir aux environs de Paris; mais là, les Prussiens retiennent l'ambulance, à Versailles, puis à Mantes. Enfin, elle arrive au Mans, et
allait être attachée à l'armée de la Loire, lorsqu'une lettre du Comité
de Bruxelles, pour des raisons d'économie, apporte l'ordre de licencier
le personnel des grandes ambulances de la Société de secours aux
blessés.

Marc Sée obéit, puis va se mettre au service du Comité de Lille,
qui l'utilise dans l'armée du Nord.

La troisième ambulance, sous la direction de Le Dentu, part le
14 août, comptant dans son personnel trois internes.

> CANDELLÉ (J.-P.),   promotion 1866
> LE BOUCHER (Fr.-Louis),   —   1869
> RAYMOND (Léon-Théoph.),   —   1866

Entrée volontairement dans les lignes prussiennes à Gravelotte,
l'ambulance y est gardée, au mépris de la convention de Genève, du
19 août au 2 septembre, soignant les blessés français prisonniers et
les Allemands. Enfin libre de passer en Belgique, elle revient par
Givonne, Sedan, Bazeilles, et donne ses soins pendant trois semaines
aux victimes de ces meutrières affaires.

Revenue à Tours, le 29 septembre, se mettre à la disposition du
Gouvernement provisoire, l'ambulance est attachée au 16e corps, et
alors commence pour elle la terrible période d'espoirs alternés de
déceptions que fut la campagne de la Loire. Malgré les mauvaises
volontés des militaires qui ne comprennent pas ce que sont ces ambulances civiles, et même des Comités organisateurs de Tours et de

Bordeaux, qui voudraient bien faire des économies, la troisième ambulance s'obstine à sa tâche ingrate, piétine autour de Coulmiers, assiste aux batailles livrées au nord d'Orléans et se rabat le 5 décembre sur Blois, où elle s'installe au château, encombré de blessés et de malades.

La ville bombardée et prise par les Prussiens, Le Dentu obtient le 29 janvier l'autorisation de partir pour Tours : il allait, à ses risques et périls, tâcher d'éluder les ordres donnés et rejoindre Belfort, lorsque l'armistice amena le licenciement.

L'ambulance avait perdu Burlaud, ancien interne de 1864, le 1ᵉʳ novembre, d'une dysenterie contractée à Gravelotte.

La quatrième ambulance, dirigée par Pamard, part le 17 août, avec sept internes.

ABADIE (Charles),	promotion	1868
BARTHAREZ (Jules),	—	1869
CAUBET (Cyrille),	—	1869
CHARPENTIER (Paul),	—	1868
MOYNAC (Léon),	—	1868
TERRILLON (Octave),	—	1868
TILLOY (Eugène),	—	1869

Organisée à Châlons, et attachée au 5ᵉ corps commandé par le général de Failly, l'ambulance est faite prisonnière sur le champ de bataille de Beaumont, le 31 août. Retenue pendant un mois, elle ne manque pas d'ouvrage, et soigne environ 2500 blessés, tant Allemands que Français. Rapatriée par la Belgique, elle se rend à Tours, où elle se met à la disposition du Gouvernement provisoire. Attachée à l'armée de la Loire, la quatrième ambulance assiste successivement à la bataille de Coulmiers, à la prise d'Orléans, puis à l'affaire d'Arthenay, le 2 décembre, où elle est de nouveau retenue prisonnière! Pendant un mois et demi elle fonctionne sous la garde des Allemands, recueillant les nombreux blessés qui ne manquaient pas dans la région.

Les autorités prussiennes permettent enfin à nos collègues de regagner les lignes françaises: mais, sous le prétexte qu'ils pourraient dévoiler les mouvements en cours d'exécution de l'armée allemande, elles exigent que le rapatriement ait lieu par l'Allemagne. Et voilà la quatrième ambulance faisant des étapes de 40 kilomètres, par un froid de 10 à 15 degrés, pour aller d'Arthenay à Strasbourg! De là, traversant le duché de Bade, Pamard et son personnel rentrent en France pour rejoindre l'armée des Vosges commandée par Bourbaki : au moment où la jonction avait lieu, à L'Isle-sur-le-Doubs, cette armée battait en retraite sur Besançon, et de là sur Pontarlier où l'ambulance a fonctionné jusqu'au 19 mars, après avoir assisté à la dernière affaire de La Cluse, le 1er février.

La cinquième ambulance, sous la direction de Trélat, part le 20 août, avec neuf internes :

BASSEREAU Ed.-Pierre,	promotion	1867
CULOT Ch.-Aug. ,	—	1867
GRANCHER J.-J. ,	—	1867
HERVEY Raoul ,	—	1868
HYBORD Albert .	- -	1866
MALASSEZ L.-C. ,	- -	1867
MURON Ant.,	—	1867
PELTIER J.-G. ,	—	1867
THAON Louis ,	- -	1867

Arrivée le 30 août à Mouzon, au milieu du premier grand désastre, l'ambulance s'installe et fonctionne à Autrecourt, puis à la Ramaurie, non loin de Bazeilles, dans de mauvaises conditions dues surtout à l'insuffisance d'un matériel mal approvisionné.

Le 19 septembre, après avoir évacué la plupart de ses blessés, Trélat gagne la Belgique pour arriver par un long détour aux environs d'Orléans.

Le 10 octobre, l'ambulance fonctionne en plein milieu de la bataille d'Arthenay, une batterie française adossée à la ferme où sont installés les blessés : la journée terminée comme tant d'autres, hélas! par la retraite de nos troupes, l'ambulance est enfermée dans les lignes prussiennes et les Bavarois pillent une partie de ses vivres. Autorisés à traverser les lignes ennemies, nos collègues vont s'installer au château de Ménars, près Blois.

Inutilisée trop souvent, faute de direction opportune de l'Intendance, l'ambulance réduit son personnel, et va rejoindre l'armée dans la forêt d'Orléans, suivant le 15ᵉ corps dans ses marches et contremarches.

Le 3 décembre, elle peut recueillir quelques blessés à Neuville, puis est de nouveau entourée par l'armée prussienne à Coudreceaux. Le 8, une escouade va à Terminières, au secours de 150 blessés, laissés sans soins chirurgicaux depuis Patay.

Un mois après l'ambulance se dirige sur Nevers où l'armistice la surprend, et rentre à Paris le 12 février.

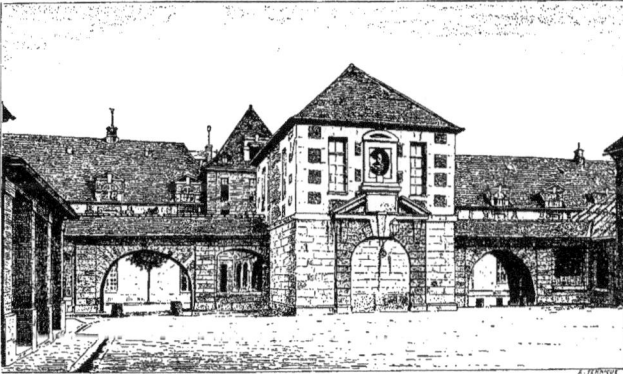

Hôpital Saint-Louis. Cour intérieure.

La sixième ambulance, dirigée d'abord par M. Piotrowski, puis par Ernest Labbée, constituée avec beaucoup d'anciens internes, comprenait seulement deux internes en exercice.

MARCHAND (A., promotion 1866
FERRAS (P.)   —   1869

Partie le 23 août pour l'armée du Rhin, elle arrive le jour même de la bataille de Beaumont (30 août) et est entraînée dans la retraite :

elle s'arrête à Autrecourt, au milieu des Prussiens, pour ramasser les blessés. Le 1er septembre, une section de l'ambulance avec A. Marchand traverse les lignes prussiennes pour aller chercher les blessés dans les ruines fumantes de Bazeilles. Le 12 octobre, par ordre de la délégation de la Croix-Rouge siégeant à Bruxelles, l'ambulance est divisée en deux sections.

La première, sous la direction d'Ernest Labbée, part avec notre collègue P. Ferras pour rejoindre l'armée de la Loire, où elle prend part à presque toutes les affaires, jusqu'à l'armistice qui la trouve au Mans.

La deuxième section, sous la direction de Jules Besnier, et emmenant notre collègue A. Marchand, rejoint l'armée du Nord, devenant l'ambulance 4 bis. Le 28 octobre, elle assiste au combat de Bormerie, le 28 novembre à la bataille d'Amiens, à la suite de laquelle elle est retenue au milieu de l'armée allemande ; profitant d'un mouvement en avant du général Faidherbe, elle se hâte de rejoindre les Français, pour assister à la bataille de Pont-Noyelles, le 23 décembre. Obligée à un énorme mouvement tournant pour se dégager des lignes allemandes, l'ambulance arrive sur le champ de bataille de Saint-Quentin le 18 janvier. Après quoi elle s'installe dans cette ville pour y soigner les blessés jusqu'à la conclusion de la paix.

La septième ambulance, dirigée par A. Desprès, la huitième par A. Tardieu, la neuvième par Jolyet, et la dixième par Sautereau, ne comptaient pas d'internes dans leur personnel.

La onzième, partie le 4 septembre, sous la direction de Tillaux, comprenait cinq internes :

Chaume (Ed.),	promotion	1867
Peyrot (J.-J.),	—	1868
Pruvost (E.),	—	1868
Schlumberger (G.-L.),	—	1868
Veyssière (R.),	—	1868

Elle fut dirigée sur Sedan où elle eut à soigner pendant tout le mois de septembre les blessés des tristes journées du 1er et du 2. Les blessés furent évacués sur Mézières qui était encore aux mains de l'armée française.

L'ambulance rentra en France par la Belgique et vint à Tours prendre les ordres du gouvernement qui l'envoya dans les Vosges, où le général Cambriels commandait une petite armée.

Mais dès le lendemain de son arrivée à Épinal, la onzième ambulance se vit tomber entre les mains du corps d'armée badois que la prise de Strasbourg venait de rendre disponible. De nouveau il fallait faire un long détour pour rentrer dans les lignes françaises. Tillaux fut obligé de mener son ambulance à Strasbourg et de gagner avec elle la Suisse. L'armée de la Loire, en ce moment en formation, reçut cet appoint de secours médicaux. La onzième ambulance marcha avec elle et assista aux journées de Beaune-la-Rolande, etc. Refoulée, au cœur de l'hiver, avec l'armée sur la rive gauche de la Loire qui fut passée au pont de Sully, elle fut enfin envoyée par l'autorité militaire à Bourges, où dans les grandes usines métallurgiques de Mazières, s'organisa pour elle une sorte de vaste hôpital central qui reçut les malades et surtout les blessés envoyés de tous côtés vers ce point de concentration. L'ambulance séjourna à Mazières jusqu'à la fin de février, et rentra à Paris le 4 mars 1871.

A.-F. Suchard (1868), d'abord attaché à l'ambulance alsacienne, rejoint vers la fin de septembre un détachement de la onzième ambulance qui, sous la direction d'A. Monod, fait les deux campagnes de la Loire jusqu'au Mans.

La douzième ambulance, dite de Lord Hertford, part le 8 septembre, sous la direction de Théophile Anger, avec 2 internes :

> BELLON (Maurice, promotion 1869
> SOLMON (Ray.),   —   1868

Attachée au 13ᵉ corps d'armée, général Vinoy, l'ambulance est prise à Châtillon par les Allemands qui veulent la garder : revenue à grand'peine à Paris, elle assiste aux affaires du Moulin-Saquet et de Chevilly.

En novembre, incorporée à la 3ᵉ brigade, elle est attachée au grand quartier-général de Vinoy : à l'Hay, Choisy-le-Roi, Avron,

Ville-Evrard, elle se multiplie pour ramener dans Paris le plus de blessés qu'elle peut. A Rosny, installée dans l'église, elle est vivement canonnée par l'ennemi, malgré le drapeau de Genève arboré au clocher. A Montretout, elle recueille 35o blessés, avec un personnel ridiculement restreint. Enfin, pendant la Commune, l'ambulance reconstituée s'installe au château de Ville-d'Avray, où elle continue à remplir sa bienfaisante mission.

Les *Ambulances de la Presse*, constituées à Paris au moyen d'une souscription patriotique ouverte par les grands journaux, et mises sous la haute direction de Ricord, ne comprirent dans leur nombreux personnel qu'un seul interne en exercice, Joseph Cazalis, promotion de 1868.

Les documents qui précèdent ont été recueillis à grand'peine, et il est probable que quelques noms ont été oubliés : cela est inévitable, puisqu'aucun rapport d'ensemble n'a été publié sur les ambulances civiles en 1870. De ce qu'on a bien voulu me dire, il résulterait que 41 internes des hôpitaux de Paris ont rempli une fonction dans ces ambulances, qu'ils ont parcouru les champs de bataille depuis Sedan jusqu'à l'armistice, payant bravement de leur personne, au milieu des difficultés dont les hommes de leur génération seuls peuvent avoir une idée.

Si beaucoup furent malades, par suite des fatigues, des privations et de la rigueur de l'hiver, aucun ne fut blessé.

Un seul mourut du typhus : Rigaud (Émile) de la promotion de 1868, parti au mois d'août avec l'ambulance évangélique, sous la direction de Davila (de Bucarest), contracta cette maladie en soignant les blessés de Beaumont (3o août). Tillaux, qui venait de prendre la direction de l'ambulance, le fit transporter à Bruxelles où il mourut vers le 20 septembre.

Quelques-uns de nos collègues obtinrent de partir comme médecins militaires, aides-majors : de ceux-là furent Félizet (1866), Debove (1866), retenu à Lille par une attaque de rhumatisme aigu ; Dumaz (1868), envoyé à Amiens puis à Tours, où il fut incorporé au 32ᵉ de marche (campagne des Vosges, armée de la Loire, armée de Bourgogne, combats de Nuits, marche sur Belfort avec Bourbaki, puis internement en Suisse).

Paul Berger (1866), commissionné comme aide-major du 3ᵉ bataillon (1ᵉʳ régiment) des mobiles de la Seine, fait partie du corps d'armée de Saint-Denis et prend part aux combats d'Épinay et de Buzenval, chargé de donner des soins aux sections d'artillerie cantonnées à l'île Saint-Denis, qui fut bombardée du 21 au 28 janvier.

II. Rendu (1868), attaché comme aide-major au 19ᵉ bataillon de chasseurs à pied, reste à l'ambulance d'Avesnes, où il parvient à sauver plusieurs amputés après la bataille de Bapaume. Brusquement sommé d'évacuer ses blessés, il comprend que, par le froid qu'il fait, c'est les envoyer à la mort : n'écoutant que sa conscience, il dissémine ces malheureux chez l'habitant, et déclare aux autorités qu'il n'a plus d'amputés à évacuer.

Pendant que ces jeunes gens trompaient par leur activité les affres du désastre national, leurs camarades moins heureux, restés à Paris, y remplissaient leurs fonctions hospitalières singulièrement accrues par les misères du siège, les maladies qui en résultaient, ainsi que par les combats continuels autour des remparts, et le bombardement sauvage.

Ils firent leur devoir, à l'égal des autres citoyens, avec la satisfaction d'apporter un suprême espoir aux malheureux blessés dans les sorties ; car non contents de leurs services hospitaliers, les internes se faisaient détacher dans les ambulances de la ville, comme Jacques Reverdin (1865) à l'ambulance des Champs-Élysées et à celle du collège Chaptal, et allaient chercher les blessés au Bourget et à Montretout.

Puis, la guerre terminée, les salles de garde se reconstituaient comme elles étaient auparavant, lorsque la Commune vint, résultat des excitations maladives du siège, armant les uns contre les autres, dans un délire aveugle, ceux qui, la veille, combattaient ensemble l'ennemi vrai du dehors.

Le service de nos collègues devint alors très délicat, entre le

17

devoir incontestable d'humanité qui se doit à tous, et l'esprit de
parti que la guerre civile pousse à la férocité.

Certains hôpitaux furent particulièrement menacés, alors surtout que les vainqueurs, excités par la résistance, n'épargnaient aucun des vaincus poussés au désespoir.

A Saint-Antoine, vers le 22 mai, les fédérés blessés affluent sans
interruption, et la salle d'opération fonctionne du matin au soir.

Maison municipale de Santé.

Le 26, un obus tombe près de la salle de garde, au moment du
déjeuner, suivi d'une quantité d'autres : c'est l'armée de Versailles
qui bombarde la caserne de Reuilly, toute proche, occupée par les
fédérés.

Les internes font à la hâte évacuer les salles menacées, et trans-
portent les malades dans les caves. La caserne prise le lendemain,
la sécurité de l'hôpital n'y gagne rien, car les batteries de fédérés du
Père-Lachaise bombardent à leur tour la caserne et l'hôpital ! L'arrivée même des libérateurs ne fut pas sans danger : l'hôpital ouvert à

tous, regorgeait de fédérés blessés et de leurs camarades qui les apportaient; une compagnie de ligne faisant irruption dans la cour cerne les hommes armés qui s'y trouvent et les fusille séance tenante : il fallut batailler pour sauver le concierge pris au milieu d'eux ! Les internes réussirent à dissimuler plusieurs de ces malheureux, entre autres un membre de la Commune, qui, au moment de partir, fit don à la salle de garde d'un revolver qui pouvait le compromettre dans sa fuite.

Cet épisode, que nous devons à l'obligeance de notre collègue Chaume (1867) a dû avoir son pendant dans nombre d'hôpitaux tout le long de la semaine sanglante, et nulle part il n'y eut de défaillance parmi ces jeunes gens pénétrés du sentiment de leur mission de charité et de dévouement.

Un fait connu de tous est le sauvetage de Notre-Dame par les internes en pharmacie et en médecine de l'Hôtel-Dieu : nous ne saurions mieux faire que de laisser ici la parole à Hanot, qui fut un des acteurs du drame, et dont le récit donne une vivante image de cet anxieux moment :

« Dans la nuit de mardi à mercredi, 24 mai 1871, raconte-t-il, je m'étais endormi sur un fauteuil dans la salle de garde. Vers trois heures du matin, alors que le jour commençait à poindre, je fus éveillé par des cris qui venaient de la rue; je me mis à la fenêtre, et j'aperçus des hommes escortant une voiture chargée de barriques et arrêtés devant la barricade du pont Notre-Dame. A la voix du chef qui commandait d'aller vite, les barriques furent mises à terre et roulées à travers une brèche pratiquée à la barricade jusque sur la place du Parvis. Je prévins un de mes collègues qui sommeillait aussi dans la salle de garde, et tous les deux nous descendîmes à la hâte. Nous trouvâmes à la grille de la porte d'entrée un lieutenant d'état-major de la garde nationale, homme d'une trentaine d'années, d'une certaine distinction d'allure et de physionomie, et qu'on ne saurait mieux peindre qu'en le comparant à ces beaux gaillards d'officiers allemands à la barbe blonde et bien soignée, au teint d'un rose remarquable, au port si raide, guindé. Il avait autour de lui une vingtaine de jeunes gens de quatorze à dix-huit ans, couverts de capotes marron qui leur descendaient jusqu'aux talons, avec des képis trop grands aussi, qui leur couvraient presque les yeux, les mains toutes noircies, et armés de chassepots. Au nom de la Commune, l'officier demandait au concierge, qui le premier l'avait abordé, une bougie, des vrilles, des seaux, des balais, une pince de serrurier. Le ton était bref, menaçant; les fusils étaient braqués : il fallait obéir. Un des infirmiers chargés de satisfaire à ces ordres apprit de ces hommes qu'ils avaient mission d'incendier Notre-Dame. Nous nous approchâmes de l'officier pour lui faire remarquer que mettre le feu à la cathédrale, c'était aussi compromettre, sacrifier même sûrement la vie de neuf cents malades ou blessés contenus dans l'hôpital. L'homme ne répondit que par monosyllabes, réitéra ses ordres, nous ordonna de nous éloigner, et tourna les talons. Le directeur de l'Hôtel-Dieu était encore le fonctionnaire nommé par la Commune; nous le fîmes prévenir. Il descendit et eut avec l'officier un colloque qui dura une demi-heure environ, temps pendant lequel les objets demandés avaient été successivement remis. Il revint vers nous et nous apprit que Notre-Dame ne serait pas immédiatement incendiée, qu'on en référerait au Comité de Salut public, auquel on exposerait la situation, et que, s'il était nécessaire, l'Administration serait prévenue à l'avance. L'officier se retira avec sa troupe. Sur ces entrefaites, le jour était venu, vers onze heures, un ouvrier qui avait vu sortir de la fumée de Notre-Dame vint donner l'éveil à l'Hôtel-Dieu. Un interne en pharmacie se trouvait là; il court avertir ses collègues alors à table. Six de ces jeunes gens, à la fois pleins d'anxiété et d'indignation, s'empressent d'aller trouver le directeur et l'engager à fournir des hommes et la pompe de l'Hôtel-Dieu pour éteindre le commencement d'incendie. Cette démarche n'ayant pas abouti, ils se rendent eux-mêmes à Notre-Dame. L'ouvrier qui avait donné l'alarme leur montre une petite colonne de fumée qui sortait par une lucarne; quelques voisins se joignent à eux. Faisant alors appel à l'humanité, les internes représentent qu'il y a à l'Hôtel-Dieu cent cinquante malheureux blessés, défenseurs de la Commune, et qu'ils vont être anéantis par son ordre. Ces quelques mots soulèvent l'indignation des assistants, qui se joignent à la petite troupe.

« Le sonneur et le bedeau, malgré les menaces qu'avaient faites les incendiaires, livrent les clefs. On ouvre alors la porte d'entrée de la rue du Cloître-Notre-Dame. La petite troupe, où les femmes, les jeunes filles, les enfants abondaient, était déjà assez imposante. Quelques-uns se risquent au milieu de cette atmosphère épaisse et brûlante, chargée de vapeurs de pétrole; l'obscurité était complète. Après dix minutes d'anxiété et de recherches pénibles, car à chaque instant les plus forts venaient reprendre haleine à l'extérieur, on allait renoncer à l'entreprise, lorsque survient un pompier; on le prie de prêter son concours, ce qu'il s'empresse de faire malgré la défense

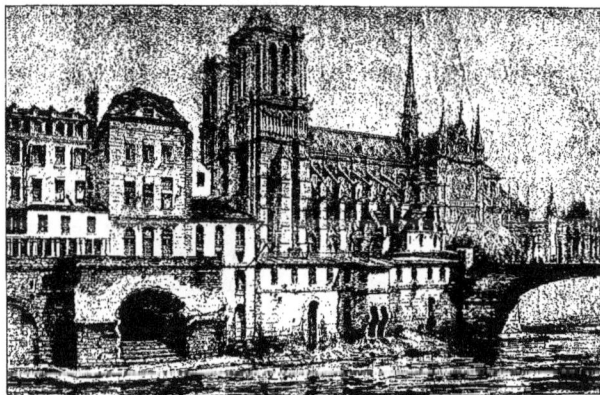

L'Hôtel-Dieu, vers 1865.

faite par la Commune. Un brasier est découvert à la hauteur du chœur. On se rend maître du feu en cet endroit. Les plus aventureux marchent ensuite sur les débris fumants, et découvrent un autre brasier à la hauteur du maître-autel. Pendant ce temps, quelques travailleurs cassent les vitres afin d'amener un peu d'air dans cette fournaise; ces vitres sont choisies au milieu des vitraux modernes de peu de valeur. D'autre part, on force une des grandes portes, et l'atmosphère devient un peu plus respirable. Un troisième brasier se trouvait à la hauteur de la chaire : on en vient à bout assez facilement; là, on avait amoncelé des chaises, des pupitres, des balustrades. Cet immense bûcher allait jusque sous le grand orgue, et se joignait à un autre dressé autour d'un grand Christ et d'une statue de la Vierge, amenés là tout exprès; des papiers étaient à la base, le pétrole avait manqué sans doute, et le feu devait atteindre ce bûcher en continuant ses ravages. Peu à peu, le jour se fait dans la cathédrale, l'air devient respirable; hommes, femmes, enfants déménagent les chaises, les balustrades amoncelées, et les portent sur la place du Parvis, sans songer à la barricade du pont d'Arcole et sans se laisser arrêter par les balles qui sont envoyées de la caserne de la Cité. Ce travail achevé, on peut se rendre compte des ravages causés par le feu; tous les troncs avaient été brisés, les tabernacles, les reliquaires défoncés et pillés, le lutrin de bronze brisé, le grand lustre crevé et renversé. L'heureuse intervention des internes avait rendu peu graves les dégâts causés par le feu : les boiseries du chœur ont été préservées presque complètement, la chaire et les orgues sont intactes; les livres saints, les chaises, les fauteuils, sont en partie brûlés; les chapelles latérales ne sont pas endommagées, mais le sol est souillé en différents endroits. Le premier sauvetage terminé, on visite l'étage souterrain, les orgues et les galeries, puis les tours, où se trouve une forêt de charpentes qui remontent à huit cents ans; son salut est dû à l'oubli ou à l'ignorance des insurgés.

« Pendant ce temps, les fédérés étaient toujours maîtres des barricades des quais Saint-Michel et Montebello, ainsi que de l'île de la Cité. On organise une garde pour essayer de conserver ce qui avait été si heureusement sauvé; plus de quarante personnes se font inscrire; chacun monte la garde à son tour sans être inquiété. Vers onze heures du soir, enfin, l'île de la Cité était au pouvoir de l'armée, et la magnifique basilique était définitivement sauvée. »

Ce n'est pas seulement dans les guerres où notre drapeau est engagé que les internes des hôpitaux de Paris sont utilisés : avec les idées de solidarité humaine qui progressent chaque jour, lorsqu'un coup de canon est tiré en Europe, les nations non intéressées dans le conflit s'empressent d'organiser des secours pour les blessés des deux partis. C'est ainsi que pendant la guerre de 1870, des ambulances anglaises, suisses, italiennes, américaines, etc., joignirent leurs ressources à celles de nos compatriotes.

De même, dans les guerres d'Orient (1877 et 1897) des comités de secours s'organisèrent en France pour envoyer sur le théâtre des hostilités des ambulances et des secours en nature. Les internes de Paris furent alors les premiers à demander à partir.

Lors de la guerre turco-russe (1877-1878) un comité protestant français expédia le docteur Maunoury assisté de Pierre Bazy, interne de deuxième année, porter des secours du côté des Turcs.

Du mois d'août au mois de décembre, nos collègues vécurent autour de Plewna, au milieu des bandes indisciplinées de Tcherkesses pillards, peu aidés par les autorités, marchant au canon, et tâchant d'établir un semblant d'ordre dans des installations hospitalières des plus primitives.

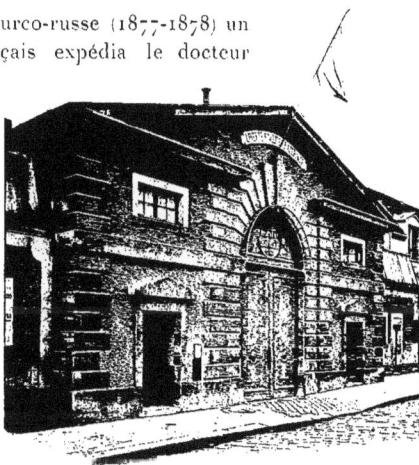

Entrée de l'hôpital Ricord.

Plus heureux furent nos collègues Boudet de Paris et Monod (Eugène), internes de première et de deuxième année, qui sous la direction du docteur Henriot, prosecteur, opérèrent avec les ambulances roumaines, régulièrement organisées et munies de ce qui était nécessaire pour faire de la bonne chirurgie d'armée.

Peyrot et Bouilly, alors prosecteur et aide d'anatomie de la Faculté, remplissaient au même moment dans l'armée russo-roumaine, une mission d'information sur la chirurgie d'armée des

belligérants. Pour atteindre ce but, nos collègues se firent d'abord
attacher à l'armée russe qu'ils suivirent dans sa concentration sur
Plewna. Ils assistèrent à la grande attaque si meurtrière et tout à fait
infructueuse du 30 août (11 septembre), et passèrent plusieurs
semaines à la suite de cette affaire dans l'ambulance de la division
commandée par Skobeleff.

En 1897, lors de la guerre gréco-turque, la Banque impériale
ottomane de Constantinople demanda à sa succursale de Paris d'organiser une ambulance avec des éléments français, destinée à se
joindre à celle qui avait été formée à Constantinople. Sur les quatre médecins français qui devaient la diriger, deux étaient des
internes de première et de deuxième année : MM. Monod (Fernand)
et Le Für (René).

Cette ambulance parvint sur le lieu des hostilités à Larissa
vers les premiers jours de mai, assista aux affaires de Valutinos. Phar-
sale, etc., et ramena à Constantinople deux cent cinquante blessés à
la fin de juin.

Enfin la dernière guerre où ait été engagé notre drapeau
donna encore une occasion aux internes de manifester leur patriotique dévouement : le 10 août 1900 partait de Marseille le paquebot
Notre-Dame du Salut emportant le matériel et le personnel nécessaire pour venir en aide à nos troupes engagées en Chine. Cette
expédition était organisée par la Société de secours aux Blessés : le
personnel comprenait, outre des médecins de la marine et de
l'armée de terre, deux internes des hôpitaux de Paris, L.-V. Assicot
et A.-Ch. Leroy des Barres, tous deux de la promotion de 1899.

Sous la direction du médecin principal Laffont, le *Notre-Dame
du Salut*, une fois débarrassé des troupes qu'il transportait, fut
désinfecté et aménagé en bateau-ambulance. Une partie du personnel fut préposé au service d'un Sanatorium organisé à Nagasaki : l'autre resta sur le bateau qui recueillit des malades et des
blessés sur la côte de Chine pour les ramener à Nagasaki. Après
plusieurs allées et venues semblables, le bateau-ambulance rapa-
tria les derniers convalescents transportables à Marseille, où il

arriva le 31 janvier 1901. Les services rendus par cette organisation sanitaire furent hautement appréciés par les chefs de l'armée.

Dans ces circonstances, nos collègues ont su imposer à tous le
respect et l'admiration dus à leur courageuse abnégation et à leur
intelligente initiative. Il faut se féliciter d'avoir parmi nous une
pépinière de jeunes hommes, toujours prêts, au moindre appel de
l'humanité souffrante, à porter au loin les bienfaits de la solide
instruction et du chevaleresque dévouement qui sont l'honneur de la
médecine française.

LES VICTIMES

S'il est une profession où le devoir comporte un danger certain
et quotidien, c'est bien la profession médicale. Sur le courage
déployé chaque jour par le médecin pour être à la hauteur de sa tâche
bienfaisante, tout a été dit et excellemment dit.

Ce n'est pas à nous, d'ailleurs, qu'il appartient d'insister sur
l'héroïsme médical et d'en faire matière à littérature; peut-être
convient-il, au contraire, de faire remarquer ici que, s'il est des
circonstances où le devoir médical demande réellement une résolu-
tion héroïque, comme lorsque Peter aspirait avec la bouche les
fausses membranes d'un trachéotomisé, c'est le plus naturellement
et le plus simplement du monde que le médecin, vraiment digne de
ce nom, se rend auprès des malades contagieux, et séjourne dans les
milieux infectieux.

C'est que l'éducation même du médecin comporte cet habituel
mépris de l'ennemi familier, et que l'accoutumance au danger en
rend la fréquentation naturelle et exempte d'émotion. Tel qui
n'appartient pas au milieu médical témoigne d'un haut courage en
aidant à faire une trachéotomie ou en s'enfermant avec des pestiférés,
alors que le médecin, pour le même acte, ne mérite d'autre éloge
que d'avoir accompli honorablement son devoir. S'il n'agissait pas

18

ainsi, il encourrait le mépris de tous les honnêtes gens, au même titre que l'officier qui fuirait sur le champ de bataille.

Dans l'armée médicale, on peut dire que l'interne occupe un poste avancé où le danger est de tous les instants : la matinée entière est employée par lui dans les salles de malades à se pencher sur les fiévreux, à les ausculter, à examiner de près les crachoirs, les bassins ; puis, après le service, c'est l'autopsie, faite avec la hâte de la recherche et les chances de blessures qu'elle comporte. L'après-midi se passe dans les laboratoires, où l'expérimentation met en contact avec les virus exaltés au maximum ; à cinq heures, c'est la contre-visite, qui ramène l'ouverture des lits imprégnés des sueurs et des déjections des contagieux. La nuit, c'est le réveil brusque, la traversée des cours froides, par la neige et la pluie, pour aller faire, sans précautions, avec peu d'aides, une opération d'urgence.

Et toutes ces causes d'infection convergent sur un être jeune, il est vrai, et en pleine force de l'âge, mais souvent fatigué par le travail, la préparation d'un concours, parfois aussi par la dépense insouciante et joyeuse de forces qu'il croit inépuisables !

Quand on réfléchit à ces causes multiples de réceptivité contagieuse, on s'étonne que le nombre des victimes ne soit pas plus considérable ; il faudrait, il est vrai, pour avoir une juste appréciation des choses, pouvoir dresser la liste de la morbidité des internes au lieu de celle de leur mortalité : ils n'en meurent pas tous, mais beaucoup sont frappés !

La liste des victimes, gravée sur le monument élevé dans la cour de l'Hôtel-Dieu à l'occasion du Centenaire, ne saurait d'ailleurs donner qu'une faible idée du nombre de nos collègues morts pendant leur Internat de maladies contractées à l'hôpital, et cela pour de multiples raisons.

La première est que les Archives de l'Assistance publique, où auraient dû se trouver les noms des internes morts en exercice et les causes de leurs décès, ont été détruites dans l'incendie de 1871. Or la période antérieure à cette date a dû être fertile en catastrophes : les hôpitaux étaient des foyers d'infection, où les épidémies devenaient terriblement meurtrières ; les règles élémentaires de l'hygiène y étaient absolument méconnues, les piqûres d'autopsie n'étaient enrayées par aucun soin spécial, le choléra, le typhus, ont décimé Paris à plusieurs reprises, et la fièvre typhoïde n'a jamais cessé d'y sévir.

Combien d'internes ont dû succomber alors, n'étant protégés par aucune notion d'hygiène, aucune précaution antiseptique ! Et cependant des recherches prolongées dans les journaux médicaux de l'époque ne m'ont permis de retrouver que fort peu de noms échappés à l'oubli : cela tient à ce fait que le culte des victimes professionnelles est de date relativement récente. J'ai vu, en effet,

une liste de morts du choléra en 1834, dans un établissement hospitalier : au milieu des sœurs, des infirmières, figuraient *sept internes !* Mais aucune désignation personnelle ne suivait cette constatation administrativement anonyme.

Aussi la liste du monument ne

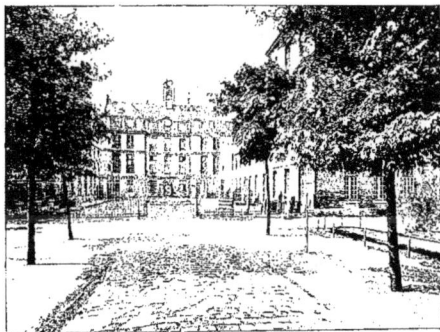

Hôpital Trousseau. Cour intérieure.

porte-t-elle aucun nom avant l'année 1839, et ceux qui figurent de 1839 jusqu'à 1870 n'ont été réunis que grâce à quelques souvenirs personnels, ne représentant certainement qu'une proportion infime des morts de cette période.

Est-ce à dire pour cela qu'à partir de 1870 la liste soit complète des internes qui ont payé de leur vie l'assiduité de chaque jour auprès des malades ? Il s'en faut de beaucoup !

Pour n'inscrire sur le marbre que les noms de victimes incontestables et éviter toute récrimination sur des oublis possibles, le Comité du Centenaire a jugé qu'il fallait limiter le choix à ceux des internes qui étaient morts, pendant leurs quatre années d'exer-

cice, d'une maladie contractée probablement au cours de leurs fonctions. Mais combien de nos collègues sont morts une ou deux années
après leur Internat, remplissant en réalité les fonctions d'internes :
ainsi Clozel de Boyer et Cossy, qui ont succombé à la diphtérie alors
qu'ils étaient encore chefs de clinique (1880-1882).

Combien d'autres ont traîné pendant des mois et des années des
complications ou des séquelles d'affections contractées à l'hôpital,
pour aller mourir ignorés dans leurs familles. Combien nombreux
surtout ont absorbé, dans les salles encombrées de phtisiques, les
germes d'une tuberculose plus ou moins latente qui leur a permis
d'ébaucher une clientèle, de fonder même une famille, et les a
terrassés au moment où ils allaient tirer le légitime profit d'une jeunesse laborieuse et dévouée ! Ceux-là sont la grande masse des
victimes ignorées qu'il faut associer à celles dont le Monument peut
conserver le pieux souvenir.

De ceux-ci même, je n'ai pu, la plupart du temps, que recueillir
les dates de leur mort, et la brève mention de la maladie qui les a
emportés.

1839. BUJON (Pierre-Édouard), né à Grenoble (Isère), interne de 3e année dans le
service de M. Honoré, à l'Hôtel-Dieu, se pique avec un fragment d'os en
faisant une autopsie : dès le lendemain le bras est enflé et le malheureux
jeune homme, prévoyant la suite alors ordinaire de ces accidents, fait son
testament et se couche résigné. Deux jours après il était mort.

1839. CHÉNEVIÈRE (Alfred), né à Genève (Suisse), interne de 2e année, meurt de la
fièvre typhoïde.

1842. BOURGOING (Jules-Marie), interne de 2e année, meurt de la fièvre typhoïde.

1843. FAURAYTIER (Marcel), interne de 2e année, se pique en faisant des recherches
sur les tumeurs cancéreuses; il avait publié plusieurs observations sur ce
sujet à la Société anatomique.

1847. GOGUÉ (Gustave-Nicolas), interne de 2e année, meurt de la fièvre typhoïde.

1849. BERLIÉ (Alphonse-Jean), interne de 1re année, meurt du choléra.

1849. LONDE (Frédéric-Charles), également en 1re année, meurt du choléra.

1853. ZAPFLE (Léon-François-Joseph), interne de 2e année, venait d'obtenir la
médaille d'argent, lorsqu'il mourut des suites d'une piqûre au cours d'une
autopsie.

1855. BLACHE Joseph-Henri, fils du médecin des hôpitaux, interne de 2ᵉ année, placé par Guersant auprès d'un enfant auquel ce dernier venait de faire une trachéotomie, est pris, après la 3ᵉ nuit de veille, d'une angine diphtérique, et 72 heures après, il meurt d'infection suraiguë; Trousseau, qui l'a soigné, rapporte le cas dans ses Cliniques [1].

1855. PROVENT (Eugène), interne de 3ᵉ année, faisant une autopsie de pneumonie, s'écorche avec un fragment de côte ; deux jours après survient une lymphangite, et le 7ᵉ jour une pleurésie purulente à laquelle il succombe en 2 jours.

1857. DE SAINT-GERMAIN (Alphonse), interne de 2ᵉ année, cousin du chirurgien des Enfants, meurt d'une infection dénommée alors fièvre typhoïde? à la suite d'une piqûre anatomique.

1863. CHAUMEL Jean-Alfred, interne de 2ᵉ année, meurt de la fièvre typhoïde.

1864. AUDOUIN (Jean), interne de 1ʳᵉ année, meurt des suites d'une piqûre reçue au cours d'une opération.

1865. BOUSSARD (Georges), interne de 1ʳᵉ année, meurt du choléra.

1865. JUBIN (Louis-Léonce), interne de 1ʳᵉ année, meurt du choléra.

1865. PANTHIN Pierre-Eugène, de Genève, meurt des suites d'une piqûre qu'il se fait le jour même de son entrée en fonctions!

1867. DUPRAT (Clément), interne de 2ᵉ année, meurt d'une piqûre anatomique.

1875. VALLÉRIAN Jacques-François, interne de 2ᵉ année, meurt de variole contractée à l'Hôtel-Dieu-annexe.

1879. ABBADIE-TOURNÉ (Jacques), interne de 3ᵉ année, meurt de diphtérie.

1880. HERBELIN (Georges), interne de 3ᵉ année, meurt de diphtérie; la croix de la Légion d'honneur lui fut apportée quelques heures avant sa mort par le Ministre de l'Intérieur.

1881. D'OLIER Jules-Henri, interne de 2ᵉ année, meurt de fièvre typhoïde.

1881. JARRY (Louis-Joseph), interne de 1ʳᵉ année, meurt de diphtérie.

1882. SCHAECK Léopold, interne de 2ᵉ année, meurt d'accidents bulbaires au cours d'une diphtérie.

1882. COURBATIEU Edmond, interne de 1ʳᵉ année, meurt d'infection purulente.

1884. RIVET (Gustave-Marie, interne de 3ᵉ année, meurt de diphtérie.

1885. AYROLLES (Pierre-Joseph, interne de 4ᵉ année, meurt de la fièvre typhoïde au moment où, très fatigué, il préparait sa thèse.

1886. CRESPIN Marie-Louis, interne de 4ᵉ année, meurt de la fièvre typhoïde, probablement dans les mêmes conditions.

[1] TROUSSEAU. Clin. méd. de l'Hôtel-Dieu. Paris. 1861. t. I. p. 333.

1887. Courbarien (Pierre-Charles), interne de 3ᵉ année, meurt de la fièvre typhoïde, contractée à la Charité, où était mort Ayrolles deux années auparavant.

1891. Louis (Charles-Victor), interne de 4ᵉ année, se pique en faisant une autopsie, et meurt d'une pneumonie infectieuse consécutive à la lymphangite.

1893. Laurent-Préfontaine (Jean-M.-J.), interne de 3ᵉ année, meurt de la fièvre typhoïde.

1894. Danseux (Frédéric-Marcel-Marie), interne de 2ᵉ année, meurt de la fièvre typhoïde.

1898. Toupart (Louis-Pierre-Charles-Auguste), interne de 1ʳᵉ année, meurt de la fièvre typhoïde.

1899. Millet (Maurice-Louis), interne de 3ᵉ année, meurt de la diphtérie.

1900. Nollet (Auguste-Marie), interne de 1ʳᵉ année, meurt de la fièvre typhoïde.

1902. Follet (René-Marie-Léon), interne de 3ᵉ année, meurt de la fièvre typhoïde.

Depuis que cette liste a été close et gravée sur le marbre du monument de l'Hôtel-Dieu, deux noms ont été signalés, trop tard pour y figurer :

1849. Gougeon (Hippolyte), interne de 4ᵉ année, meurt du choléra. Il avait mérité en 1848 une médaille d'honneur, étant interne à Saint-Louis, « pour le zèle et le dévouement dont il a fait preuve en donnant ses soins aux blessés des Journées de Juin. »

1870. Rigaud (Émile), de Clairac (Lot-et-Garonne), interne de 2ᵉ année, faisant partie de la onzième ambulance de la Croix-Rouge, contracte le typhus en soignant les blessés de Beaumont, et meurt le 20 septembre à Bruxelles, où Tillaux l'avait fait évacuer.

LES PRIX ET RÉCOMPENSES

La Commission de 1802 avait, dès le principe, établi qu'il fallait accroître l'émulation des internes en fondant « des prix destinés aux plus méritants parmi ces élèves d'élite ».

L'article 105 du Règlement du 4 ventôse an X est en effet conçu en ces termes : « Il sera distribué chaque année entre les élèves internes trois médailles, une d'or et deux d'argent. » Le modèle proposé au Conseil en 1804 devait coûter, celui en or deux cent vingt francs, celui en argent vingt francs; sur le revers de chacune des médailles devait être gravé : *Hôpitaux civils de Paris, élèves internes, prix d'émulation.*

Quant au mode de distribution de ces médailles, il a souvent varié.

Au début, les chefs étaient consultés, et, d'après les notes adressées par eux sur leurs internes, le Conseil général décidait l'attribution des médailles aux trois élèves les plus méritants, ajoutant des récompenses en livres à plusieurs autres jeunes gens bien notés.

C'est en 1804 qu'eut lieu la première distribution de médailles, et voici l'arrêté

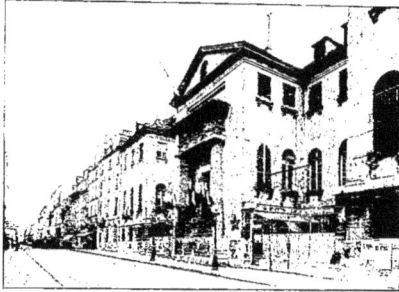

Façade de l'hôpital Cochin.

pris par le Conseil général d'après un rapport long et circonstancié sur chacun des candidats présentés.

Le Conseil général, après avoir entendu ce rapport, arrête :

ARTICLE PREMIER. — La distribution d'une médaille d'or et de deux médailles d'argent entre les élèves internes en médecine et en chirurgie, conformément à l'article 105 du Règlement sur le Service de Santé, sera faite de la manière suivante :

La médaille d'or sera donnée au citoyen Bayle.

Une des médailles d'argent sera donnée au citoyen Lavalette.

L'autre au citoyen Marjolin.

ART. 2. — Le Conseil regrette de ne pas avoir un plus grand nombre de prix à décerner; il accorde 300 francs pour être distribués en livres aux citoyens Barras et Labrousse, élèves internes en chirurgie à Saint-Louis, Blin à la Salpêtrière, Peraudin aux Enfants-Malades, et Fleury à l'Hôtel-Dieu, Durfort à la Maternité, Lafargue, chirurgien à Bicêtre, qui tous ont été présentés d'une manière très avantageuse par leurs chefs respectifs.

Le nombre des médailles d'argent fut parfois porté jusqu'à dix, plus rarement celui des médailles d'or fut porté à deux; pour des raisons probablement budgétaires, cette dernière libéralité fut rarement renouvelée (1815 et 1819) : lorsque le jury s'obstinait à désigner plusieurs candidats *ex æquo*, le tirage au sort décidait du nom du vainqueur.

L'attribution de ces récompenses était déterminée par les rapports confidentiels des chefs de service, et surtout par l'examen des *Registres d'observations* que les internes devaient tenir régulièrement et présenter à la fin de chaque année (voir art. 94 du Règlement de 1802).

La tenue de ces registres donne lieu à de fréquentes doléances de la part des chefs faisant partie des jurys des récompenses : rares sont les élèves qui présentent des observations nombreuses et complètes, et la plupart cherchent à se soustraire à cette obligation sous différents prétextes. Aussi en 1818 le Conseil songe à modifier les formes du concours :

Un des membres du Conseil rend compte des résultats du concours des élèves internes en médecine des hôpitaux et hospices pour le prix de 1817. Il expose au Conseil la nécessité d'améliorer les formes de ces concours et d'établir pour les travaux qui donnent droit à ce prix et pour la tenue des registres et la rédaction des observations cliniques, un ordre invariable d'après lequel tous les élèves internes indistinctement soient appelés à concourir à ces travaux et n'en puissent être privés par des arrangements particuliers des chefs du Service de Santé.

Le Conseil sur sa proposition décide qu'une Commission de médecins et de chirurgiens des hôpitaux sera chargée de faire un rapport à ce sujet.

MM. Récamier, Fouquier, Laënnec, Husson, Ant. Dubois ont été nommés membres de cette Commission.

(9 décembre 1818).

En 1819, le jury maintenant la proposition de quatre médailles d'or et de quatre médailles d'argent, le Conseil décide que la médaille d'or et deux médailles d'argent seront tirées au sort : ce fut Mabille qui fut désigné pour la médaille d'or.

Le Règlement de 1829 vient modifier sensiblement le mode de distribution des récompenses : il institue un véritable concours entre les internes répartis en deux divisions, la première comprenant les internes de troisième et de quatrième année, la seconde les internes de première et deuxième année. Chacune de ces divisions devait subir une épreuve orale d'un quart d'heure après même temps de réflexion, et une épreuve écrite de trois heures; les observations réunies en un mémoire servaient également d'éléments d'appréciation au jury.

La médaille d'or, attribuée au candidat placé le premier dans la première division, comportait la faculté pour lui d'exercer ses fonctions pendant deux années supplémentaires, et de choisir les places à mesure des vacances : plus tard la médaille d'or aura le droit de choisir ses places au détriment des autres internes.

S. Duplay fut le premier à bénéficier de ces nouvelles dispositions en 1830 : pourtant il ne lui fut attribué qu'une médaille d'argent avec les prérogatives de la médaille d'or, parce qu'il était seul candidat.

Le fait n'était pas d'ailleurs exceptionnel, et en 1841, un arrêté rend le concours obligatoire pour tous les internes, et, pour stimuler l'émulation, accorde aux élèves internes qui obtiendraient les six premières places, une prolongation de deux ans pour le premier, et d'un an pour les cinq autres : cette dernière disposition ne semble pas avoir duré longtemps, car il n'en est fait mention dans aucun des procès-verbaux des années consécutives.

La même année, envahis probablement par le nombre et la longueur des mémoires, les membres du jury proposent la modification suivante :

Les membres soussignés :

Sont convenus unanimement qu'il y avait lieu de modifier les dispositions actuellement en vigueur en ce qui concerne le concours pour les prix des internes et des externes, ils croient devoir proposer les mesures suivantes :

1° A l'avenir, les travaux et mémoires présentés au concours auront une étendue qui ne pourra pas excéder 80 pages in-8°.

2° Des observations au nombre de six au plus, certifiées exactes par le chef de service, pourront être jointes à l'appui de chacune des propositions générales les plus importantes.

3° Les deux élèves externes qui auront remporté les deux premiers prix obtiendront les deux premières places d'internes.

Signé : BLACHE, ORFILA, GUERSANT, ROUSSET-DUCHEZ, LAFOND, SANDRAS, KAPELER, RICORD, NÉLATON.

(17 novembre 1841).

En 1848, l'obligation du concours pour les prix est levée, en raison de la perturbation que les événements politiques ont apportée dans le fonctionnement des hôpitaux :

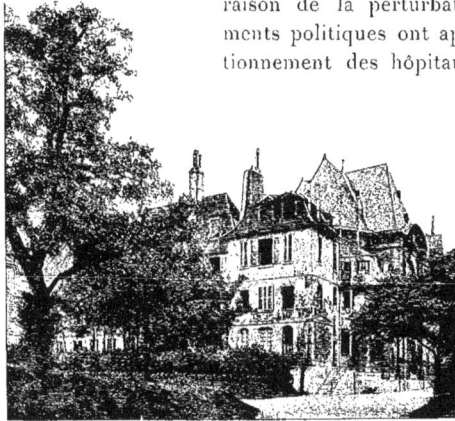

Hôpital de la Maternité.

Le délégué du gouvernement près l'Administration des hospices,

Vu les réclamations présentées par les élèves internes en médecine et en chirurgie au sujet de l'obligation qui leur est imposée par les règlements de prendre tous part au concours des prix sous peine d'exclusion et de déposer un mémoire pour ce même concours;

Considérant que les circonstances n'auront pas permis aux élèves de recueillir les éléments nécessaires pour la composition des mémoires dont il s'agit;

Que beaucoup d'internes se sont vus même dans la nécessité de faire des absences qui ne leur ont pas laissé le temps suffisant pour se préparer aux concours des prix;

Arrète :

ARTICLE PREMIER. — Le concours des prix des élèves tant internes qu'externes en médecine et en chirurgie sera facultatif pour 1848.

ART. 2. — Les élèves internes qui se présenteront au concours seront dispensés de produire un mémoire pour 1848.

                                             (6 juin 1848).

L'obligation de prendre part au concours des médailles a persisté jusqu'en 1888 dans la forme suivante : les internes de 2ᵉ année devaient concourir pour avoir le droit de faire une 3ᵉ et une 4ᵉ année, c'est-à-dire pour passer de la 1ʳᵉ dans la 2ᵉ division; ce concours, facultatif pour les internes de 1ʳᵉ année, attribuait au premier nommé une médaille d'argent, au deuxième un accessit, plusieurs mentions aux suivants.

Le concours pour la médaille d'or, facultatif pour la 3ᵉ année, était obligatoire pour la 4ᵉ année, car la médaille de bronze n'était accordée qu'à ceux qui y avaient pris part (1).

Enfin, en 1888, le concours devenu facultatif est dédoublé en médecine et chirurgie ou accouchement : une médaille d'or est attribuée à chacune des divisions, et le titulaire reçoit, avec la médaille, une bourse de voyage de trois mille francs, avec la faculté de prolonger son exercice d'une année seulement. (Voir le Règlement, p. 152.)

En 1822, un arrêté décidait que des certificats seraient délivrés aux internes:

Dans les premiers jours du mois de janvier de chaque année, les membres de la Commission chargée du Service de Santé présenteront au Conseil la liste des élèves internes sortant des hôpitaux.

Cette liste contiendra deux colonnes; la première indiquera le nom des élèves internes qui se seront rendus recommandables par leur exactitude à remplir tous leurs devoirs; et la deuxième, celui de ceux qui auraient pu donner des sujets de plaintes, soit par leur conduite dans l'hôpital, soit par

(1) Voir pour les modifications du temps d'exercice des internes, p. 65.

leur inexactitude dans les soins qu'ils devaient aux malades, soit par leur
négligence à tenir à jour leurs registres d'observations.

Ces deux listes seront insérées au procès-verbal de la séance du Conseil
où elles lui auront été lues.

Les élèves internes qui appartiendront à la première colonne recevront
des certificats qui leur seront délivrés par le vice-président, ceux qui seront
portés sur la seconde ne pourront en obtenir qu'avec la mention de la plainte
écrite en regard de leur nom.

Extrait de la liste sera remis aux membres du Conseil chargés des divers
hôpitaux, et affiché pendant un mois dans le principal local de chaque établissement. (Code administr. des hôpit. Supplément, 30 octobre 1822.)

En 1841, le certificat est remplacé par une médaille de bronze:

Art. 161. — Les élèves internes en médecine et en pharmacie qui ont
fait un service assidu et régulier pendant leurs quatre années d'exercice,
peuvent recevoir une médaille de bronze comme témoignage de la satisfaction
de l'Administration. (*Arrêtés du 9 juin-12 juillet 1841 pour les internes en
médecine et du 16-23 mars pour les internes en pharmacie.*)

Le même témoignage peut être accordé, dans les mêmes conditions, aux
élèves externes à la fin de leurs trois années d'exercice. (*Arrêté du 9 juin-
12 juillet 1841.*)

Ces médailles sont accordées par le Directeur de l'Administration sur le
vu des notes qui sont délivrées annuellement par les chefs de service et par
les directeurs des établissements. (*Arrêté du 5-11 février 1898.*)

*
* *

En dehors de ces récompenses destinées, dès la fondation de
l'Internat, à stimuler le zèle des internes en fonctions, il reste à parler
d'avantages spéciaux attribués aux élèves externes qui obtiennent certaines des premières places au concours de l'Internat, par des décisions
administratives permanentes ou des dispositions testamentaires particulières.

L'Administration de l'Assistance publique proclame *lauréats du
concours* les quatre premiers nommés: le premier reçoit le prix de
l'Internat qui consiste en 70 francs de livres; le deuxième reçoit un

accessit, avec 5o francs de livres; les troisième et quatrième sont dotés d'une mention honorable.

Des médecins anciens internes, ou des familles de médecins, ont fait à l'Assistance des donations, legs pour la plupart, à charge pour elle de les distribuer suivant les volontés du donataire.

La première disposition de ce genre fut prise en 1837 par un jeune médecin, le docteur Sabatier, ancien interne, qui mourut à

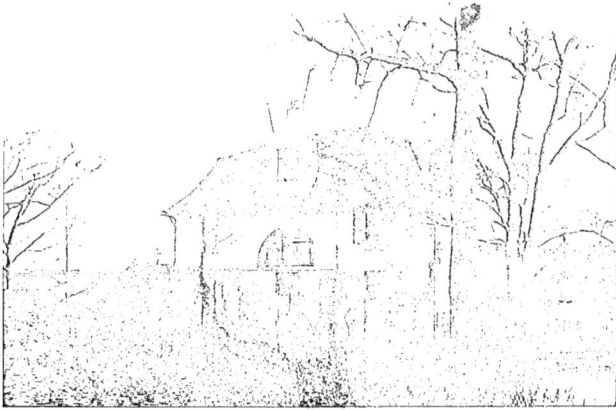

Hospice de Bicêtre, ancienne entrée.

trente-trois ans en laissant les volontés suivantes : « Ma trousse mise en état sera déposée entre les mains de M. le Secrétaire général de l'Administration des hospices, et donnée à l'élève nommé le premier au concours de l'Internat. »

Les autres donations ont un caractère de perpétuité : les voici dans l'ordre chronologique où elles ont été instituées :

LEGS BARBIER (1846). — Le baron Barbier, ancien chirurgien en chef du Val-de-Grâce, a légué une somme annuelle de 1 200 francs pour fonder une place de chirurgien interne à l'hôpital de la Charité. L'Administration obtint des héritiers de modifier ces dispositions, et le prix est attribué à l'interne reçu le premier au concours, à condition qu'il fasse sa première année dans le service chirurgical de la Charité : si cette condition n'est pas acceptée, le Conseil de surveillance dispose comme il l'entend de la somme qui est actuellement de 1 118 francs.

Legs Godard (1862). — Le docteur E. Godard a laissé 200 francs de rente destinés à donner au premier interne une trousse ou une boite d'instruments.

Legs Dusol (1863). — Le docteur Dusol lègue une rente de 300 francs à donner au premier interne pour payer des livres de médecine à son choix.

Legs Burlaud (1870). — Le docteur Burlaud lègue une somme annuelle de 500 francs, destinée à être donnée par voie de tirage au sort à l'un des trois internes reçus cinquième, sixième et septième ; cette somme doit être versée par parties égales tous les trimestres. Le jour où l'Internat ne serait plus un concours, cette rente devrait passer à l'Association des médecins de la Seine.

Prix Civiale (1870). — Le docteur Civiale, en son vivant chirurgien de l'hôpital Necker, a institué un prix biennal de 1 000 francs pour être décerné à l'élève interne des hôpitaux, titulaire ou provisoire, qui aura présenté le meilleur travail sur les maladies des voies urinaires.

Legs Fillioux (1889). — Le docteur Fillioux, médecin à Villiers-sur-Marne, a laissé une somme destinée à fonder deux prix annuels d'égale valeur (750 francs) à décerner l'un à l'interne, l'autre à l'externe qui auront fait le meilleur mémoire et le meilleur concours sur les maladies de l'oreille.

Legs Marjolin (1894). — Le docteur René Marjolin a légué à la Faculté de Médecine de Paris une somme dont le revenu est de 5 161 francs ; ce revenu sera affecté chaque année au remboursement des frais d'inscriptions d'étudiants en médecine français, internes ou externes des hôpitaux de Paris, s'étant fait remarquer pour leur zèle, leur exactitude, et ayant recueilli avec soin des observations dans leurs services. Ce remboursement peut s'étendre aux sommes versées par l'étudiant antérieurement à sa réception à l'Internat.

Prix Zambaco (1898). — Le docteur Zambaco, de Constantinople, a fait donation d'une somme de 10000 francs, dont les intérêts doivent être versés tous les ans au lauréat des prix des internes de quatrième année qui aura obtenu la mention honorable (aujourd'hui accessit) en médecine.

M. Nathan Oulmont a légué à l'Académie de médecine 1 000 francs de rente 3 p. 100. Cette somme doit être donnée à l'élève en médecine qui aura obtenu la médaille d'or au concours annuel des prix de l'Internat.

Enfin, il faut mentionner ici les distinctions dont les pouvoirs publics honorent quelques internes : des médailles d'or, de vermeil, d'argent et de bronze sont accordées par le Ministère à ceux qui ont été particulièrement exposés pendant des épidémies graves de choléra, typhus, etc..., ou bien qui ont été atteints de maladies contagieuses.

La croix de la Légion d'honneur a été parfois décernée à un interne au cours de ses fonctions, le plus souvent non à titre personnel, mais pour honorer dans l'un de ses membres une corporation pour laquelle le dévouement et le mépris du danger sont d'application quotidienne.

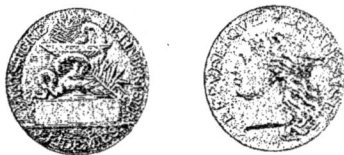

Médaille des épidémies.

Articles du règlement du service de santé concernant
les prix de l'internat

Art. 256. — Au mois de mars de chaque année il sera ouvert, pour les prix à décerner aux internes en médecine qui terminent leur quatrième année d'exercice, deux concours distincts qui porteront : l'un sur la médecine, l'autre sur la chirurgie et les accouchements.

Le concours de médecine s'ouvrira le deuxième lundi de mars; le concours de chirurgie et d'accouchement le deuxième jeudi de ce mois. (*Arrêté du* 13-30 *juin* 1902.)

Les candidats ne peuvent se faire inscrire que pour l'un ou l'autre de ces deux concours. (*Arrêté préfectoral du* 23 *avril* 1888.)

Art. 257. — Le jury de chacun de ces deux concours comprendra cinq membres, savoir :

Le jury du concours de médecine, quatre médecins et un chirurgien ;

Le jury du concours de chirurgie et d'accouchement, trois chirurgiens, un médecin et un accoucheur.

Ces membres sont pris parmi les médecins, chirurgiens et accoucheurs chefs de service des hôpitaux et hospices, en exercice ou honoraires, ainsi que parmi les médecins, chirurgiens et accoucheurs des hôpitaux. (*Arrêté préfectoral du* 23 *avril* 1888.)

Pour la constitution du jury du concours de médecine, on mettra dans l'urne, en même temps que les noms des médecins chefs de service et des médecins des hôpitaux, les noms des médecins chefs de service des quartiers d'aliénés de Bicêtre et de la Salpêtrière, en exercice ou honoraires, et ceux des médecins adjoints de ces quartiers; mais, en aucun cas, le jury ne comprendra plus d'un médecin aliéniste. (*Arrêté du* 11-31 *mai* 1898.)

Art. 258. — Les épreuves de ces concours seront réglées ainsi qu'il suit :

1° Un mémoire soit de médecine, soit de chirurgie ou d'accouchement, basé sur des observations recueillies dans les services pendant l'Internat. (*Arrêté du* 12-14 *avril* 1869.) Ce mémoire sera remis ouvert et devra être déposé au Secrétariat général de l'Administration le 15 janvier au plus tard. (*Arrêté préfectoral du* 23 *avril* 1888 et *arrêté du* 13-30 *juin* 1902.)

2° Une épreuve théorique orale sur un sujet de pathologie interne, ou, s'il s'agit du concours de chirurgie et d'accouchement, sur un sujet de pathologie externe.

Il sera accordé à chaque élève quinze minutes pour développer la question, après quinze minutes de réflexion.

3° Une composition écrite sur un sujet d'anatomie, de physiologie et de pathologie soit interne, soit externe, suivant la nature du concours, et pour laquelle il sera accordé trois heures.

Le maximum des points à attribuer aux candidats pour chacune de ces épreuves est fixé ainsi qu'il suit :

Pour le mémoire. . . . . 3o points.
Pour l'épreuve théorique orale. . . . . 2o —
Pour la composition écrite. . . . . 3o —

(Arrêté préfectoral du 23 avril 1888).

Le mémoire est jugé au début du concours. A cet effet, le jury reçoit, dans les premiers jours du mois de février, communication des mémoires déposés par les candidats. Il est réuni de nouveau quarante-huit heures avant la date fixée pour l'ouverture du concours, afin de délibérer sur la valeur de ces mémoires; les points attribués sont communiqués aux candidats à l'ouverture de la première séance du concours. *(Arrêtés du 5-15 mai 1896 et du 13-3o juin 1902.)*

ART. 262. — Dans les concours pour les prix des élèves internes en médecine, la liste des candidats appelés à subir les épreuves de la deuxième série ne peut comprendre plus de vingt candidats. *(Arrêté du 8 janvier-4 février 1853.)*

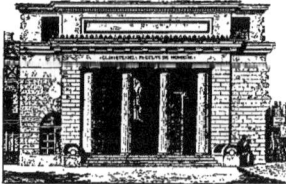

Entrée de l'hôpital des Cliniques.

GÉOGRAPHIE DE L'INTERNAT

Il a paru intéressant de rechercher le lieu d'origine de tous les internes, depuis le commencement du siècle : ce travail n'était pas sans difficulté, car le funeste incendie de 1871 n'a pas laissé à l'Assistance publique un document antérieur à cette époque. Le lieu de naissance étant habituellement inscrit sur les thèses de doctorat, il m'a semblé qu'en recherchant celles de tous les internes, on aurait le renseignement désiré (1) : or nombre d'entre elles ne portent aucune indication de lieu de naissance, et plusieurs font défaut à la Bibliothèque de la Faculté de médecine. De ce chef il y a 267 collègues dont il a été impossible d'établir l'origine sur 3357 internes nommés au cours du siècle.

Les chiffres obtenus pour chaque région ne permettaient pas un groupement suffisamment tranché pour frapper l'œil dans une carte à teintes proportionnelles. Je me suis donc contenté de dresser les tableaux suivants, en donnant les chiffres par périodes de 10 années; cette disposition permet de voir des mouvements se produire dans tel ou tel point du territoire, à des époques que l'on peut parfois rapprocher de certains faits historiques : en voici deux exemples.

On remarquera dans la dernière décade, que le chiffre des internes nés dans la Seine et la Seine-et-Oise est près du double de celui de la décade précédente : cela est certainement dû à la création récente des Facultés de province dont l'importance croissante offre aux jeunes gens de la région des concours suffisamment élevés pour les détourner de venir disputer les places aux Parisiens.

D'autre part, on voit augmenter sensiblement le nombre des Alsaciéns-Lorrains dès 1872, alors que l'École de médecine de Strasbourg est devenue allemande.

---

(1) M. Lucien Hahn, sous-bibliothécaire à la Faculté de médecine, a bien voulu entreprendre ce long travail, qui m'a permis de dresser les tableaux ci-joints.

Dans quelles proportions les anciens internes restent-ils à Paris, ou retournent-ils exercer en province ou à l'étranger ?

Les éléments manquent pour résoudre cette question ; aucun Annuaire ne peut nous renseigner sur la répartition des anciennes promotions, et pour ceux de nos collègues qui sont encore vivants, il faudrait se livrer à un pointage des plus laborieux. Cependant, sans vouloir faire dire aux moyennes plus qu'elles ne le peuvent, peut-être n'est-il pas sans intérêt de comparer le pourcentage des internes nés à Paris, en province et à l'étranger dans tout le siècle, avec le pourcentage des internes actuellement vivants établis à Paris, en province et à l'étranger.

Sur les 3090 internes dont nous connaissons l'origine,

19,05 % sont nés à Paris.
75,07 % — en province.
5,88 % — à l'étranger.

D'autre part, sur les 1552 anciens internes encore vivants en 1901,

55,15 % sont établis à Paris.
39,56 % — en province.
5,29 % — à l'étranger.

Malgré que ce pourcentage soit établi d'après deux nombres dont l'un est le double de l'autre, il semble qu'on peut, sans invraisemblance, en tirer cette conclusion probable, que les internes nés en province restent à Paris dans une proportion qui correspond à près de 50 pour cent, tandis que les étrangers retournent dans leurs pays d'origine à peu près intégralement.

LIEU DE NAISSANCE DES INTERNES	1802 à 1811	1812 à 1821	1822 à 1831	1832 à 1841	1842 à 1851	1852 à 1861	1862 à 1871	1872 à 1881	1882 à 1891	1892 à 1901	TOTAL
Seine	11	26	20	55	59	55	55	79	98	141	599
Ain	3	1	3	8	4	»	2	3	1	1	26
Aisne	3	2	1	3	4	2	6	2	8	6	37
Allier	»	1	4	2	5	3	1	4	2	5	27
Alpes (Basses-) ...	1	»	1	»	3	»	»	»	»	1	6
Alpes (Hautes-) ...	»	»	»	1	»	»	»	»	»	»	1
Alpes-Maritimes...	»	»	»	»	»	»	3	»	»	1	4
Ardèche	»	»	1	»	»	1	1	»	1	2	6
Ardennes	3	1	2	»	1	4	5	7	4	5	32
Ariège	1	»	»	1	2	»	1	1	2	»	8
Aube	2	2	2	1	5	2	5	2	5	6	32
Aude	»	»	»	1	1	»	»	1	2	»	5
Aveyron	»	1	1	»	2	2	2	3	2	1	14
Bouches-du-Rhône.	1	1	2	2	1	1	»	6	4	7	25
Calvados	4	4	3	1	»	6	6	5	9	10	48
Cantal	»	»	1	»	1	2	»	2	2	»	8
Charente	1	2	»	1	5	1	3	2	2	8	25
Charente-Inférieure	»	»	»	»	1	3	»	5	6	2	17
Cher	2	1	3	»	1	4	2	4	3	3	23
Corrèze	»	1	»	1	»	»	2	4	5	6	19
Corse	»	»	»	»	1	2	»	»	»	»	3
Côte-d'Or	3	2	1	3	12	11	3	10	7	8	60
Côtes-du-Nord....	1	2	2	»	2	2	»	»	2	1	12
Creuse	3	1	3	2	1	1	3	2	8	4	28
Dordogne	3	4	3	3	4	10	7	3	5	7	49
Doubs	»	»	1	1	1	1	1	4	3	5	17
Drôme	»	»	»	»	5	1	»	1	»	1	8
Eure	3	1	»	2	6	3	1	6	5	9	36
Eure-et-Loir	1	2	1	3	3	9	6	10	7	4	46
Finistère	1	»	»	1	2	2	»	»	1	4	11
Gard	»	»	»	1	»	1	1	2	3	4	12
Garonne (Haute-)..	2	»	3	»	3	1	7	7	2	5	30
Gers	»	»	1	2	2	4	6	2	4	»	21
Gironde	3	2	4	4	5	1	3	14	9	10	55
Hérault	»	»	1	»	»	1	2	4	3	3	14
Ille-et-Vilaine	1	»	3	1	3	5	2	6	5	9	35

LIEU DE NAISSANCE DES INTERNES	1802 à 1811	1812 à 1821	1822 à 1831	1832 à 1841	1842 à 1851	1852 à 1861	1862 à 1871	1872 à 1881	1882 à 1891	1892 à 1901	TOTAL
Indre............	4	1	2	1	10	3	3	3	7	5	39
Indre-et-Loire....	1	1	3	5	7	9	7	8	6	5	52
Isère............	1	»	2	2	1	2	3	2	»	2	15
Jura.............	2	»	»	»	2	2	»	»	1	2	9
Landes..........	3	»	»	»	2	1	»	2	1	»	9
Loir-et-Cher......	1	2	»	1	9	2	»	5	1	6	27
Loire............	1	1	»	1	1	»	»	»	»	3	7
Loire (Haute-)....	1	1	3	1	»	2	»	1	1	3	13
Loire-Inférieure...	2	3	2	1	2	9	4	10	6	14	53
Loiret...........	1	2	2	4	6	3	6	7	8	7	46
Lot.............	3	2	1	2	2	»	1	»	3	1	15
Lot-et-Garonne....	4	»	3	4	9	2	3	5	3	»	33
Lozère...........	»	»	»	1	»	»	»	»	1	»	2
Maine-et-Loire....	2	3	4	3	1	1	4	4	5	13	40
Manche..........	4	2	2	4	10	2	2	7	5	4	42
Marne...........	»	1	1	1	3	8	9	7	10	8	48
Marne (Haute-)....	4	»	5	4	3	3	2	2	»	8	31
Mayenne.........	»	1	2	3	1	4	1	2	»	2	16
Meurthe-et-Moselle	1	»	1	2	2	1	3	1	4	3	18
Meuse...........	1	1	1	3	2	3	2	4	1	»	18
Morbihan........	»	»	1	5	1	»	1	»	1	4	13
Nièvre...........	1	5	4	»	5	3	2	2	4	6	32
Nord............	»	»	3	»	4	6	7	13	13	10	56
Oise............	»	3	2	4	2	5	6	»	4	8	34
Orne............	»	1	4	»	9	2	1	7	3	9	36
Pas-de-Calais.....	»	»	3	5	3	8	1	3	5	6	34
Puy-de-Dôme.....	9	7	4	4	1	»	6	4	4	4	43
Pyrénées (Basses-).	»	»	2	3	»	1	5	7	8	4	30
Pyrénées(Hautes-).	»	2	2	2	»	2	2	1	6	4	21
Pyrénées-Orient^{les}.	»	»	»	»	»	»	1	»	1	»	2
H^t-Rhin (Belfort)..	»	»	»	»	»	»	1	»	1	»	2
Rhône...........	3	1	1	1	1	4	2	1	2	5	21
Saône (Haute-)....	1	»	1	»	1	1	2	»	2	4	12
Saône-et-Loire....	4	2	3	1	4	1	4	5	4	7	35
Sarthe...........	1	2	2	»	2	5	4	5	6	1	28
Savoie...........	»	»	1	»	»	»	»	1	»	2	4
Savoie (Haute-)...	»	»	»	»	»	»	»	»	1	»	1

LIEU DE NAISSANCE DES INTERNES	1802 à 1811	1812 à 1821	1822 à 1831	1832 à 1841	1842 à 1851	1852 à 1861	1862 à 1871	1872 à 1881	1882 à 1891	1892 à 1901	TOTAL
Seine-Inférieure...	2	»	4	4	10	6	6	1	15	16	64
Seine-et-Marne....	2	4	4	5	3	5	4	3	10	15	55
Seine-et-Oise.....	1	2	5	1	6	14	3	6	9	21	68
Sèvres (Deux-)....	1	2	1	»	3	2	»	3	4	1	17
Somme..........	1	2	»	2	3	5	3	1	2	8	27
Tarn	»	1	»	1	»	3	2	2	2	6	17
Tarn-et-Garonne..	2	»	1	2	2	1	4	3	1	2	18
Var.............	2	»	5	1	»	2	»	2	4	2	18
Vaucluse........	1	»	2	1	2	4	»	2	»	2	14
Vendée..........	2	»	»	3	1	3	1	2	4	3	19
Vienne..........	»	1	7	3	3	2	1	6	3	1	27
Vienne (Haute-)...	4	1	»	2	6	1	2	8	9	8	41
Vosges..........	»	1	2	2	»	2	1	3	2	4	17
Yonne..........	4	3	2	10	7	4	5	10	7	12	64
Colonies françaises :											
Algérie.........	»	»	»	»	»	»	»	1	2	2	5
Tunisie.........	»	»	»	»	»	1	»	»	»	»	1
La Réunion......	»	»	»	»	»	1	»	1	1	1	4
La Martinique....	»	»	3	1	»	1	»	»	2	1	8
La Guadeloupe....	»	»	»	1	1	1	3	»	1	1	8
La Guyane.......	»	»	»	»	»	»	»	»	»	1	1
Alsace-Lorraine...	»	2	2	»	6	5	9	15	12	19	70
PAYS ÉTRANGERS.											
Europe :											
Allemagne........	»	»	»	»	»	1	2	1	»	2	6
Angleterre.......	»	»	4	1	1	»	1	»	2	1	10
Autriche-Hongrie..	»	»	»	»	»	»	1	2	»	»	3
Belgique.........	3	1	1	2	1	»	»	»	»	4	12
Danemark........	»	»	»	1	»	»	»	»	»	»	1
Espagne.........	»	»	»	»	»	1	»	»	1	»	2
Grèce...........	»	»	»	»	»	1	1	2	»	»	4
Hollande........	»	»	»	»	1	»	»	»	»	»	1
Italie...........	1	»	»	1	2	3	»	»	1	»	8
Roumanie........	»	»	»	»	»	1	3	3	4	12	23

LIEU DE NAISSANCE DES INTERNES	1802 à 1811	1812 à 1821	1822 à 1831	1832 à 1841	1842 à 1851	1852 à 1861	1862 à 1871	1872 à 1881	1882 à 1891	1892 à 1901	TOTAL
Russie-Pologne....	»	»	»	1	1	1	»	»	4	1	8
Suisse...........	1	1	4	4	5	9	8	16	5	5	58
Turquie..........	»	»	»	»	1	»	»	»	»	6	7
Iles Açores.......	»	»	»	»	»	»	»	»	»	1	1
Afrique :											
Ile Maurice.......	»	»	»	»	1	»	1	1	1	1	5
Amérique du Nord :											
États-Unis........	»	»	1	»	»	»	2	1	2	»	6
Louisiane........	»	»	»	2	»	1	»	»	»	»	3
Nouvelle-Orléans..	»	»	»	2	2	»	2	»	»	»	6
Porto-Rico.......	»	»	»	»	»	»	1	»	»	»	1
Mexique.........	»	»	»	1	»	1	»	»	»	»	2
Canada..........	»	»	»	»	»	»	»	1	»	»	1
Amérique du Sud :											
Nicaragua........	»	»	»	»	»	»	»	»	1	»	1
Répub. Argentine.	»	»	»	»	»	»	»	»	»	1	1
Colombie........	»	»	»	»	1	»	1	1	»	»	3
Cuba...........	»	»	»	»	»	3	»	1	3	1	8
Haïti...........	»	»	»	»	»	»	»	»	»	1	1
Uruguay.........	»	»	»	»	»	9	1	1	»	3	5
Venezuela........	»	»	»	»	»	»	»	»	1	»	1
Asie :											
Turquie d'Asie....	»	»	»	»	»	»	»	1	2	»	3
TOTAL.....	135	122	182	222	320	322	298	420	465	604	3090
Lieu de naissance inconnu........	53	53	40	28	21	11	58	3	»	»	267
TOTAL GÉNÉRAL..	188	175	222	250	341	333	356	423	465	604	3357

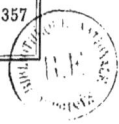

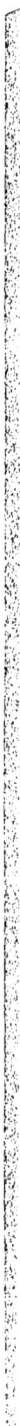

IV

APRÈS L'INTERNAT

BANQUET DE L'INTERNAT

C'est seulement vers la Cinquantaine que l'Internat s'est avisé de réunir dans un Banquet annuel ceux de ses membres qui, disséminés un peu partout, pouvaient avoir plaisir à retrouver, avec les anciens camarades, les souvenirs toujours jeunes de la Salle de garde.

Le premier Banquet eut lieu, en 1852, au restaurant des Frères-Provençaux, sous la présidence de M. Serres, alors doyen de l'Internat (promotion de 1808) : une trentaine de convives avaient répondu à l'appel d'une Commission improvisée.

Dès l'origine, cette réunion comprenait les anciens Internes et les Internes en exercice, qui, peu nombreux d'abord, furent toujours au moins représentés par le premier nommé de la dernière promotion.

En 1854 seulement eut lieu le deuxième Banquet, et, depuis cette date, chaque année réunit, autour d'une joyeuse table, anciens et nouveaux, en nombre toujours croissant.

Pendant quelques années, le Banquet fut organisé par la Salle de garde de l'Hôtel-Dieu; plus tard fut nommée une Commission permanente.

Après M. Serres, les présidents furent successivement Denonvilliers, Béhier, puis Hardy, qui tint à honneur de conserver ce poste jusqu'à sa mort, en 1893, remplacé, les années où il était dans l'impossibilité de présider, par M. Brouardel.

71

Il fut dès lors décidé que la présidence serait offerte chaque année alternativement à un collègue parisien, puis à un provincial ou un étranger. Voici la liste des présidents depuis cette époque :

1893. Pr Bouchard.
1894. Pr Spillmann (de Nancy).
1895. Pr Tillaux.
1896. Dr Pamard (d'Avignon).
1897. Dr Bucquoy.
1898. Pr Caubet (de Toulouse).
1899. Pr Dieulafoy.
1900. Pr J. Revendin (de Genève).
1901. Pr Guyon.

A ce Banquet, jeunes et vieux, professeurs et internes de première année, confondus, ne sont plus que des camarades. Certaines physionomies restent immuablement attachées à ce souvenir : Hardy, pendant de longues années, prononçant avec conviction une chaleureuse allocution où il mettait toute sa tendresse pour l'Internat, toute sa sympathie émue pour les collègues morts dans l'année; Ricord, dont le fin et malicieux sourire accueillait bénévolement les plaisanteries énormes adressées à ses spéciales études; E. Tillot qui, à la joie de tous, entretenait pieusement le culte de la muse bachique; Pamard enfin, dont l'esprit et la verve sont devenus l'indispensable prétexte au formidable ban qui sert de bouquet à ces fraternelles agapes. J'en passe et des meilleurs!

Puis les tables dressées, le whist et, dans les dernières années, le baccarat, accaparent jusque bien avant dans la nuit les joueurs, dont bon nombre ne touchent pas une carte dans le reste de l'année.

Les réunions de ce genre, si elles sont marquées par la gaieté, le plaisir de revoir d'anciens camarades et de revivre quelques heures la jeunesse lointaine et ses folies, ont aussi pour résultat de faire constater les vides creusés dans les rangs : les disparus sont évoqués, et avec eux, les misères qui sont le lot des carrières libérales brusquement interrompues.

De là est née la généreuse pensée de venir en aide aux collègues vaincus dans l'âpre lutte pour la vie, et alors fut fondée l'Association amicale des Internes et anciens Internes en médecine des hôpitaux et hospices civils de Paris.

ASSOCIATION AMICALE DES INTERNES
ET ANCIENS INTERNES

Pour honorable et flatteur qu'il soit, le titre d'Interne n'est pas une garantie de réussite matérielle dans l'avenir : lorsqu'il sort de ses quatre années d'exercice, nous l'avons vu, l'ancien Interne se retrouve dans la lutte professionnelle, sans autre avantage sur ses confrères, que l'instruction spéciale qu'il a été à même d'acquérir dans les services hospitaliers auxquels il a été attaché, et les amitiés qu'il a pu s'y faire parmi ses maîtres.

Cela est bon pour les concours auxquels il prendra part, mais c'est un médiocre avantage au point de vue de la clientèle : le public n'a pas toujours notion de la valeur du titre qui souligne la carte de visite, et parfois l'Interne, de retour dans son pays, trouve la place prise par un contemporain qui, n'ayant pas fait d'Internat, a sur lui l'avance de quatre années de pratique.

Il en résulte que, trop souvent, lorsque l'ancien Interne est terrassé, après quelques années de pratique, par une maladie dont souvent il a contracté le germe dans les salles d'hôpital, il laisse derrière lui une veuve et des enfants sans aucunes ressources pécuniaires. Lui-même, s'il ne meurt pas, peut rester atteint d'une maladie chronique qui l'empêche pendant de longues années d'exercer sa profession.

C'est à soulager ces multiples misères que tend l'Association amicale, dont l'objet est « *de resserrer et de perpétuer les liens qui se sont formés entre les Internes des hôpitaux, afin qu'ils se prêtent secours et assistance* » (1).

Le projet de cette fondation fut formulé au Banquet de 1882; une Commission composée de MM. Hardy, Després, Lunier, Tillot, Chauffard, Pamard et Ballet, élabora les statuts qui furent présentés,

(1) Voir, p. 169, les Statuts de l'Association.

discutés et adoptés dans une réunion tenue le 31 mars 1883, au Grand-Hôtel, avant le Banquet annuel.

Le 18 juin, cette Commission se réunit pour élire une commission définitive et un bureau composé de :

MM. HARDY, *Président*.
LUNIER, *Vice-Président*.
G. PIOGEY, *Trésorier*.
BOTTENTUIT, *Secrétaire*.

Dès cette époque, l'Association comptait cent quarante et un membres.

Reconnue d'utilité publique par un décret du 15 avril 1893, elle n'a cessé de prospérer, atteignant en 1901 le chiffre de huit cent quatre-vingt-trois adhérents, dont cent douze Internes en exercice : les cotisations, jointes aux intérêts des sommes placées, donnent un total annuel d'environ 10 000 francs.

Ce résultat, pour notable qu'il soit, n'est pas encore satisfaisant, car la presque totalité des Internes et anciens Internes devraient apporter leur obole annuelle à une œuvre dont l'utilité n'est plus contestable.

Dans la pensée des fondateurs, l'Association devait être purement une Œuvre de bienfaisance mutuelle : peu à peu, et à mesure qu'elle devenait plus nombreuse, il lui fut demandé par ses adhérents, de jouer un rôle plus important pour le corps entier des Internes, en prenant en main les intérêts moraux et matériels de l'institution.

Voyons comment l'Association a répondu à ces différentes fins.

Le Comité élu s'est toujours inspiré des principes suivants : aller au-devant des misères plus ou moins cachées des Internes ou de leurs familles, distribuer des secours aussi larges que possible aux membres de l'Association, soulager dans une limite moindre ceux qui n'ont pas cru devoir y adhérer ; thésauriser peu et distribuer tout l'argent que les Statuts, imposés par la reconnaissance d'utilité publique, n'obligent pas à mettre à la réserve.

Suivant ces données, plusieurs rentes de 1 200 francs sont servies à des veuves de sociétaires, trois actuellement, dont une depuis dix

ans ; une rente de 800 francs à une autre veuve ; des secours d'importance variable à des familles d'anciens Internes, sociétaires ou non.

Le graphique ci-joint, dressé par M. Thibierge, qui a été le très
dévoué trésorier de l'Œuvre de 1891 à 1902, donne une idée bien nette
du mouvement des fonds depuis la fondation de l'Association jusqu'à
aujourd'hui.

GRAPHIQUE INDIQUANT LA MARCHE DE L'ASSOCIATION

DEPUIS SA FONDATION JUSQU'A 1902

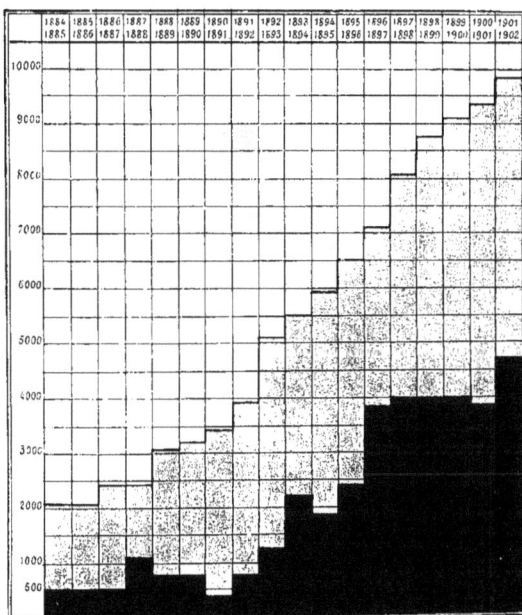

Les colonnes grises représentent les recettes ordinaires (intérêts du fonds de réserve et cotisations annuelles).
Les colonnes noires représentent les secours distribués.

L'extension des secours aux Internes qui n'ont pas cru devoir adhérer à l'Association a été critiquée : le Comité a maintenu cette mesure pour bien montrer dans quel sens libéral il entend la solidarité qui doit exister entre tous les membres de l'Internat : mais il est bien évident qu'on ne pourra agir ainsi qu'autant que les demandes émanant des adhérents laisseront une somme disponible suffisante.

Le Comité a été saisi de toutes les questions qui pouvaient intéresser le corps de l'Internat dans ses rapports avec l'Administration, avec la Faculté ou avec les divers ministères, et n'a jamais manqué de soutenir les droits individuels des Internes lorsque leurs réclamations lui ont paru réellement fondées.

C'est ainsi que nous voyons l'Association intervenir dans le questions suivantes :

1888. Protestation contre l'augmentation exagérée du nombre des places d'Internes.

1890. Demande d'autorisation pour les Internes de prendre leur grade de docteur tout en conservant leurs fonctions hospitalières.

1891. Étude de la situation que va créer la nouvelle loi militaire aux futurs candidats à l'Internat, par M. Brouardel.

1892. Reprise de la question de la loi militaire dans un important rapport par M. Feulard ; ce rapport a été suivi d'une longue discussion qui aboutit à une pétition, dont les conclusions ont été adoptées par les pouvoirs publics.

1894. Étude des modifications à apporter au concours de l'Internat, du Doctorat des Internes, et de la limitation du nombre des places d'Internes titulaires.

M. Feulard, appelé comme représentant de l'Association à faire partie de la Commission qui prépara, à la demande du Conseil de surveillance de l'Assistance publique, le nouveau règlement du concours de l'Internat, put faire adopter les conclusions formulées par le Comité de l'Association.

1895. Projet d'organisation d'une Bibliothèque centrale de l'Internat.

1896. Étude de modifications au concours de l'Internat sur l'initiative de M. Jayle.

1897. Demande à l'Administration d'une pièce officielle constatant le titre
   d'Interne, et modifications du concours de médaille d'or.

1898. Reprise de la question de la Bibliothèque centrale ; suppression pour
   les Internes des droits d'immatriculation et de bibliothèque
   perçus sur les autres étudiants par la Faculté de médecine, et
   démarches au sujet des périodes de 28 jours imposées aux candidats
   à l'Internat.

Il va sans dire que nombre d'autres questions ont été étudiées
par l'Association, comme on peut s'en rendre compte en parcourant
le *Bulletin* publié annuellement (1) : il n'est pas de réclamation dont
elle ait été saisie qui n'ait donné lieu à un examen consciencieux de
la part de son Comité, avec démarche ultérieure auprès des pouvoirs
publics quand il y avait lieu.

Depuis quelques années, il se manifeste, parmi les Internes en
exercice surtout, un mouvement en faveur d'une action plus étendue
de l'Association : les nouvelles générations demandent qu'on prenne
davantage en mains la cause des jeunes gens aux prises avec les difficultés des débuts de la vie professionnelle. On a même prononcé le
mot de Mutualité. Le rapide exposé qui précède permettra de voir
que, pour le côté financier, il n'est guère permis de modifier, quant à
présent, le fonctionnement de l'Association, et que le but bienfaisant est largement atteint, étant données les ressources financières
actuelles.

Quant à l'action morale, elle peut être augmentée, et le sera
certainement, le jour où tous les Internes auront compris l'intérêt
qu'il y a pour eux à former une masse homogène et solidaire : ce
jour-là, les revendications légitimes auront pour elles l'autorité du
nombre et des ressources matérielles.

Déjà la célébration du Centenaire a vulgarisé ces idées, et
provoqué l'essai d'un *Office de l'Internat*, destiné à centraliser les
renseignements pouvant intéresser les Internes : tableaux de placement dans les services, indication des remplacements offerts par les
médecins, offres de situations à prendre ou à céder, etc.

(1) *Bulletin de l'Association amicale des Internes et anciens Internes en médecine*,
chez G. Steinheil, Paris.

Une somme de 20 000 francs résultant de la souscription du Centenaire a été versée dans la caisse de l'Association, et permet déjà
d'augmenter un peu l'importance de son action (1).

ANNUAIRE DE L'INTERNAT. — L'Association amicale tient soigneu-
sement à jour l'*Annuaire de l'Internat* et en publie une édition à
intervalles variables.

La première, qui date de 1869, a été éditée chez Asselin par une
commission composée de MM. Denonvilliers, Horteloup, Axenfeld,
Martineau, Bouchard, Damaschino, Meuriot, Carville, Hénocque,
Lafont et Richelot.

Depuis 1891, c'est le Comité de l'Association qui dirige cette
publication, éditée chez G. Steinheil.

(1) On ne saurait parler de l'Association sans noter la part que notre regretté collègue
Feulard a prise dans son développement ; il y avait consacré toute son activité et sa passion
de faire le bien. Sa mort tragique dans la catastrophe du Bazar de la Charité, en mai 1897, a
été une perte irréparable pour l'Œuvre dont il était l'âme.

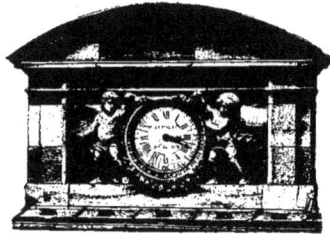

Horloge de l'hôpital Beaujon.

DOCUMENTS RELATIFS A L'ASSOCIATION AMICALE

— ——————— —

DÉCRET

PORTANT DÉCLARATION D'UTILITÉ PUBLIQUE

LE PRÉSIDENT DE LA RÉPUBLIQUE FRANÇAISE,

Sur le rapport du Président du Conseil, Ministre de l'Intérieur,

Vu la demande en reconnaissance légale formée au nom et en faveur de l'Association amicale des Internes et anciens Internes en médecine des hôpitaux et hospices civils de Paris;

Les pièces produites à l'appui de cette demande, et, notamment, le projet de statuts;

La situation financière de la Société;

Les avis du Préfet de la Seine du 21 janvier et du Préfet de police du 9 janvier 1893;

L'avis du Conseil d'État, du 17 janvier 1806;

La section de l'Intérieur, de l'Instruction publique, des Cultes et des Beaux-Arts du Conseil d'État entendue;

DÉCRÈTE :

ARTICLE PREMIER. — L'Association amicale des Internes et anciens Internes en médecine des hôpitaux et hospices civils de Paris, dont le siège est à Paris (Seine), est reconnue comme établissement d'utilité publique;

Sont approuvés les statuts de la Société, tels qu'ils sont annexés au présent décret.

ART. 2. — Le Président du Conseil, Ministre de l'Intérieur, est chargé de l'exécution du présent décret.

Fait à Paris, le 15 avril 1893,
Signé : CARNOT.

Par le Président de la République :
Le Président du Conseil. Ministre de l'Intérieur.
Signé : Ch. DUPUY.

STATUTS DE L'ASSOCIATION

ANNEXÉS AU DÉCRET DU 15 AVRIL 1893

TITRE PREMIER. — Formation et objet de l'Association.

ARTICLE PREMIER. — L'*Association amicale des Internes et anciens Internes en médecine des hôpitaux et hospices civils de Paris* a pour objet de resserrer et de perpétuer les liens qui se sont formés entre les Internes des hôpitaux, afin qu'ils se prêtent secours et assistance. Elle a son siège à Paris.

ART. 2. — Les moyens d'action de l'Association sont notamment les secours, bourses et pensions qu'elle peut accorder chaque année.

ART. 3. — Aucune publication ne peut être faite au nom de l'Association sans l'examen préalable et l'approbation du Bureau.

ART. 4. — L'Association se compose de membres titulaires et de membres fondateurs.

Les membres titulaires paieront une cotisation annuelle de 12 francs ; pour les Internes en exercice, le taux de la cotisation annuelle sera abaissé à 6 francs.

Pourront se libérer de la cotisation et devenir membres fondateurs, les membres qui verseront une somme de 150 francs ; les cotisations déjà payées seront portées en déduction ; mais la somme à déduire ne pourra pas être supérieure au montant de quatre cotisations annuelles.

TITRE II. — Organisation et administration.

ART. 5. — Un Comité de seize membres administre l'Association.

Il est nommé en assemblée générale et renouvelable par quart tous les ans. Les membres sont nommés par liste au scrutin secret. Les membres qui sortiront aux trois premiers renouvellements seront désignés par le sort.

Tous les membres sont rééligibles.

ART. 6. — Le Comité choisit parmi ses membres un bureau composé des Président, Vice-Président, Secrétaire, Trésorier.

Toutes les fonctions de l'Association sont gratuites.

Le Bureau est élu pour un an.

Art. 7. — Le Comité est chargé de l'organisation morale et matérielle de l'Association. Ses décisions sont prises à la majorité absolue des membres présents.

Sept membres au moins doivent avoir pris part au vote.

Art. 8. — Le Comité se réunit quatre fois par an.

Il peut être convoqué extraordinairement, sur la demande de trois membres au moins du Comité.

Il est tenu procès-verbal des séances du Comité.

Les procès-verbaux sont signés par le Président et le Secrétaire.

TITRE III. — Assemblée générale.

Art. 9. — L'Assemblée générale des membres de l'Association se réunit au moins une fois par an.

Son ordre du jour est réglé par le Comité.

Son bureau est celui du Comité.

Elle entend les rapports sur la gestion du Comité, sur la situation financière et morale de l'Association.

Elle approuve les comptes de l'exercice clos, vote le budget de l'exercice suivant et pourvoit au renouvellement des membres du Comité.

Le rapport annuel et les comptes sont adressés chaque année à tous les membres, au Préfet du département et au Ministre de l'Intérieur.

Art. 10. — Les délibérations relatives aux aliénations, constitutions d'hypothèques, baux à long terme et emprunts ne sont valables qu'après l'approbation par l'Assemblée générale.

Les délibérations relatives à l'acceptation des dons et legs, aux acquisitions et échanges d'immeubles sont soumises à l'approbation du Gouvernement.

TITRE IV. — Ressources et comptabilité.

Art. 11. — Les ressources de l'Association se composent :

1° Des cotisations et souscriptions de ses membres ;

2° Des dons et legs dont l'acceptation aura été autorisée par le Gouvernement ;

3° Des subventions qui pourraient lui être accordées ;

4° Du produit des ressources créées à titre exceptionnel avec l'autorisation du Gouvernement ;

5° Enfin du revenu de ses biens et valeurs de toute nature.

Art. 12. — Le Trésorier représente l'Association en justice et dans tous les actes de la vie civile. Il fournit un état de caisse pour chaque réunion du Comité et rend compte de sa gestion à la fin de chaque année.

Art. 13. — Les fonds disponibles seront placés en rentes nominatives 3 % sur l'État, ou en obligations nominatives de chemins de fer dont le minimum d'intérêt est garanti par l'État.

Le Trésorier a le pouvoir de représenter l'Association pour toutes opérations financières avec l'autorisation du Comité.

Art. 14. — Le fonds de réserve comprend :

1° Le dixième de l'excédent des ressources annuelles ;

2° Les sommes versées pour le rachat des cotisations ;

3° La moitié des libéralités autorisées sans emploi.

Ce fonds est inaliénable ; ses revenus peuvent être appliqués aux dépenses courantes.

TITRE V. — Dispositions générales.

Art. 15. — La qualité de membre de l'Association se perd.

1° Par la démission ;

2° Par la radiation prononcée, pour motifs graves, par l'Assemblée générale, à la majorité des deux tiers des membres présents, sur le rapport du Comité, et le membre intéressé dûment appelé à fournir ses explications.

Art. 16. — Les statuts ne peuvent être modifiés que sur la proposition du Conseil d'administration et de vingt-cinq membres, soumise au Bureau au moins un mois avant la séance.

L'Assemblée extraordinaire, spécialement convoquée à cet effet, ne peut modifier les statuts qu'à la majorité des deux tiers des membres présents.

L'Assemblée doit se composer du quart, au moins, des membres de l'Association.

La délibération de l'assemblée est soumise à l'approbation du Gouvernement.

Art. 17. — L'Assemblée générale, appelée à se prononcer sur la dissolution de l'Association et convoquée spécialement à cet effet, doit comprendre, au moins, la moitié plus un des membres de l'Association. Ses résolutions sont prises à la majorité des deux tiers des membres présents et soumises à l'approbation du Gouvernement.

Art. 18. — En cas de dissolution, l'actif de l'Association est attribué, par délibération de l'Assemblée générale, soumise à l'approbation du Gouvernement, à une ou plusieurs associations analogues et reconnues d'utilité publique.

Il sera procédé de même en cas du retrait de l'autorisation donnée par le Gouvernement.

Art. 19. — Dans le cas où l'Assemblée générale se refuserait à délibérer sur cette attribution, il sera statué par un décret rendu en forme des règlements d'administration publique.

Art. 20. — Un règlement intérieur, adopté par l'Assemblée générale et approuvé par le Ministre de l'Intérieur sur la proposition du Préfet, arrête les conditions de détail propres à assurer l'exécution des présents statuts; il peut toujours être modifié dans la même forme.

RÈGLEMENT INTÉRIEUR

TITRE PREMIER. — **Conditions d'admission et démissions.**

ARTICLE PREMIER. — Tous les Internes en exercice ou anciens Internes en médecine et en chirurgie des hôpitaux et hospices civils de Paris, nommés au concours, peuvent faire partie de l'Association, à la condition d'adhérer à ses statuts et au présent règlement.

Art. 2. — Les admissions sont prononcées par le Comité sur une demande des candidats, appuyée par un membre de l'Association.

Elles sont notifiées par le Secrétaire du Comité à l'Assemblée générale suivante.

La cotisation est due pour l'exercice en cours par tous les membres dont l'admission est prononcée par le Comité avant le 1er janvier.

Art. 3. — Est considéré comme démissionnaire tout membre qui n'a pas acquitté sa cotisation pendant deux années consécutives et qui n'a pas répondu à deux lettres de rappel du Trésorier.

La radiation des membres considérés comme démissionnaires est prononcée par le Comité après un nouvel avis mentionnant la possibilité de la radiation, adressé par le Secrétaire.

Les membres démissionnaires et ceux qui ont été rayés de la liste pour n'avoir pas acquitté leurs cotisations pendant deux années consécutives, ne pourront plus, s'ils redeviennent ultérieurement membres de l'Association, faire porter en déduction de leur versement de membre fondateur, les cotisations annuelles payées par eux avant leur démission ou leur radiation.

TITRE II. — **De l'Assemblée générale.**

Art. 4. — L'Assemblée générale a lieu chaque année, le dernier samedi d'avril ou le 1er de mai. Toutefois, au cas où, pour une raison de force majeure, le banquet de l'Internat ne pourrait avoir lieu à cette date, l'Assemblée générale serait tenue soit le jour fixé pour le banquet, soit à tout autre date déterminée par le Comité.

L'Assemblée générale ne peut être appelée à statuer que sur les propositions qui lui sont soumises par le Comité.

Tout membre de l'Association qui désire faire une proposition ou une communication à l'Assemblée générale doit en adresser la teneur, avec les motifs à l'appui, au Président du Comité, avant le 1er mars.

Art. 5. — Les élections pour le Comité ont lieu à l'Assemblée générale annuelle : il est fait mention, sur la lettre de convocation à l'assemblée, du nombre des membres sortants, de leurs noms et des noms des membres qui ont posé leur candidature avant le 1er mars; ce choix n'étant pas d'ailleurs limité aux membres ayant posé leur candidature.

Parmi les quatre places vacantes chaque année pour le renouvellement partiel du Comité, une place sera de droit réservée à un Interne en exercice.

Art. 6. — Tous les membres de l'Association sans exception ont le droit de voter pour la nomination des membres du Comité. Il leur suffit d'envoyer ou d'apporter leur bulletin de vote individuel, de façon qu'il parvienne à l'adresse du Secrétaire de l'Association avant l'heure fixée pour l'ouverture de la séance annuelle.

Les bulletins envoyés par correspondance sont mis sous double enveloppe. L'enveloppe extérieure porte l'adresse de l'Association et la mention « bulletin de vote », le nom, la promotion, et le nom du votant; l'enveloppe intérieure contient le bulletin.

Ces enveloppes seront ouvertes en séance.

Art. 7. — Les nominations se font à la majorité relative. En cas d'égalité de suffrages, le plus ancien dans l'Internat a la priorité.

Art. 8. — En cas de décès ou de démission dans le courant de l'année d'un ou plusieurs membres du Comité, il sera procédé à leur remplacement à l'Assemblée générale suivante. Ces élections complémentaires se feront en même temps que les élections aux quatre places réglementairement vacantes. Chaque bulletin de vote pourra donc porter un nombre de noms égal au total du nombre des places à attribuer.

Les quatre membres qui obtiendront le plus grand nombre de voix en tête de la liste seront proclamés membres du Comité pour quatre ans; une de ces quatre places sera toujours réservée à un Interne en exercice. Ceux qui obtiendront un nombre de voix immédiatement inférieur seront désignés pour remplacer les membres démissionnaires ou décédés; ils ne resteront en fonctions que pendant la période de temps qui restait à courir jusqu'à l'expiration des mandats des membres qu'ils remplacent.

TITRE III. — Du Comité et des membres du Bureau.

ART. 9. — Les réunions ordinaires du Comité ont lieu en janvier, mars, mai et octobre.

Dans la première séance qui suit l'Assemblée générale, le Comité nomme au scrutin secret les membres de son bureau.

Ces membres sont nommés pour un an ; ils sont rééligibles.

Toutefois le même membre ne pourra conserver la présidence plus de trois années consécutives. Tout président sortant ne pourra plus être réélu à la présidence que deux ans au moins après avoir quitté ses fonctions.

ART. 10. — Le Secrétaire tient procès-verbal des séances du Comité, fait les convocations, est chargé de la rédaction du compte rendu annuel et de la direction des publications faites par l'Association.

ART. 11. — Le Trésorier perçoit les cotisations, encaisse les dons, les legs, conserve les titres et valeurs sous la direction du Comité.

Les quittances doivent être extraites d'un livre à souches et signées soit par le Trésorier de l'Association, soit par le membre du Comité délégué pour le remplacer.

Les comptes du Trésorier sont arrêtés chaque année au 15 mars.

A la fin de chaque exercice, le Comité désigne une commission de trois membres, chargés d'examiner la comptabilité du Trésorier et d'en faire un rapport au Comité et à l'Assemblée générale.

ART. 12. — En cas d'absence ou de maladie, le Secrétaire et le Trésorier sont remplacés par un membre du Comité délégué à cet effet par le Comité.

ART. 13. — Le Président peut convoquer aux séances du Comité les membres de l'Association que le Bureau jugerait utile de consulter sur les questions à l'ordre du jour ; ces membres ont uniquement voix consultative.

TITRE IV. — Des secours.

ART. 14. — Le Comité fixe la quotité des secours à accorder aux membres de l'Association, à leurs veuves, à leurs ascendants ou descendants, aux Internes et anciens Internes n'appartenant pas à l'Association, à leurs veuves, à leurs ascendants ou descendants.

Les secours attribués aux Internes et anciens Internes n'appartenant pas à l'Association, à leurs veuves, à leurs parents, ne pourront jamais dépasser, dans leur ensemble, un chiffre supérieur au sixième des sommes disponibles pour les secours.

ART. 15. — Des prêts non productifs d'intérêts, remboursables à date fixe ou à date indéterminée, pourront être faits aux membres de l'Association.

Art. 16. — Dans l'intervalle des séances du Comité et en cas d'urgence, le Bureau peut, sur l'initiative de l'un de ses membres, accorder des secours dont le montant ne peut en aucun cas dépasser une somme fixée par le Comité au commencement de chaque exercice.

Art. 17. — Les noms des personnes assistées doivent toujours demeurer secrets.

Art. 18. — Les secours distribués ne sont que temporaires, ils peuvent être renouvelés, mais sans engager l'exercice suivant.

TITRE V. — Publications du Comité.

Art. 19. — En dehors du compte rendu de l'Assemblée générale annuelle l'Association publie notamment l'*Annuaire de l'Internat*. Une édition nouvelle de l'Annuaire est publiée tous les cinq ans ; dans l'intervalle, l'Annuaire est tenu à jour au moyen d'un *Supplément* publié chaque année et contenant la dernière promotion de l'Internat ainsi que les changements survenus dans les résidences des anciens Internes.

TITRE VI. — Du Banquet de l'Internat.

Art. 20. — Le Comité a la charge d'organiser chaque année le Banquet dit Banquet de l'Internat, auquel peuvent prendre part tous les Internes ou anciens Internes, qu'ils fassent ou non partie de l'Association.

Chaque année, à la réunion de janvier, il désigne une commission de trois membres chargée de l'organisation matérielle du Banquet.

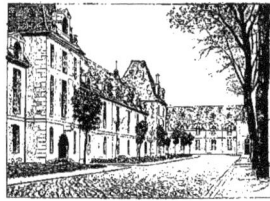

Saint-Louis, cour intérieure.

DEUXIÈME PARTIE

LE

CENTENAIRE DE L'INTERNAT

24-25 mai 1902

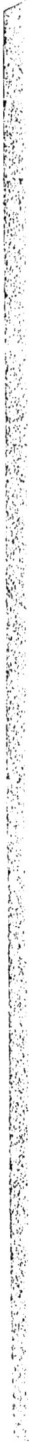

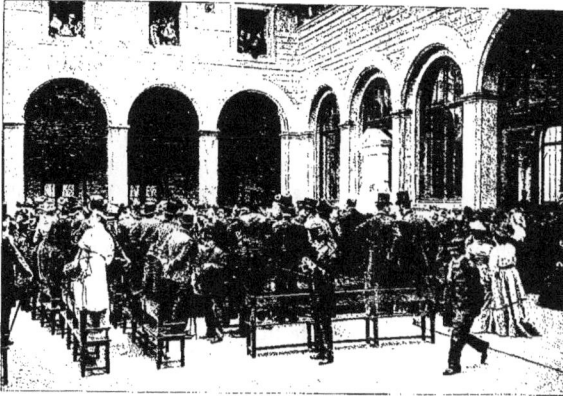

Inauguration du monument des Victimes à l'Hôtel-Dieu.

LE CENTENAIRE DE L'INTERNAT

PRÉPARATION DU CENTENAIRE

Le 29 décembre 1900, sur l'initiative du bureau de l'Association des internes et anciens internes en médecine des hôpitaux de Paris, une centaine de collègues habitant Paris, la province ou l'étranger, sont convoqués à la Faculté de médecine à l'effet de décider s'il y a lieu de célébrer le Centenaire de l'Internat: soixante environ répondent à cet appel, approuvent l'idée de cette célébration et nomment un Comité chargé de l'organiser.

Le Comité d'action est ainsi composé :

Président :   MM. les Prs Brouardel ;
Vice-Présidents :   Bouchard et Guyon ;
Secrétaire général :   le Dr Ray. Durand-Fardel ;
Membres :   le Pr Tillaux,
     les Drs Sévestre, Thibjerge, Chaillous, P. Tissier,
     MM. Laignel-Lavastine, interne en exercice ;
Trésorier :   G. Steinheil, éditeur.

Ce Comité s'est adjoint de nombreux collègues pour constituer des commissions chargées d'étudier les différents projets concernant les manifestations auxquelles le Centenaire devait donner lieu. C'est grâce à la collaboration dévouée de ces différentes commissions que put être élaboré et réalisé le programme dont voici les grandes lignes.

Il fut convenu que l'on admettrait à souscrire au Centenaire tous les anciens internes, internes en exercice et familles d'internes décédés, au prix minimum de 25 francs pour les anciens internes et les familles d'internes, et 15 francs pour les internes en exercice. Cette souscription donnerait droit à une médaille commémorative et à un Livre du Centenaire. Les souscriptions à partir de 5o francs donneraient droit à un exemplaire de luxe. Tout souscripteur au-dessus de 100 francs recevrait le titre de donateur.

M. Roujon, directeur des Beaux-Arts, obtint de M. le Ministre de l'Instruction publique, que l'État prendrait à sa charge les frais artistiques de la Médaille: sur la proposition de la Commission spéciale, trois noms d'artistes furent soumis à l'approbation de M. Roujon qui fit choix de M. L. Bottée lequel, après entente avec la Commission, exécuta une fort belle médaille en bronze argenté de sept centimètres de diamètre. Il fut décidé qu'aucune médaille ne serait mise en circulation sans porter gravé le nom d'un interne avec l'année de sa promotion.

Après plusieurs essais infructueux pour assurer la rédaction d'un Livre d'or contenant des articles originaux sur les différentes phases historiques de l'Internat, signés de noms marquants dans la corporation, le Comité modifia ses premiers projets: le Livre du Centenaire contiendra l'historique documentaire de l'Internat, avec le compte rendu du Centenaire, et une liste générale des Internes.

La rédaction de ce livre est confiée à M. Ray. Durand-Fardel, secrétaire général du Comité.

Une simple plaque de marbre sur laquelle seraient inscrits les noms des internes morts au cours de leur Internat de maladies infectieuses contractées auprès des malades, devait, dans le projet du Comité, être placée sur les murs de l'Hôtel-Dieu.

Grâce à l'intervention d'une personne étrangère au Comité (1),

(1) Madame Brouardel.

le célèbre sculpteur, M. Denys Puech, offrit d'exécuter gracieusement un haut-relief allégorique constituant la partie artistique d'un
véritable monument : cette offre tentante entraîna le Comité à étendre considérablement son premier projet. M. Belouet, architecte de
l'Hôtel-Dieu, fut chargé de la partie architecturale du monument dont
les frais, se montant à environ dix mille francs, seraient, pensait-on,
couverts par une subvention municipale. Le Conseil municipal a voté
une somme de mille francs.

   M. le Directeur des Beaux-Arts a fait don du bloc de marbre
destiné à un haut-relief de 1 mètre 20 sur 90 centimètres représentant l'*Opération de la Trachéotomie pratiquée par un Interne*.

   Au-dessous de ce haut-relief, une plaque de marbre porte l'inscription suivante, rédigée sur le conseil de la Commission spéciale
de l'Académie des Inscriptions et Belles-lettres :

A LEURS CAMARADES
MORTS VICTIMES DE LEUR DÉVOUEMENT
PENDANT LEUR INTERNAT
LES INTERNES EN MÉDECINE DES HOPITAUX CIVILS DE PARIS
MDCCCII - MDCCCII

   De chaque côté sont des plaques de marbre où sont gravés les
noms des victimes (1).

   Ce monument est adossé à une des verrières de la cour d'honneur de l'Hôtel-Dieu.

   La célébration du Centenaire, d'abord fixée au 13 avril 1902,
dut être retardée pour en éviter la coïncidence avec la période des
élections législatives, qui eût été un empêchement au voyage des
collègues de province. La date du 24-25 mai fut choisie de concert
avec M. le Président de la République qui accepta de présider la
Séance solennelle : le voyage de M. Loubet en Russie empêcha la
réalisation de ce projet, et la présidence de cette séance fut offerte
à M. Waldeck-Rousseau, président du Conseil des ministres, qui
voulut bien l'accepter.

   (1) Voir chapitre des Victimes, p. 137.

Le programme définitif fut donc arrêté de la manière suivante :

Samedi, 24 mai : à deux heures, Séance solennelle dans la salle des Fêtes du Trocadéro.

A sept heures et demie, banquet réservé aux Internes et anciens Internes, suivi d'une représentation intime.

Dimanche, 25 mai : à deux heures, inauguration du Monument de l'Hôtel-Dieu.

A huit heures, représentation à l'Opéra-Comique, au bénéfice de la caisse de l'Association : à cette représentation seront admis les Internes et anciens Internes avec leurs familles ; les places non réclamées par eux dans un délai fixé seront mises à la disposition du public.

Ce programme a été suivi de point en point, et les fêtes du Centenaire ont magnifiquement réussi.

Le succès a été dû non seulement aux bons souvenirs que tous nous avons conservés de nos salles de garde, mais aussi au zèle déployé par ceux de nos collègues qui ont accepté de faire partie des diverses commissions.

Une mention toute spéciale est due à M. G. Steinheil qui, n'appartenant pas à la corporation de l'Internat, a bien voulu accepter les fonctions de Trésorier du Comité : pendant deux ans il a prodigué sans compter son temps et sa peine, et il a assumé dans les dernières semaines une tâche écrasante en organisant la partie matérielle des fêtes et de la représentation. Si les choses ont alors marché à la satisfaction de tous, c'est grâce à son intelligente activité. Le corps de l'Internat tout entier lui doit un juste tribut de reconnaissance.

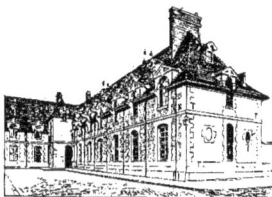

Saint-Louis.

CÉLÉBRATION DU CENTENAIRE

PREMIÈRE JOURNÉE. — SAMEDI 24 MAI

Séance Solennelle du Trocadéro.

La salle des Fêtes du Trocadéro a été mise à la disposition du Comité par la Direction des Beaux-Arts.

M. le Gouverneur militaire de Paris a bien voulu prêter le concours de la musique de la Garde républicaine.

M. le Préfet de la Seine a autorisé à orner avec les plantes des serres de la Ville l'estrade dont le Garde-meuble a fourni le mobilier.

Des cartes d'invitation ont été adressées à tous les Internes et anciens Internes, souscripteurs ou non, et à leurs familles. Ont été invités en outre : M. le Président de la République et sa maison, les ministres dont les administrations étaient susceptibles de prendre un intérêt quelconque à cette cérémonie, les hauts fonctionnaires de l'État, les membres de l'Académie des sciences, de l'Académie de médecine, des Sociétés savantes, les chefs d'administration dont le concours avait été acquis aux organisateurs du Centenaire, les notabilités médicales de Paris ou de la province, de nombreuses personnalités marquantes dans les sciences, les lettres ou les arts, le personnel administratif de l'Assistance publique, etc....

Trois mille personnes environ, parmi lesquelles beaucoup de dames, ont répondu à ces invitations.

M. Waldeck-Rousseau, ministre de l'Intérieur, président du Conseil des ministres, occupe le fauteuil présidentiel.

A sa droite prennent place : M. le colonel Bataille, représentant M. le Président de la République; M. Liard, directeur de l'Enseignement supérieur; M. Roujon, directeur des Beaux-Arts; le professeur Debove, doyen de la Faculté de médecine; M. Lépine, préfet de police; M. de Selves, préfet de la Seine; M. le professeur Guyon, M. le professeur Henrot (de Reims).

A la gauche du Président : M. le professeur Brouardel, président du Comité du Centenaire; M. Escudier, président du Conseil municipal; M. H. Monod, directeur de l'Assistance et de l'Hygiène publiques au ministère de l'Intérieur; M. Mourier, directeur de l'Assistance publique; M. le Dr Ray. Durand-Fardel, secrétaire général du Centenaire; M. le Dr Ziembicki, professeur à l'Université de Lemberg.

M. le Ministre de l'Instruction publique s'est fait représenter par M. Pol Neveux ; M. le Ministre des Travaux publics par M. Dennery; M. le Ministre des Colonies par M. You.

La plupart des professeurs de la Faculté de médecine, de nombreuses notabilités médicales, administratives et politiques se pressaient sur l'estrade, ayant tenu à rendre hommage par leur présence au corps de l'Internat : il est impossible de les nommer sans courir le risque d'en omettre, et des plus marquants.

Après l'exécution de la marche du Tannhaüser par la musique de la Garde républicaine, M. Waldeck-Rousseau donne la parole successivement à M. Brouardel, président du Centenaire, à M. Mourier, à M. Debove, à M. Henrot, parlant au nom des Internes de Paris installés en province, à M. Ziembicki, parlant au nom de ceux qui exercent à l'étranger, et à M. Ray. Durand-Fardel.

DISCOURS DE M. P. BROUARDEL

PRÉSIDENT DU CENTENAIRE

Monsieur le Président du Conseil,

Un de vos prédécesseurs, Chaptal, ministre de l'Intérieur pendant le Consulat, par surcroît docteur en médecine de la Faculté de Montpellier, a placé, en 1801, sous la direction de votre département, le service médical des hôpitaux de Paris.

Pendant un siècle, aucun nuage n'a troublé les relations des internes des hôpitaux de Paris avec leurs chefs, les ministres de l'Intérieur des différents régimes qui se sont succédé en France.

L'accord a été constant; les esprits chagrins ont parfois prétendu qu'une indifférence un peu trop habituelle du pouvoir central expliquait, par l'absence de contact, cette harmonie séculaire. Si cette critique a pu être vraie, elle ne l'est plus.

Votre présence à cette solennité répond, Monsieur le Président, à cette allégation, nous la considérons comme une légende.

Monsieur le Président de la République, retenu loin de la France par les devoirs de sa Magistrature, m'a chargé d'exprimer son vif regret de ne pouvoir assister à la célébration de notre Centenaire. Il a bien voulu me rappeler les liens anciens qui unissent un membre de sa famille au corps médical et ceux tout modernes qui se sont établis pour l'un d'eux avec l'Internat lui-même.

Monsieur le Président de la République nous a fait l'honneur de se faire représenter à cette cérémonie, nous lui exprimons notre reconnaissance.

Le Président du Conseil municipal de Paris a tenu à nous apporter le témoignage de sa sympathie.

Nous avons donc la faveur des pouvoirs publics; par une exception rare, nous n'en userons pas pour solliciter quelque réforme. Aucun de mes collègues ne m'a demandé de faire valoir la moindre revendication.

24

Lorsque nous vous avons prié de présider cette fête, pas un seul sentiment égoïste n'est venu à notre pensée. Mais nous nous sommes rappelé l'intérêt que vous portez aux choses de la médecine, à la santé publique, à la lutte contre la tuberculose ; vous aimez notre profession, vous avez confiance dans son action et nous avons espéré qu'il ne vous déplairait pas de vous trouver en présence de nos anciens dont la vie a été un long labeur, un long dévouement aux malades et à la médecine publique, et de nos jeunes collègues qui entrent dans l'exercice de leur profession ayant devant les yeux, comme idéal, le soulagement de leurs concitoyens par la bonté et par la science.

Vous avez pensé, Monsieur le Président, que le Gouvernement ne pouvait rester étranger à cette fête qui consacre un siècle de services rendus à la France par les Internes en médecine des hôpitaux de Paris, et vous avez bien voulu venir nous le dire : nous vous en remercions.

Mes chers Camarades,

Depuis sept ans, nous avons célébré bien des centenaires : Institut, École polytechnique, École normale, etc. Chacune de ces grandes institutions a eu une éclosion bruyante, les lois ont sanctionné leur existence, les gouvernements qui se sont succédé ont aidé à les mettre au monde, les idées politiques régnantes ont, à certaines périodes, modifié leur organisation ; les orateurs qui ont rendu hommage à leur vie séculaire ont puisé leurs inspirations les plus éloquentes dans les idées politiques qui avaient dominé leurs créateurs ou qui avaient présidé à leur évolution.

L'Internat en médecine des hôpitaux de Paris n'a pas ces illustres origines, il n'a jamais provoqué de débats dans le sein des parlements ; je crois bien que c'est la première fois que son histoire sera exposée en public.

Nos origines sont très modestes. Le 4 ventôse an X (25 février 1802), les citoyens Gastaldy, Deschamps, Thauraux, Pelletan, Cullerier et Thouret rédigèrent deux articles de règlement sur le Service de Santé des hôpitaux de Paris. Ils créaient l'externat et l'internat, ils fixaient la durée des fonctions, leur nature, établissaient le recrutement par le concours.

Depuis un siècle, ces deux articles de règlement n'ont pas subi de changement notable.

Les membres du Conseil des hôpitaux qui les ont libellés ne les ont entourés d'aucun considérant, ils ont pensé que cela était inutile : des travaux antérieurs en avaient spécifié la nécessité, la conception n'est pas sortie subitement tout armée des cerveaux de nos créateurs, elle a été précédée par une incubation qui a duré plus de dix ans.

Avant 1802, dans les hôpitaux de Paris, sous des noms et des formes variés, les médecins et chirurgiens étaient aidés dans leurs fonctions par des *compaignons*, par des *aspirants-maîtrise*, ils les choisissaient eux-mêmes sans concours. On protestait contre un état de choses dont je n'ai pas à montrer les vices. La Société Royale de médecine de France dès 1788, des mémoires de Vicq-d'Azyr en 1790, de Thouret en 1797, avaient demandé que des élèves en médecine fussent internes dans les hôpitaux. Mais tous ces projets ne purent aboutir que lorsque les différents hôpitaux de la capitale, qui avaient jusqu'en 1800 une administration autonome, furent soumis à une réglementation uniforme.

Le 5 ventôse an IX, le Préfet de la Seine, Frochot, présidait la première séance du Conseil général des hospices ; il appelait son attention sur la nécessité de réformer le mode « de nomination des élèves dont la forme, disait-il, est actuellement tout arbitraire et peu propre à encourager de jeunes élèves ».

Quelques mois plus tard ces vœux étaient réalisés, l'externat et l'internat étaient créés. Les concours étaient institués. La durée des fonctions était fixée à trois ans pour l'externat, à quatre ans pour l'internat.

Le but visé par le Conseil général des hospices était bien précis. Il voulait que, à toute heure du jour et de la nuit, les malades et les blessés pussent recevoir les soins qui leur sont nécessaires. Il pensait qu'en confiant cette surveillance au dévouement de jeunes gens instruits, il plaçait les malades des hôpitaux dans les conditions les meilleures. Depuis lors, il s'est écoulé un siècle, le temps a montré que la confiance qui nous était faite était bien placée.

Mais, Messieurs, vous avez su donner à votre institution une nouvelle valeur. Dans les mémoires de Fourcroy, de Vicq-d'Azyr, de Thouret, un autre aspect de la question est indiqué d'une façon d'ailleurs assez vague. La Commission se déclare convaincue que c'est dans les hospices, en y prenant une part active au traitement des malades, que s'acquièrent les connaissances en l'art de guérir.

En faisant du concours le mode de recrutement des internes des hôpitaux, nos créateurs ont assuré la fortune de la Faculté de médecine de Paris et élevé le niveau de l'exercice professionnel en France.

Les raisons de ce succès sont multiples. L'ardeur des concurrents a fait de ce concours l'un des plus difficiles de ceux qui se trouvent placés à l'entrée des diverses carrières. Il est rare que l'on figure sur la liste des heureux avant la cinquième année d'études médicales ; la préparation exige un entraînement acharné de deux et plus souvent de trois années. L'effort profite non pas seulement à ceux qui ont la joie d'être nommés, mais à ceux, trois ou quatre fois plus nombreux, qui malheureux dans les épreuves du concours n'ont pu atteindre le but ; mais cet effort, aucun ne l'aurait fait s'il avait dépendu de la bonne volonté, de la faveur d'un chef de service de donner la place ambitionnée.

Ce concours présente, avec ceux qu'on lui a souvent comparés, des différences qui en font une création sans analogie avec tout autre organisation en France ou à l'étranger.

Une fois nommé, l'interne choisit ses chefs, il peut en toute liberté développer son instruction dans le sens de ses aptitudes, il consent à rester élève pendant quatre ans. A l'étranger, avez-vous quelque chose d'analogue ? En Angleterre, les fonctions similaires sont remplies par de jeunes docteurs qui peuvent être méritants, ou du moins qui le paraissent aux yeux des Conseils d'administration qui les nomment. Ils restent en exercice jusqu'au jour où ils croient avoir assuré leur situation professionnelle, peu d'entre eux quittent la ville dans laquelle ils ont été docteurs, résidant dans tel ou tel hôpital.

En Allemagne, le professeur choisit son ou ses assistants, ceux-ci lui doivent tout, ils sont ses seconds pendant quelques années, collaborant, assez souvent d'une façon anonyme, à ses travaux, et en sont récompensés lorsque le professeur peut leur trouver une place de *privat docent* dans quelque université de deuxième ou troisième ordre en Allemagne ou à l'étranger.

Vous, au contraire, vous êtes pendant chaque année attachés au service du chef que vous avez choisi. Vous n'êtes la chose de personne, il est bien rare que pendant ces quatre années des liens d'une solide affection ne vous unissent pas à la plupart de vos maîtres. Quand on a vécu tous les jours d'une même vie de travail, quand on a eu les mêmes préoccupations, il s'établit des relations qui ne se rompent jamais, vous appartenez à notre famille intellectuelle. On nous a même parfois reproché de vous trop aimer; je ne sais si cela a les inconvénients que l'on a signalés, mais je sais quels avantages cette amitié a pour l'élève et quels avantages surtout y trouve le chef de service. Il vous emprunte une part de votre ardeur juvénile, il est forcé, pour ne pas paraître avoir trop vieilli, de renouveler à votre contact son bagage scientifique.

Un autre caractère donne à l'Internat des hôpitaux une physionomie tout à fait personnelle. Lorsque, dans les autres professions, le concours se trouve à l'entrée de la carrière, l'élu reçoit à la sortie des écoles une place d'ingénieur, d'officier, de professeur. Dans notre organisation, au contraire, l'élu ne trouve, à l'expiration des quatre années, aucune sanction à ses efforts.

Il est l'égal de tous les autres docteurs, il lui faut de haute lutte conquérir sa place dans la corporation. Qui de nous n'a eu ce sentiment du néant qui un matin succède subitement à la vie active de l'Internat! Nul d'entre nous n'a oublié ce jour où cesse toute obligation hospitalière, où l'on n'a plus la responsabilité de ses malades; le vide est fait, et chacun se demande que devenir?

Mes chers Camarades, peut-être ce cruel isolement qui succède à la vie en commun de la Salle de garde, à son intimité, aux affectueux entretiens avec le chef de service et avec nos compagnons de service, est-il la cause principale du succès de l'institution de l'Internat. Dans les autres carrières qui ouvrent une école par le concours, une place attend l'élève à la sortie. Le travail effectué au moment de l'entrée et pendant la durée des études règle l'avenir, des lois minutieusement libellées prévoient l'avancement. Un nouvel effort semble presque inutile.

Pour nous, le jour où nous sortons de l'Internat, la lutte recommence.

Les uns entrent dans ce que nous appelons, non sans quelque ironie, la carrière des concours, pendant dix ans encore les épreuves succéderont aux épreuves. Il y a là, Messieurs, une période de stérilisation qui n'est pas le fait de l'Internat, mais dont les anciens internes sont les victimes et à laquelle il vous appartiendra de porter remède en ne vous laissant pas obnubiler par cet objectif hypnotisant.

D'autres retournent dans leurs pays d'origine, y apportent les nouvelles pratiques de la médecine, les popularisent et occupent bientôt la place que leurs efforts antérieurs leur réservent.

Une telle institution a produit des cliniciens qui ont assuré dans le monde entier la réputation de l'École de Paris. La tradition et les convenances ne me permettent de citer que les noms de ceux qui ont disparu. Mais nous pouvons nous enorgueillir de compter parmi nos ancêtres *en médecine* : Chomel 1809, Cruveilhier 1811, Rayer 1813, Bouillaud 1818, Andral 1828, Bazin 1828, Grisolle 1831, Hardy 1832, Béhier 1833, Tardieu 1838, Potain, Charcot, Vulpian, 1848 ; *en chirurgie* : Marjolin 1803, Lisfranc 1809, Jobert 1821, Denonvilliers 1830, Nélaton 1831, Gosselin 1835, Richet 1839, Broca 1844, Trélat 1848 ; *en obstétrique* : Baudelocque, Antoine Dubois 1817, Danyau 1826, Tarnier 1852.

Mais il n'est pas sorti de l'Internat que des cliniciens, et nous sommes fiers de pouvoir revendiquer comme nôtres des physiologistes comme Magendie 1803, Claude Bernard 1839, des professeurs d'histoire naturelle comme de Lacaze-Duthiers 1846, Baillon 1853, des hygiénistes comme Fauvel 1835, Bergeron 1840 et des philosophes comme Littré 1826.

Messieurs, voilà vos ancêtres, ceux-là ont été illustres, mais tous ont fait leur devoir et ce ne sont pas toujours les plus modestes qui ont rendu le moins de services.

Mes chers Camarades, voilà le passé, que sera l'avenir ? Administrativement l'Internat est resté immuable. scientifiquement il a marché avec son temps. et les quelques noms que je viens d'évoquer marquent les dates auxquelles la science médicale a pénétré dans des champs jusque-là inexplorés.

Vous assistez. Messieurs, à la plus grande des révolutions médicales: jamais. depuis les temps les plus reculés, la médecine n'a subi une transformation comparable à celle qui s'est accomplie depuis vingt-cinq ans, depuis Pasteur.

Le terrain sur lequel se développe votre activité se déplace ou plutôt s'élargit. Pardonnez-moi de vous donner des conseils, vous savez peut-être que la vieillesse aime à se livrer à cet exercice innocent. et d'ailleurs si je me trompe dans mes pronostics, ce sera là un accident qui ne sera pas le premier dans ma carrière.

Ne voyez pas dans les places de médecins des hôpitaux. de professeurs de Faculté. l'unique couronnement de vos efforts. Actuellement l'encombrement est tel que vous n'arrivez à donner la mesure de votre valeur qu'à cinquante ans. à un âge où les initiatives hardies. où la puissance de travail sont déjà singulièrement atténuées.

Ayez plus confiance en vous. De nouveaux horizons se présentent à vous. La France possède actuellement de vastes colonies. Leur pathologie est à peine entrevue. Des maladies aussi fréquentes que la coqueluche. que la dysenterie. ont des noms qui ne figurent même pas encore dans les Traités de médecine les plus modernes. Les maladies du Tonkin, du Sénégal, de Madagascar. diffèrent entre elles autant qu'elles diffèrent de celles de la métropole : laisserez-vous faire toute cette pathologie par nos rivaux scientifiques. les Allemands et les Anglais? Grâce aux échanges incessants, nous portons aux colonies les maladies de notre patrie. nous recevons en échange. et peut-être plus nombreuses. celles qui leur sont propres.

La médecine elle-même. en France. s'est transformée. Jusqu'à il y a vingt-cinq ans. elle était presque exclusivement familiale et curative. elle est devenue essentiellement préservatrice ; depuis que. grâce à la grande presse. le peuple a connu les travaux de Pasteur. a su qu'il était des maladies évitables. et que celles-ci étaient les plus meurtrières il a demandé que l'organisation sociale

de la médecine lui permît de bénéficier de ces conquêtes. Vous
êtes les héritiers des grands hommes dont j'ai évoqué les noms,
vous ne laisserez pas à d'autres le soin de faire porter tous leurs
fruits à leurs découvertes scientifiques.

Ne vous confinez pas dans la voie étroite des concours, élargissez
votre action, vivez dans votre temps, au grand bénéfice de la science
et de la patrie !

Mes jeunes Camarades,

C'est avec joie que nous saluons votre arrivée parmi nous, nous
savons que nous devons être poussés par de plus ardents pour continuer nos efforts. Soyez ces ardents. Vous êtes nés à la science alors
que l'outillage scientifique, alors que les laboratoires étaient créés.
Vous abordez les recherches avec des armes, dont nous avons été
privés et dont ma génération ne saurait plus se servir.

Vous ferez plus et mieux que vos anciens, et dans un siècle celui
à qui sera imposé le périlleux honneur de parler au nom de l'Internat
trouvera dans nos annales quelques-uns de vos noms qu'il pourra,
lui aussi, citer comme un honneur pour vous, pour la patrie et pour
l'humanité.

DISCOURS DE M. MOURIER

DIRECTEUR DE L'ASSISTANCE PUBLIQUE

Monsieur le Président du Conseil,
Mesdames,
Messieurs,

Pour prendre la parole à mon tour, à l'occasion des fêtes qui
nous réunissent, il me sera permis, je pense, d'invoquer un double
titre.

Le Directeur de l'Assistance publique de Paris a le droit, en
effet, de rappeler, non sans un légitime orgueil, que la paternité

de l'Institution dont nous célébrons aujourd'hui le Centenaire revient
à cette Administration. La création de l'Internat, œuvre tout originale et sans analogue, est peut-être celle qui fait le plus d'honneur
à l'esprit d'intelligente initiative de l'ancien Conseil général des
Hospices. Je serai l'interprète de l'Administration de l'Assistance
publique et du Conseil de surveillance, qui, j'en suis convaincu,
me permettra de l'associer à l'expression de mes sentiments personnels, en disant la joie qu'ils éprouvent à voir fêter avec tant
d'éclat une de leurs œuvres les plus chères. C'est assurément un
sujet de juste fierté pour nous que de célébrer dans de telles conditions le Centenaire de l'Internat. Cependant, si j'étais tenté de tirer
vanité de cet événement, il me suffirait, pour éviter de le faire, de
me souvenir que la force et la durée de semblables institutions sont
dues avant tout à la valeur de ceux auxquels elles s'appliquent.

Je me bornerai donc à rappeler l'origine et le passé de l'Internat,
la sollicitude avec laquelle l'Administration de l'Assistance publique
et le Conseil de surveillance, qui sont toujours restés étroitement
unis pour le plus grand bien des pauvres et des malades, ont poursuivi son perfectionnement, les sacrifices qu'ils ont consentis pour
faciliter les travaux de ses membres, stimuler leur zèle ou récom-
penser leurs efforts.

Après avoir indiqué ce que l'Assistance publique a fait pour
l'Internat, je voudrais — et ce sera pour moi un devoir plus agréable
encore — dire les services que l'Internat a rendus, en échange, à
l'Assistance publique, et, comme représentant légal des pauvres,
je serai particulièrement autorisé à rendre hommage à une institution qui contribue pour une si large part à l'œuvre charitable de la
Ville de Paris.

De tous les décrets ou règlements qui régissent l'Assistance
publique, celui qui est relatif à l'Internat est le seul qui ait subsisté
intégralement pendant un siècle. Je me plais à rappeler ce fait, parce
qu'il constitue le meilleur éloge que l'on puisse faire non pas du
règlement, mais de ceux qui s'y soumettent. Les agitations politiques
du siècle écoulé ont apporté dans l'organisation même de l'Assistance
publique de nombreux changements. Les idées modernes de solidarité et de justice sociale, en ouvrant à la Charité de nouveaux

modes d'application, les progrès si rapides de la Médecine et de l'Hygiène, en nécessitant des améliorations continuelles, ont provoqué la revision de tous les règlements concernant la distribution des secours ou les soins à donner aux malades. Seuls, les textes relatifs à l'institution de l'Internat sont demeurés en pleine vigueur. Cela tient sans doute à ce que ces textes réglementent une matière à laquelle les vicissitudes des temps ne sauraient porter aucune atteinte, je veux parler de l'émulation et du dévouement, de l'amour de la science et de l'amour de l'humanité. Ces sentiments-là sont éternels, et dans les cœurs généreux on les retrouve toujours avec la même force. Un règlement qui avait pour effet d'offrir à de telles vertus les moyens de s'exercer était assuré de ne jamais devenir lettre morte, mais au contraire de recouvrer des forces toujours nouvelles au contact de cette jeunesse ardente et laborieuse à laquelle il ouvrait un si noble champ d'action.

Le 24 février 1801, en installant le Conseil général des Hospices, qui constituait enfin, pour l'Administration charitable de la Ville de Paris, jusqu'alors si complexe et si diffuse, l'unité vainement cherchée dans les siècles précédents, le comte Frochot, préfet de la Seine, appelait l'attention de cette assemblée sur la nécessité d'établir un règlement général pour le Service de Santé des établissements hospitaliers : « Ce service, disait-il, est fait selon le zèle des officiers de santé qui en sont chargés et d'après les règles qu'ils jugent à propos de se prescrire chacun dans son hospice. Je ne doute pas que, soit pour l'amélioration du service, soit pour les officiers de santé eux-mêmes, un règlement commun ne soit très avantageux ; mais, jusqu'à ce jour, on a douté à qui appartenait le pouvoir de le faire, et, en conséquence, personne ne l'a tenté. Cet objet, pourtant, importe trop à la régénération des hôpitaux pour être ajourné plus longtemps, et vous ne tarderez pas, je pense, à reconnaître la nécessité de vous en occuper, ne fût-ce que sous le rapport des nominations dont la forme est actuellement tout arbitraire et peu propre à encourager les jeunes élèves. »

L'élaboration d'un Règlement pour le Service de Santé des hôpitaux et hospices civils de Paris fut donc l'une des premières préoccupations du Conseil général des Hospices, et une année ne s'était pas écoulée que déjà paraissait le Règlement du 23 février 1802 (4 ventôse an X).

En même temps qu'il instituait des médecins et des chirurgiens en chef, assistés de médecins ordinaires et de chirurgiens de 2ᵐᵉ classe, ce Règlement créait dans les hôpitaux des places d'élèves, internes et externes, chargés de tenir les cahiers de visite, de faire les pansements et d'assurer le service de la garde. Les internes devaient être nommés pour quatre années et les élèves externes pour trois années, par voie de concours.

Le Règlement du 23 février 1802 subsiste encore dans toute sa vigueur en ce qui concerne l'Internat. Il a pleinement suffi, depuis un siècle, à assurer chaque année le recrutement de ce personnel d'élite qui, sous la direction de chefs éminents, seconde si vaillamment l'Assistance publique dans l'œuvre qu'elle accomplit. Je tiens cependant à mentionner une légère addition faite à ce règlement en 1885, dans le but non pas de le modifier, mais d'élargir l'accès du concours. En décidant dès cette époque que les femmes seraient admises à concourir pour l'Internat, le corps médical et l'Assistance publique se sont placés parmi les initiateurs d'un mouvement qui a fait depuis des progrès considérables, et c'est leur honneur d'avoir compris qu'à l'accès d'une profession, où les plus hautes qualités du cœur doivent seconder celles de l'esprit, les femmes, autant que les hommes, avaient droit.

L'Internat, est-il besoin de le rappeler, a surtout été institué dans le but d'assurer aux malades la permanence des secours médicaux dont ils peuvent avoir besoin à toute heure du jour et de la nuit, en l'absence des chefs de service. Mais la réalisation de ce but un peu égoïste, s'il est permis toutefois de qualifier ainsi le désir d'assurer aux malades pauvres des soins plus assidus, n'a pas été la seule préoccupation de l'Administration charitable. Elle a tenu à utiliser de son mieux, pour l'enseignement pratique des élèves au concours desquels elle faisait appel, des services hospitaliers qui, par la variété des maladies traitées, constituent un champ d'études et d'expériences vraiment unique. Et, avec l'aide de la Faculté de médecine, elle a consacré tous ses efforts à créer ainsi une vaste école supérieure d'enseignement médical.

Quelques mois à peine après l'institution de l'Internat, un arrêté du Ministre de l'Intérieur organisait des cliniques dans les établissements relevant de l'Assistance publique. Les élèves internes et externes attachés aux divers hôpitaux étaient tenus de suivre ces cliniques qui restaient, bien entendu, distinctes de celles de la Faculté. Déjà, au xviiie siècle, des maîtres célèbres donnaient sous cette forme l'enseignement médical à leurs élèves à l'Hôtel-Dieu ou à la Charité, et c'est dans ces cliniques officieuses que s'illustrèrent, au début du siècle, Cabanis, Corvisart, et tant d'autres. Cet enseignement indépendant de l'enseignement officiel a été depuis continué, et, aujourd'hui, presque tous les médecins, chirurgiens et accoucheurs font des cours à leurs élèves tant au lit des malades que dans les amphithéâtres aménagés à cet effet dans les hôpitaux.

Pour compléter l'œuvre d'enseignement qu'elle avait ainsi commencée, l'Administration a créé en 1813 un amphithéâtre central d'anatomie. Établi à l'origine dans un local dépendant de la Pitié, il fut transféré en 1836, dans des bâtiments neufs construits à cet usage, rue du Fer-à-Moulin, sur l'emplacement des anciens cimetières de Clamart et de Sainte-Catherine, d'où le nom de « Clamart » sous lequel est connu, dans le langage usuel des élèves, l'amphithéâtre d'anatomie.

Cette création est peut-être celle qui témoigne le mieux des sacrifices que s'est imposés l'Administration hospitalière pour le développement de l'instruction professionnelle des élèves des hôpitaux.

Elle s'est efforcée, d'autre part, de seconder les élèves dans leurs travaux, en mettant à leur disposition des bibliothèques, des musées, des laboratoires, que la Ville de Paris subventionne depuis de longues années déjà. Elle a tenu à stimuler leur zèle en décernant, à l'expiration de leur temps de service dans les hôpitaux, une médaille de bronze, comme témoignage de satisfaction, à ceux qui ont fait un service assidu et régulier, en instituant un concours annuel pour la médaille d'or de l'Internat, et en accordant aux titulaires de cette distinction, si justement enviée, des bourses de voyage à l'étranger.

C'est avec le sentiment de servir à la fois la cause de la science et celle de l'humanité souffrante que l'Administration hospitalière a veillé avec tant de sollicitude au développement de l'institution de l'Internat. Elle a été largement récompensée de ses efforts par l'empressement avec lequel le corps médical l'a soutenue dans sa tâche, par le dévouement d'une jeunesse également désireuse de chercher le vrai et de faire le bien.

Dans la lutte que la science médicale engage contre la maladie et la mort, il faut agir à la fois avec l'intelligence et avec le cœur; il faut non seulement guérir, mais encore soulager, réconforter l'être animé qui souffre et que trahissent ses forces épuisées. De là les obligations multiples qui incombent à l'Internat. Son passé nous offre une preuve éclatante de ce fait, que les devoirs les plus délicats et les plus haut placés suscitent toujours les énergies les plus fécondes et les dévouements les plus courageux.

Ce passé plein d'actes d'héroïsme et d'abnégation, je ne veux pas en parler aujourd'hui. Demain, devant l'œuvre d'un artiste éminent, au cœur de ce vieil Hôtel-Dieu où dorment tant de souvenirs de l'histoire de Paris, une parole plus autorisée que la mienne rappellera les noms de ceux qui ont payé de leur vie leur dévouement aux pauvres. Je veux cependant dire, ici, qu'en toute occasion l'Assistance publique a trouvé les internes prêts à faire leur devoir.

Peu après la fondation de l'Internat, grand est le nombre des jeunes élèves qui, sans attendre la fin de leurs études, suivent comme aides-majors les armées impériales à travers l'Europe. Bien peu reviennent prendre leur poste au chevet des malades. Lors de l'invasion, c'est à l'Assistance publique que le Service de Santé militaire, complètement désorganisé, laisse le soin de ses hôpitaux. Les batailles sous Paris encombrent de blessés français et étrangers les hôpitaux civils eux-mêmes, et l'effroyable épidémie de 1814 ajoute à tant d'horreurs celles d'une calamité publique.

Puis ce sont les terribles épidémies de choléra de 1832, de 1849, de 1854 qui mettent à l'épreuve la science et le dévouement du corps de santé de l'Assistance publique. Ce sont les journées de Février 1848, au cours desquelles de nombreux internes, laissant le service régulier des hôpitaux aux externes, se répandirent dans les ambulances improvisées. Ce sont les journées plus longues et plus cruelles encore du siège de Paris, avec tous les maux qu'il déchaîna et ses souffrances physiques et morales!

En toutes ces circonstances, les internes se montrèrent toujours à la hauteur de leur tâche si difficile, si périlleuse qu'elle fût, luttant contre la violence du mal avec toutes les ressources de leur science précoce. Mais si les efforts accomplis à des époques critiques frappent particulièrement notre attention, nous ne devons pas oublier que de tout temps la vie de l'Internat, avec ses devoirs quotidiens, fut une école de travail et de patience, et notre reconnaissance reste égale pour tous ceux qui consacrent à une telle tâche les plus belles années de leur existence.

Les sentiments de gratitude que j'exprime au nom du Conseil de surveillance et de l'Assistance publique pour cette jeunesse studieuse, où se sont recrutées la plupart des gloires de la médecine française, sont ceux de tous. Je constate avec joie l'empressement avec lequel d'anciens internes sont venus en grand nombre des points les plus divers de la France et de l'étranger pour assister à cette fête: ils pourront rapporter chez eux le témoignage de reconnaissance que l'Administration hospitalière parisienne adresse au corps de l'Internat tout entier.

Le Gouvernement de la République a bien voulu s'associer à une cérémonie qui nous a permis de rappeler que la jeunesse française est toujours restée digne de sa réputation, que c'est toujours avec la même ardeur et la même vaillance qu'elle a cherché la vérité et tenté de réaliser le bien. Je demande à M. le Président du Conseil la permission de le remercier respectueusement de la preuve de sympathie qu'il a donnée, en acceptant la présidence de cette fête, à l'Internat et à l'Administration de l'Assistance publique qui s'honore d'être placée sous sa haute direction.

Je voudrais enfin, au nom des pauvres que je représente, joindre aux hommages publics rendus à un corps d'élite celui non moins sincère, non moins chaleureux des humbles, des déshérités, des souffrants, au soulagement desquels l'Internat a consacré, pendant plus d'un siècle, sa grande et féconde existence.

DISCOURS DE M. LE PROFESSEUR DEBOVE

DOYEN DE LA FACULTÉ DE MÉDECINE

Messieurs,

Il ne saurait y avoir un événement médical auquel la Faculté de Paris, dont j'ai l'honneur d'être le représentant, puisse rester étrangère, et moins que tout autre, la fête qui nous réunit aujourd'hui.

Notre Faculté doit la plus grande partie de son éclat au vaste champ d'observation fourni par les hôpitaux : grâce à la collaboration savante et active de leurs médecins, nous assurons l'instruction scientifique et pratique de trois mille six cents étudiants. Les internes y participent en initiant leurs camarades moins avancés dans leurs études, aux difficultés de notre art. Espérons que toujours cet enseignement sera prospère ; car si les études biologiques se font hors de l'hôpital, la clinique est l'aboutissant de nos recherches de laboratoire ; seule, elle peut faire des praticiens.

Pour marquer les liens qui unissent l'Internat à la Faculté, il suffit de rappeler que sur trente-six professeurs, trente et un ont été internes, et en vous adressant ces quelques mots comme Doyen, je ne puis oublier, par expérience personnelle, la somme de travail nécessaire pour réussir dans ce concours, et quelle joie donne le succès ; elle est proportionnée à l'effort. Jusque-là nous n'avions reçu que des encouragements ; le jour où nous sommes nommés nous avons conquis un avantage réel.

Les années d'Internat passent rapidement : heureux qui sait les employer ! On a l'instruction nécessaire pour observer : on est assez jeune pour apprendre, assez vieux pour comprendre. Que nos camarades profitent pour travailler de ces belles années ; elle ne pourront être compensées par aucune autre.

Le plus illustre de nos ancêtres a dit que l'art était long et la vie brève. Elle est plus brève que l'on ne croit, si on pense au petit nombre d'années pendant lesquelles le cerveau de l'homme est susceptible d'apprendre et de créer; plus tard, il ne fera que mettre à profit les acquisitions antérieures,

Je ne chercherai pas à quelle époque commence l'âge mûr, à quels signes on le reconnaît; ils sont, hélas! trop nombreux. Cependant j'en citerai un qui, pour beaucoup de nous, s'impose aujourd'hui.

Le jeune homme fait d'incessants projets; il est impatient de connaître l'avenir, d'écarter les voiles qui le cachent à ses yeux, voiles heureusement impénétrables, car nos rêves sont toujours supérieurs à la réalité. A un certain âge, on n'aime pas à regarder en avant, on regarde en arrière. Nos plus agréables pensées ne sont plus des espérances, mais des souvenirs. C'est alors que, nous, médecins, nous nous reportons à nos années d'Internat. Nous commencions à avoir de l'expérience ; nous vivions dans l'intimité de camarades, au seul âge où se forment les amitiés désintéressées; nous étions au contact quotidien de maîtres disparus dont les traits et le caractère nous sont toujours présents. Nous nous complaisons d'autant plus dans ce passé qui nous rappelle notre jeunesse, ce bien comparable à la santé, dont ne jouissent pas ceux qui le possèdent et que regrettent ceux qui l'ont perdu.

Mais si nous avons vieilli, l'Internat qui reçoit chaque année un sang nouveau est resté jeune quoique centenaire. Il supporte allégrement son âge, légitimement fier de son passé et de son présent, qui lui permettent d'espérer un avenir non moins brillant.

DISCOURS DE M. HENROT

DIRECTEUR DE L'ÉCOLE DE MÉDECINE DE REIMS.

Monsieur le Président du Conseil,
Messieurs,

La grande famille médicale de l'Internat parisien, après s'être laborieusement formée à la suite de longues et difficiles épreuves, célèbre aujourd'hui son Centenaire.

L'Internat, comme l'École polytechnique, qui, il y a deux ans, a inauguré la série de ces fêtes séculaires, a résisté aux épreuves du temps sans subir de notables modifications; c'est que ces deux institutions reposent sur la base la plus large, la plus libérale, la plus équitable : le concours.

Est-il en effet un mode de recrutement qui se rapproche plus de la perfection, et qui, placé au-dessus des agitations politiques, religieuses et sociales, ait une plus grande puissance de résistance? Les juges de ce concours n'ont dû eux-mêmes leur entrée dans les hôpitaux que grâce à ces tournois loyaux, où les mieux doués, les plus travailleurs, finissent toujours par triompher.

L'Internat groupe en un faisceau compact des étudiants de race, de nationalité, de religion, de culture intellectuelle très différentes ; il les confond dans la plus cordiale intimité, et réalise cette union féconde qui a su résister au temps, comme les admirables bronzes antiques que les perturbations les plus profondes de la terre n'ont su détruire.

Cette rapide et tenace liaison se fait dans les salles de malades où est donné le même enseignement savant, élevé et généreux, et dans les salles de garde, où les idées les plus diverses s'entre-choquent avec toute l'ardeur de la jeunesse.

L'institution est restée debout comme un bloc de granit; chaque année, une génération nouvelle remplace celle qui part; tous nous avons regretté cette séparation, parce que tous nous avons conservé de cette heureuse et insouciante période de la vie l'ineffaçable souvenir de la plus franche cordialité : la dispersion se fait, c'est la loi inéluctable ; les uns plus ambitieux, plus confiants en eux-mêmes, restent à Paris, pour former la pépinière des professeurs de la Faculté et des médecins et chirurgiens des hôpitaux ; les autres vont porter la science française dans leur pays d'origine, aux quatre coins du monde ; d'autres enfin, plus timides, moins bien armés pour la lutte, retournent modestement dans leur province : c'est au nom de ces derniers que j'ai l'honneur trop peu justifié de prendre la parole dans cette solennelle assemblée.

Notre rôle, à nous provinciaux, s'il est moins brillant que celui de nos camarades de Paris, est tout aussi utile ; nous avons reçu des

26

mêmes maîtres les mêmes leçons, les mêmes exemples, et partout où
le hasard nous conduit, que ce soit dans un petit centre ou dans une
de nos grandes cités, nous portons la bonne parole avec le même
entrain, avec la même foi communicative; nous formons le pivot
autour duquel viennent se grouper toutes les initiatives scientifiques,
toutes les bonnes volontés, tous les efforts, pour étendre s'il est possible les bienfaisants effets de notre admirable science.

Dans toutes les branches si variées de cette science de l'homme,
nous ne nous contentons pas de porter les échos de la savante parole
de nos maîtres, nous devenons nous-mêmes les initiateurs, les organisateurs de tout ce qui, en médecine, en chirurgie et en hygiène,
peut être utile à nos semblables; comme nos collègues de Paris, nous
avons conscience de faire quelque chose de bon, de bienfaisant pour
l'humanité.

Nous ne voulons pas chercher à établir un parallèle entre l'ancien
interne de Paris, et l'ancien interne de province : tous les deux tien-
nent leur grande place dans la science médicale, tous les deux cherchent à rendre l'homme plus fort et meilleur.

Paris, on l'a dit, est le cerveau de la France, mais c'est un cerveau qu'un travail opiniâtre et agité surmène, et qui, le plus souvent,
s'épuise vite. La province est le cœur et le muscle. En maintenant plus
longtemps le jeune homme au contact direct de cette nature toujours
si généreuse, il devient un homme robuste et résistant, capable de
supporter les plus rudes épreuves.

Paris ne saurait s'alimenter sans le concours de la province qui
lui apporte son blé, sa viande savoureuse, ses vins généreux; au
point de vue intellectuel, il est impuissant à réparer ses forces per-
dues; il faut que sans cesse la province lui envoie sa jeunesse intelligente, vigoureuse et active, pour entretenir ce puissant foyer
de production intellectuelle, qui va ensuite se répandre dans le
monde.

Dans toutes les branches de l'activité humaine, le renouvellement de force cérébrale s'impose; il faut un sang jeune, ardent, vivi-
fié par l'air des montagnes, avivé par l'air pur de nos côtes si
accidentées, pour fournir à la capitale cet élément nerveux indispensable.

Il n'entre pas dans notre pensée de faire la statistique des forces que nous apportons à la grande cité, un exemple seulement: notre modeste École de médecine de Reims a envoyé en 1860-1861 cinq internes titulaires aux hôpitaux de Paris (1), et depuis sa réorganisation, huit de ses anciens élèves sont devenus professeurs et professeurs agrégés de la Faculté de Paris (2); six sont encore en exercice; enfin plus de trente-cinq internes sont venus s'installer dans notre ville. Ces simples chiffres démontrent avec la plus complète évidence l'appoint considérable que nous apportons à l'enseignement parisien.

Nos étudiants, grâce à des qualités d'endurance résultant d'une nature un peu abrupte, grâce à une énergie qu'ils ont héritée de parents vivant le plus souvent des plus durs labeurs, apportent une ardeur qui leur permet de résister sans défaillance à toutes les difficultés de la vie; ils savent qu'ils ne peuvent compter que sur eux-mêmes et que le travail, le travail seul, leur assurera une place honorable dans notre corporation.

Notre rôle, dans les écoles de province, est de préparer ces jeunes intelligences pour les grandes et hautes luttes de Paris; nous faisons de notre mieux pour donner à nos élèves le meilleur de ce que nous ont appris nos maîtres et le résumé de notre propre expérience.

Nous n'oublions pas, qu'en toute science, il est indispensable de bien connaître les éléments.

En médecine, nous nous efforçons de faire reposer leur instruction sur les deux bases les plus solides : l'anatomie et la clinique, sans lesquelles il n'est pas possible de devenir un bon médecin.

Il y a donc, Messieurs, un incessant échange entre Paris et la province: Paris exporte des anciens internes qui vont, avec une autorité légitimement conquise, répandre partout la science française; la province importe ses étudiants à l'âme haute, au caractère fortement trempé, qui eux-mêmes deviendront bientôt des maîtres.

Ce sont ces échanges qui entretiennent entre les anciens internes cette douce et agréable cordialité que la mort seule peut rompre.

1) Gentilhomme, Cocteau, Lemoine, Nicaise, Duguet.
(2) Landouzy, Cocteau, Nicaise, Lancereaux, Duguet, Troisier, Remy, Launois.

C'est à nous, les anciens, qu'il appartient d'adresser à nos jeunes camarades cette suprême prière de respecter, de maintenir, de fortifier ces traditions qui, pendant un siècle, ont assuré l'homogénéité, la suprématie du corps de l'Internat.

Cette cérémonie du Centenaire, en créant des ressources nouvelles, va encore resserrer ces liens confraternels. L'Association assurait une pension à ceux de nos collègues, vieillis dans la profession, et tombés dans l'adversité ; elle va pouvoir tendre une main secourable à nos jeunes camarades qui, au sortir de l'Internat, sont souvent aux prises avec les plus sérieuses difficultés au moment de leur installation ; une caisse de prêt confiée à leur honneur leur rendra les plus utiles services.

L'Association, en donnant une aide puissante au début comme à la fin de la carrière, fortifiera ces sentiments de bonne camaraderie.

Enfin, Messieurs, cette fête marque une étape nouvelle, puisque, par un sentiment qui impose à tous le respect, elle honore ceux qui, victimes de leur dévouement, sont morts, non dans le triomphe de la victoire, mais dans l'obscurité d'une salle d'hôpital, près des malades que leur dévouement s'est efforcé de sauver.

C'est ainsi, Messieurs, qu'à travers le temps, le corps de l'Internat pourra indéfiniment perpétuer une tradition faite d'honneur et de confraternelle solidarité.

DISCOURS DE M. ZIEMBICKI

PROFESSEUR A LEMBERG (AUTRICHE)

Monsieur le Président du Conseil des ministres,
Messieurs,

Regardons un siècle en arrière. Revenue de Marengo, la France se recueillait en attendant Austerlitz.

Durant ce lustre, relativement pacifique de cinq années, l'organisation intérieure marcha à pas de géant, comme géant était l'homme qui allait bientôt commander au monde.

Armée, marine, cultes, code civil, sans compter la Vendée et les émigrés, toutes ces réformes et tous ces soucis ne firent point oublier les soins à donner au plus précieux des biens de l'État : la santé publique. Et voilà comment naquit l'institution de l'Internat, roseau frêle d'abord, chêne séculaire aujourd'hui, dont nous célébrons le Centenaire côte à côte, français et étrangers.

C'est là un trait caractéristique de votre grand pays.

Les armées françaises avaient porté au bout de leurs baïonnettes la Déclaration des Droits de l'homme dans toutes les capitales de l'Europe, et les monarchies brisées ne purent se sauver qu'en faisant miroiter devant leurs peuples encore somnolents, l'amour du sol natal et de la liberté.

Aussi lorsque sonna l'heure de la défaite militaire, la France n'en resta pas moins le Palladium de la civilisation et du progrès, magnétisant et attirant l'humanité entière, gouvernant, malgré Waterloo et 1870, grâce aux principes de 1889, la Pensée de l'Univers frémissant.

Fière de ses institutions, de ses universités, de ses écoles supérieures, la France en permit généreusement l'accès aux étrangers qui sont légion, élèves sortis de l'École centrale, des mines, des ponts et chaussées, et près de deux cents de l'Internat de Paris, c'est-à-dire cinq pour cent de tout l'effectif séculaire. En vrai et grand Français, Pasteur pouvait donc proclamer cette maxime : « La Science n'a pas de Patrie, l'homme de science en a une. »

Messieurs, cette hospitalité scientifique de la France, on doit la mettre d'autant plus en relief, la faire sonner d'autant plus haut que, de l'autre côté du Rhin, trois cents étudiants de race slave viennent d'être expulsés de toutes les universités, comme dangereux pour l'empire, et que les Droits de l'homme vis-à-vis de nous, dans ces terres qui furent le berceau de notre nationalité, de notre glorieuse histoire et de nos rois, consistent à imposer la langue et le patriotisme germanique aux enfants à coups de triques, aux mères qui défendent leurs petits, à coups de prison.

Est-ce haine aveugle de race, est-ce prescience affolée d'un compte que l'histoire réglera, c'est au xxe siècle qu'il appartient de nous le dire.

Messieurs, l'Internat de Paris avec les études préliminaires im-

plique dix années de séjour en France, et c'est pour nous, étrangers,
presque le droit acquis aux lettres de grande naturalisation.

La France nous a donné des droits sensiblement égaux à ceux
de ses enfants, sans nous demander l'impôt du sang; mais ce sang,
il se mélangea largement au vôtre quand il fallut défendre votre
sol et l'intégrité de votre territoire, et sans remonter au premier
empire, les champs de bataille autour de Paris, dans les Vosges, à
Coulmiers et au Mans n'en ont pas perdu le glorieux souvenir.

Eh bien, en temps de paix, c'est encore à nous de comprendre
de quelle façon nous avons à payer la dette sacrée.

Nous devons nous considérer, non seulement comme vos colons
scientifiques jetés à travers le monde, non seulement comme les
pionniers de votre génie national et de votre civilisation, sans manquer de chérir celle qui nous est propre, mais encore, semblables à
des sentinelles avancées, nous devons veiller à la sauvegarde de
l'Idée française qui, à tout prendre, n'est que celle de la vraie Liberté.

Messieurs, dans l'Internat nous formons votre Légion étrangère
et, en guise de drapeaux pris à l'ennemi, nous apportons aujourd'hui
dans cette enceinte le butin scientifique de toute notre vie, les honneurs, les dignités de nos carrières. C'est un tribut qui vous appartient en entier.

En ce jour solennel, souvenons-nous donc des maîtres illustres
qui ne sont plus et envoyons-leur un pieux et reconnaissant hommage
jusqu'au delà des pierres sépulcrales.

Remercions les maîtres présents ici, qui portent si haut la réputation scientifique de la France.

Saluons au passage la jeunesse de l'Internat, gage certain et
pépinière des gloires de l'avenir; renouvelons le pacte fraternel avec
nos camarades de promotion qui nous ont traités en frères et dont
nous voulons rester les frères.

Remercions la Ville de Paris.

Mais avant tout, au-dessus de tout, inclinons-nous, remplis
d'un dévouement qui ne finira qu'avec nos jours, devant l'image
grandiose de la France en formant un seul et unique vœu : « Puisse
le crêpe qu'elle porte fidèlement à la hampe de son drapeau disparaître à jamais. »

DISCOURS DE M. RAY. DURAND-FARDEL

SECRÉTAIRE GÉNÉRAL DU COMITÉ DU CENTENAIRE

Monsieur le Président du Conseil;
Mesdames,
Messieurs,

Vous venez d'entendre nos Maîtres apprécier l'Internat et dire
en termes éloquents ce que fut pour eux cette période trop courte où,
comme dans une sorte de course au flambeau, nos générations successives se repassent le devoir sacré d'assister les malades de la
grande Ville.

Mes fonctions de secrétaire général m'imposent la tâche plus
ingrate de vous rendre compte de la genèse du Centenaire et de la
façon dont le Comité en a organisé la célébration.

L'Internat en médecine et en chirurgie des hôpitaux de Paris
est né d'une nécessité administrative : il s'agissait, dans l'esprit des
auteurs du Règlement de 1802 qui l'a institué, d'assurer aux malades
admis dans les établissements hospitaliers un personnel médical
suffisamment instruit et actif pour exécuter avec compétence les
prescriptions des chefs de service, les aider dans leurs opérations,
et parer nuit et jour aux accidents d'urgence.

Pour les hommes éminents qui avaient entrepris pendant la
Révolution la réforme des services d'assistance publique, le concours
seul était capable de faire une sélection parmi les étudiants, et
d'appeler à ces fonctions les plus aptes à les remplir : l'avenir s'est
chargé de justifier cette opinion, et le corps de l'Internat ainsi
recruté a donné bien au delà de ce qu'on en attendait.

Par la force des choses, cette institution n'a pas tardé à devenir
une admirable école professionnelle, donnant à ceux qui y étaient
admis, par l'observation continue des malades les plus variés,
par le contact journalier avec les maîtres, cette solide instruction
pratique sans laquelle le médecin risque de n'être que le théoricien
érudit et bavard dont Molière a tracé le type immortel.

Sagement limité à une durée maxima de quatre ans, l'Internat reste éternellement jeune, et l'infusion annuelle d'un sang nouveau lui permet d'assister aujourd'hui à sa glorification centennale dans la personne de la dernière promotion, née d'hier, vibrante encore de la lutte du Concours, et poussant joyeusement devant elle les anciens qui cèdent à regret leur calotte et leur tablier!

Dans son évolution sociale ultérieure, au milieu de la grande famille médicale, dont il ne saurait ni ne voudrait se disjoindre, l'ancien Interne n'est plus en effet qu'un médecin comme les autres, jeté dans l'âpre concurrence de la science et de la pratique professionnelle. Il a cependant contracté, pendant ces quatre années de Salle de garde, des habitudes d'étude et de vie en commun, il a acquis dans ce contact quotidien des idées une empreinte corporative qui établit, qu'on le veuille ou non, une solidarité qui le suivra dans le développement de sa carrière.

Il en résulte que l'Internat possède une personnalité réelle, qu'il a une vie propre et distincte, affirmée par une existence d'un siècle, pendant laquelle sa physionomie a si peu changé que, comme les peuples heureux, il n'a pour ainsi dire pas d'histoire.

Pendant ces cent ans, l'Internat en médecine des hôpitaux de Paris n'a cessé d'appeler à lui les jeunes gens déjà sélectionnés par l'Externat, et de livrer chaque année à la pratique journalière un bon nombre de sujets distingués qui vont disséminer par le monde les principes toujours si compréhensifs et si clairs de la science médicale française.

Au cours de ce siècle, il a été nommé 3 357 Internes : 1796 sont encore vivants parmi lesquels nous comptons 244 internes en exercice, 856 anciens internes pratiquant à Paris, 615 en province, et 81 à l'étranger.

*
* *

Il a semblé à un groupe d'anciens internes, qu'il y avait lieu de fêter cette belle vitalité, à l'imitation des institutions qui doivent de même leur existence fertile et glorieuse au grand mouvement d'où est née la Société moderne : ainsi fut projetée la célébration du Centenaire de l'Internat, dont la solennité d'aujourd'hui est l'imposante réalisation.

L'idéal eut été de convoquer tous nos collègues dans une réunion plénière qui eût discuté l'opportunité de cette célébration et son programme.

Mais vous savez, Messieurs, la difficulté de ces convocations générales! surtout dans une profession aussi absorbante que la nôtre; il parut donc plus sage de choisir, un peu au hasard, une centaine de noms parmi ceux qui représentaient autant que possible les différentes situations officielles ou professionnelles auxquelles peut conduire l'Internat, tant à Paris qu'en province et à l'étranger. Beaucoup d'autres auraient pu être appelés dont les avis eussent été précieux : il ne les ont pas marchandés par la suite, heureusement pour la réussite finale de l'Œuvre entreprise.

Le 29 décembre 1900, une soixantaine de collègues répondaient à notre convocation. Réunis à la Faculté de médecine, ils décidaient qu'on devait célébrer le Centenaire, et nommaient un Comité chargé d'organiser cette célébration d'une façon digne du corps de l'Internat.

A la tête de ce Comité furent élus comme président et vice-présidents MM. les professeurs Brouardel, Guyon et Bouchard. Je ne saurais vous dire avec quelle ardeur juvénile ces maîtres ont entrepris de remplir la mission qui leur était confiée, tant est prestigieux le souvenir de l'Internat, les quatre meilleures années, disent-ils, de leur vie médicale !

*
* *

Dans la pensée du Comité, le Centenaire devait marquer une date dans l'Internat : d'un côté, un passé brillant de gloires consacrées, et le spectacle ininterrompu d'un austère devoir accompli chaque jour; de l'autre, un avenir plus assuré aux collègues futurs, en rapport avec les charges et les exigences toujours croissantes de la vie professionnelle.

Au premier dessein répondraient des souvenirs artistiques, une médaille, un livre d'or, un monument aux Internes morts victimes de leur dévouement; au deuxième seraient consacrés les fonds

27

généreusement apportés par les collègues donateurs et souscripteurs pour une œuvre durable et utile à la corporation.

Ce programme a été exactement rempli, et cela grâce à un concours de bonnes volontés, de charitables désintéressements et de générosités dont ce m'est un agréable devoir de vous rendre ici compte.

Et, d'abord, laissez-moi vous confier que, dans la nécessité de faire économiquement des choses coûteuses, le Comité a frappé à la caisse de nombre de personnalités qui, étrangères à l'Internat ou anciens collègues, se sont laissé faire avec une inépuisable bonté.

Une médaille commémorative s'imposait, car nulle époque plus que la nôtre n'a eu le goût de fixer ainsi le souvenir des événements marquants.

M. le Directeur des Beaux-Arts, dont j'aurai plusieurs fois à vous signaler la bienfaisante intervention, saisit cette première occasion de témoigner l'intérêt que portent les pouvoirs publics au corps de l'Internat : grâce à son appui, M. le Ministre de l'Instruction publique décida que les frais artistiques de la médaille seraient supportés par l'État, et en confia l'exécution à M. Bottée, dont la plupart d'entre vous ont déjà reçu la très remarquable composition.

Une modeste plaque de marbre devait, dans nos projets, réunir les noms de ceux de nos collègues qui sont morts au cours du siècle, frappés pendant leur Internat par les maladies infectieuses au milieu desquelles ils vivaient pour les combattre : plusieurs lettres nous étaient parvenues demandant que ces modestes victimes fussent glorifiées par un véritable monument. Or un monument coûte beaucoup d'argent, et le Comité n'en avait pas encore : c'est alors qu'une bonne fée qui passait près de notre salle de délibérations suggéra à un éminent artiste la généreuse pensée de nous offrir gracieusement son immense talent.

La tentation était trop forte et le Comité décida l'érection d'un monument dans la cour d'honneur de l'Hôtel-Dieu : le Conseil municipal s'est associé à l'hommage rendu à nos glorieux morts en souscrivant une somme de mille francs.

Demain vous pourrez voir la belle œuvre que M. Denys Puech a sculptée dans un marbre offert par l'Administration des Beaux-

Arts, et notre vice-président, le professeur Guyon, vous parlera avec sa grande autorité et sa grande bonté des glorieuses victimes auxquelles est dédié le monument élevé par les soins de M. l'architecte Bélouet, et pour lequel l'Académie des Inscriptions et Belles-Lettres a bien voulu nous donner quelques conseils.

Toute corporation a son histoire et ses traditions : or l'histoire de l'Internat n'existe pas, ou du moins elle en est encore à l'époque préhomérique, et c'est par transmission orale, voire même par des chants légués de génération en génération, que se perpétuent les hauts faits des ancêtres, les gloires et les infortunes des promotions antérieures.

Il avait donc semblé au Comité que le moment était venu de réunir ces documents épars, et de confier à plusieurs de nos collègues les plus autorisés la rédaction d'un Livre d'or où revivraient dans des chapitres distincts, signés de noms illustres, les différents aspects de la vie studieuse, dévouée et parfois un peu folle des salles de garde. Ce projet n'a pas rencontré une approbation unanime : la collaboration dévouée de quelques-uns ne pouvait suffire à remplir un cadre où devaient figurer la plupart de nos maîtres, et nous avons réduit le Livre d'or projeté aux proportions plus modestes d'un recueil des documents officiels intéressant l'Internat dans sa création et son évolution à travers le siècle.

Au surplus, les grands événements qui ont marqué ces cent dernières années paraissent avoir eu relativement peu de retentissement dans les salles de garde : ce n'est pas que le cerveau affiné des jeunes gens qui les composaient ne fût prêt pour toutes les grandes émotions, et Gambetta, qui les avait beaucoup fréquentés, écrivait à notre collègue Kalindero, vers la fin de l'Empire : « Le corps de l'Internat est un milieu prospère pour ensemencer les idées de liberté et de justice. »

Il est cependant peu d'internes qui figurent dans les manifestations violentes qui ont jalonné la marche de notre état social, et, si nous avons nos glorieuses victimes, ce n'est guère dans les pages retentissantes de notre histoire qu'il faut en chercher les noms. C'est que, chez ces jeunes gens, le sentiment du devoir parle plus haut que l'effervescence des idées. Pour eux, quand on se bat, le strict devoir est à l'hôpital où bientôt vont affluer les blessés ; il y a plus de vrai courage, lorsqu'on a vingt ans, à observer ainsi une consigne obscure, qu'à risquer sa vie au service d'une grande idée.

*
* *

Il ne suffisait pas, Messieurs, d'assurer par des souvenirs artistiques et littéraires la commémoration de notre Centenaire, il fallait encore en préparer la célébration, et c'est là que les organisateurs ont eu à compter avec les obstacles et les déboires.

Je vous épargnerai le récit des transes du Comité contraint de reculer la date de la célébration pour en éviter la coïncidence avec la période électorale, incertaine jusqu'au dernier moment ; les angoisses du Secrétaire général ne trouvant pas de salle disponible suffisante pour recevoir nos invités d'aujourd'hui; la déception de tous en apprenant le voyage en Russie de M. le Président de la République qui avait promis d'assister à notre séance solennelle.

Tout s'arrange, me disait un haut personnage à qui je confiais mes inquiétudes ! M. le Président du Conseil en venant occuper le fauteuil présidentiel a bien voulu honorer le corps de l'Internat qui dépend directement de son ministère, et les hautes personnalités qui ont répondu à notre invitation nous sont un sûr garant de la grande estime où est tenu le titre d'Interne en médecine des hôpitaux de Paris.

Et puis, à côté des déceptions et des difficultés, il faut dire les aides et les bonnes volontés qui ne nous ont pas manqué.

Il est de tradition que les salles de garde attirent autour de leur frugal menu tous ceux qui, dans la jeunesse laborieuse du Quartier-Latin, aiment à disputer d'art, de science ou de littérature : nombre de grands artistes, de littérateurs célèbres, d'hommes politiques au pouvoir, se souviennent avec plaisir des temps où ils venaient chez nous révolutionner les lois de l'esthétique ou l'équilibre européen, au cours d'un maigre repas interrompu par l'appel de l'interne de garde pour un accouchement difficile ou une opération de trachéotomie.

Un bienfait n'est jamais perdu, et quand il s'est agi pour notre Comité d'organiser une représentation à bénéfice, les sympathies ont afflué de toute part. C'est M. V. Sardou qui a bien voulu mettre à notre service son expérience et son influence avec un entrain qui sentait les luttes de ses vingt ans; c'est M. Haraucourt qui acceptait d'écrire pour nous les beaux vers que vous entendrez demain; c'est M. Albert Carré qui nous aide à utiliser l'admirable troupe de l'Opéra-Comique; ce sont les artistes comme M. Paul Mounet, transfuge de la médecine, Mme Segond-Weber, et tant d'autres qui nous prêtent leur aide désintéressée; ce sont enfin les jeunes auteurs qui ont écrit pour nous une spirituelle revue.

Et pendant que je parle de reconnaissance, laissez-moi vous dire l'accueil sympathique que nous avons trouvé dans les Ministères et les grandes Administrations; auprès des directeurs des Compagnies des chemins de fer et des Transatlantiques, qui ont accordé aux souscripteurs des réductions de tarifs, de M. le Préfet de la Seine, de M. le Préfet de police, auxquels je suis heureux d'exprimer notre profonde gratitude. M. le Directeur de l'Assistance publique me permettra de le remercier tout spécialement de la bienveillance avec laquelle il n'a cessé de faciliter notre tâche.

La presse, malgré que ses colonnes fussent encombrées par la lutte politique, nous a fait la publicité la plus large sans que nous ayons jamais eu besoin de la solliciter.

Enfin je ne saurais passer sous silence le dévouement des Commissions spéciales où tous ont rivalisé de zèle dans la préparation des différents programmes.

*
* *

Cependant, Messieurs, pour exécuter tous ces grands projets, une chose était essentielle : avoir de l'argent. C'est à quoi s'est employée notre Commission de Propagande qui, sous la direction de son dévoué président, le professeur Guyon, n'a pas épargné ses peines, en allant parfois jusqu'à l'indiscrétion pour attirer à nous les souscriptions et les dons.

Les résultats ont dépassé nos espérances : sur 1 800 Internes et anciens Internes actuellement vivants, plus de 1 500 ont répondu à notre appel, versant dans notre caisse une somme de 55 000 francs auxquels va s'ajouter le produit de la représentation de demain : c'est beaucoup plus que nous n'espérions, et la proportion des souscripteurs est supérieure à celle que, dans semblable circonstance, ont obtenue des corporations comparables à la nôtre.

Nos dépenses devant être très inférieures à cette somme, qu'allons-nous faire de l'excédent ?

Hélas ! l'emploi en est bien vite trouvé.

Si envié que soit le titre d'Interne des hôpitaux de Paris, si difficile qu'il soit à conquérir, il s'en faut qu'il assure à chacun des titulaires la réussite professionnelle et la fortune à laquelle ses efforts et son travail lui donnent droit de prétendre. Certes la plupart de nos collègues trouvent à la sortie des hôpitaux des situations sinon brillantes, au moins honorables, et il est rare que l'un d'entre eux ait besoin, sa vie durant, de solliciter un secours.

Mais il en est malheureusement qui, ayant consacré toutes leurs ressources à des études prolongées, épuisés par le travail acharné des concours et des laboratoires, ayant même contracté dans les hôpitaux le germe infectieux d'une maladie mortelle, tombent, frappés au moment où ils allaient recueillir le fruit de leurs veilles et de leurs privations. Ce drame trop fréquent se produit ordinairement lorsque, comptant sur l'avenir, le jeune médecin s'est marié : il a dépensé le peu d'argent qui lui restait, souvent même a emprunté, pour faire les frais d'une installation digne de sa situation scientifique.

Alors, c'est une veuve, ce sont des enfants en bas âge réduits à une misère d'autant plus grande qu'elle est plus inattendue.

Pour parer à ces désastres, a été fondée, en 1883, l'Association amicale des Internes et anciens Internes en médecine des hôpitaux de Paris. Reconnue d'utilité publique, cette Association devrait réunir la totalité des Internes vivants : il n'en est malheureusement rien, et 800 membres à peine lui versent une faible cotisation annuelle.

Cela tient à ce que le bien qu'elle a déjà fait, elle l'a fait discrètement, et beaucoup, l'ignorant, ont méconnu son utilité. Cela tient aussi à l'évolution notable qu'ont subie les idées modernes sur l'Association : on ne veut plus de l'assistance charitable, on réclame le droit au secours, la mutualité ; on veut aussi que l'Association ne borne pas son action à secourir les veuves et les enfants, mais qu'elle s'occupe des vivants, des jeunes, encore pleins de santé, mais dont les intérêts professionnels demandent à être soutenus par l'appui corporatif.

Tous ces vœux sont légitimes, et s'ils ne sont peut-être pas encore tous réalisables, au moins est-il certain qu'avec un groupement plus nombreux, avec une caisse mieux remplie, l'Association pourra s'orienter dans une voie nouvelle propre à donner satisfaction à la plupart des revendications.

Notre Comité, en versant à la caisse de l'Association une somme importante, aura donné l'essor à cette évolution désirable. Mais nous sommes plus ambitieux. Nous espérons que la célébration d'aujourd'hui apprendra à ceux qui l'ignoraient encore, le bien qui, dans l'avenir, peut résulter, pour les Internes, d'une Association riche et active, et nous sommes convaincus qu'elle groupera désormais la presque totalité de nos collègues : là sera l'Œuvre durable du Centenaire.

**

La solidarité, Messieurs, quoi qu'en aient dit quelques esprits chagrins, existe parmi nous, et je n'en veux pour preuve que l'imposante majorité qui a répondu à notre appel : le Comité a le droit d'être fier d'avoir provoqué une semblable manifestation.

L'Internat après cent ans est toujours vivant, toujours à la hauteur de sa tâche ; des modifications de détail peuvent survenir dans son fonctionnement, mais il est douteux qu'on trouve mieux pour le bien des malades et le bon renom de la Clinique française que ce corps d'élite dont la devise est :

Jeunesse, Travail, Dévouement!

M. Waldeck-Rousseau prend alors la parole et, dans une allocution aussi élevée de pensée qu'éloquente de forme, célèbre à son tour l'Internat.

Une malheureuse erreur a fait que la sténographie de ce beau discours n'a pas été prise, et il a été impossible de le reconstituer en entier.

Voici les seules phrases qui aient été recueillies et qui peuvent indiquer le sens général de l'allocution :

« Les précédents orateurs ont parlé de l'harmonie qui existe entre les représentants de la Science médicale française et le Gouvernement... Rien n'est plus vrai et plus hautement justifié.

« Le Gouvernement sait que son devoir le plus impérieux est de mettre, autant qu'il est en son pouvoir de le faire, tous les moyens nouveaux d'investigation dont il peut disposer au service de ceux qui soignent et guérissent. Mais point de science officielle. Il n'en saurait exister. On doit servir la vraie science et non pas l'asservir. Que les jeunes médecins soient certains que l'avenir est pour eux dans le travail, la liberté d'action et non dans la servitude, dans la carrière des emplois et des honneurs faciles vite obtenus.

« L'Internat est l'école pratique du travail obstiné, des recherches intelligentes, du vrai courage et de la patience énergique. Je salue les Internes qui furent victimes du devoir. J'adresse les vœux et les félicitations du Gouvernement de la République à leurs successeurs ici présents, aux auxiliaires de tous ceux qui souffrent. »

A l'occasion de la célébration du Centenaire, le Gouvernement a accordé les distinctions suivantes :

Sont nommés :

Chevalier de la Légion d'honneur : M. le Dr Ray. Durand-Fardel, secrétaire général du Centenaire.

Officiers d'académie : MM. les Drs G. Thibierge, Chaillous et Paquy, et MM. les internes Laignel-Lavastine et Le Lorier.

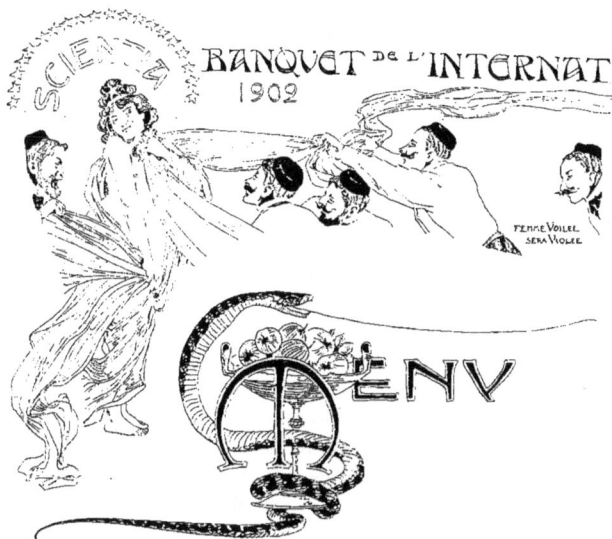

En-tête du Menu du Banquet du Centenaire, par Lelée.

Le Banquet.

Le soir à 8 heures, un grand banquet a réuni, dans les salles du Palais d'Orsay, les internes et anciens internes, au nombre de 635.

Suivant le vœu exprimé par plusieurs collègues, les convives étaient groupés autant que possible par promotions. La table d'honneur réunissait les doyens de l'Internat: à droite du président Brouardel était le docteur Mascarel, de Châtellerault (promotion de 1838), à sa gauche, le docteur d'Astros, de Marseille (promotion de 1839). M. Moissenet (1835) s'est fait excuser au dernier moment.

Au dessert, plusieurs toasts ont été prononcés, au milieu d'une gaîté bruyante qui a empêché beaucoup d'assistants d'en saisir les finesses!

TOAST DE M. LE PROFESSEUR BROUARDEL

Mes chers Camarades,

Je lève mon verre en l'honneur de nos anciens. Notre reconnaissance pour eux doit être sans bornes. Voyons votre œuvre.

Il y a cent ans, cinq ou six bourgeois ont représenté les fées qui entouraient notre berceau. Sauf un d'eux, Thouret, tous ont conservé un incognito impénétrable. Comment ont-ils vécu, où sont-ils nés, où sont-ils morts, nous l'ignorons.

Ces fées masculines ont mis dans notre berceau un morceau de papier sur lequel ils avaient inscrit deux articles du Règlement. Grâce à vous, quand cent ans après, nous avons entr'ouvert les voiles du petit lit nous avons trouvé un trésor.

Plus de mille anciens internes sont venus le saluer. Les pouvoirs publics, le président du Conseil, le président du Conseil municipal en ont constaté la présence.

C'est vous qui l'avez créé. La dignité de votre vie, votre valeur professionnelle, nous ont valu une réputation qui rayonne bien au delà de la France. Mon ami Ziembicki vous l'a dit en termes chaleureux. Nous avons des représentants dans toutes les parties du monde, sauf une, la Nouvelle-Calédonie.

Quelle est la corporation qui puisse ainsi regarder en arrière et ne pas trouver au bout d'un siècle une seule tache sur sa robe immaculée?

Voilà l'œuvre de nos ancêtres, je bois à leur santé, à leur longue vie, à leur bonheur.

J'adresse à nos jeunes camarades un salut cordial. Nous vous remettons aujourd'hui la garde d'une vieille centenaire, très ingambe, très gaie, mais très fière de son passé. Elle a reçu aujourd'hui, à cent ans, bien des déclarations d'amour; je suis sûr que dans cent ans, grâce à vous, les protestations seront encore plus vives, plus passionnées.

Je bois à l'Internat des hôpitaux de Paris, à sa prospérité, à sa pérennité!

TOAST DU DOCTEUR JULES MASCAREL (de Châtellerault)

Mes chers Camarades,

Au nom des anciens internes dont par les droits de naissance je deviens l'un des premiers, je viens remercier de tout cœur notre honorable président M. le professeur Brouardel pour les paroles bienveillantes qu'il nous a adressées ; j'emporterai jusque dans la tombe le mémorable souvenir de cette grandiose fête de famille dont la date sera inscrite en lettres d'or dans les grandes annales de la médecine française. Je lève mon verre à la bonne confraternité et à l'indissoluble union des nouveaux internes avec les anciens.

TOAST DU PROFESSEUR JACQUES REVERDIN (de Genève)

Mes chers Camarades,

Notre excellent collègue Thibierge est venu tout à l'heure me demander de dire quelques mots au nom des internes étrangers, et comme je ne saurais rien lui refuser, je m'exécute, mais je vous avoue que je suis fort embarrassé. Que vous dire en effet après l'éloquent discours de notre collègue Ziembicki au Trocadéro, discours qui a si bien exprimé nos sentiments et dont vous avez souligné pour ainsi dire chaque période par vos applaudissements répétés ?

Il ne me reste qu'une ressource, mes chers camarades, c'est de vous faire, quoique nous soyons bien un peu nombreux pour une chose pareille, une déclaration en règle.

Eh oui, messieurs, nous vous aimons et pour toutes sortes de bonnes raisons.

Nous vous aimons parce que nous avons souffert ensemble, parce qu'ensemble nous avons passé par les affres du concours, les sueurs froides de la chambre de réflexion et les tortures de la question, dans cet amphithéâtre de l'Assistance publique, témoin de nos épreuves et que j'ai revu ce matin ; j'ai éprouvé en descendant ses degrés une impression tout autre, et certainement plus agréable, que celle de jadis en allant y chercher au lieu d'une note plus ou moins bonne, les cartes de cette belle fête.

Nous vous aimons parce que vous êtes aimables, inutile d'insister ; l'amabilité, cette qualité éminemment française, on sait que vous l'avez de naissance et elle vous est si naturelle !

Nous vous aimons parce que vous êtes gais ; on dit que les Genevois sont tristes et moroses, il y a du vrai certainement ; mais je crois, entre nous, que l'on a beaucoup exagéré, et je pourrais évoquer à l'appui tels souvenirs de salles de garde qui nous montrent sous un jour rien moins que mélancolique. Néanmoins si vous vouliez bien nous communiquer un peu de votre gaîté et aussi un peu de votre amabilité nous n'aurions certes qu'à y gagner.

Vous voyez que nous avons toute espèce de motifs de vous aimer.

D'autre part, nous savions depuis longtemps que vous nous payez de retour et que vous nous rendez largement l'amitié que nous avons pour vous, et vous venez de nous en donner dans cette fête du Centenaire, de nouvelles preuves.

Aussi c'est à notre amitié réciproque que je vide mon verre.

TOAST DE M. LE DOCTEUR PAMARD (d'Avignon)

Mes chers Collègues,

J'ai trop souvent pris la parole au banquet de l'Internat pour avoir pu me récuser, quand on est venu me demander de répondre au toast de notre Président au nom des internes de province. Et pourtant dans cette réunion où de tous les coins du pays les collègues sont venus, plus nombreux que jamais on ne les vit, il eût été certes facile de trouver une voix plus éloquente, et, laissez-moi vous dire, plus sonore que la mienne, mais aucune qui fût plus ardente pour le bien et la prospérité de notre chère corporation.

J'aurais bien voulu répondre à mon ami Brouardel, qui a certainement dit d'excellentes choses, mais vous ne serez pas étonnés si je vous dis que je n'en ai rien entendu. Suis-je de ceux que cette bruyante gaîté fâche et qui oublient ce qu'ils ont été? Non pas, mes chers collègues. Aussi est-ce à vous que je bois, les jeunes! Soyez gais, restez gais; souvenez-vous du sang qui coule dans vos veines, restez toujours Gaulois. Vous n'aurez aucune sympathie pour le bruyant palmipède qui empêcha nos aïeux de prendre le Capitole, et garderez toutes vos préférences pour le Coq, emblème de votre race : il est vaillant au combat, vaillant en amour et chante après la victoire.

Tâchez de l'imiter! Je bois à votre gaieté, quelque bruyante qu'elle soit : c'est, dit-on, le commencement de la sagesse, c'est, en tous cas, la garantie d'une bonne santé. Restez gais! Et puissiez-vous chanter longtemps encore!

C'est le vœu que je forme en vidant mon verre en l'honneur de nos collègues parisiens!

* *

Des collègues empêchés d'assister aux fêtes du Centenaire ont envoyé des lettres d'excuses. Parmi ces témoignages de chaude sympathie, nous citerons la dépêche suivante :

BUCAREST : Les anciens internes résidant à Bucarest, réunis à l'occasion du Centenaire chez leur doyen professeur Stoïcesco, envoient saluts fraternels à leurs collègues assemblés à Paris, se souviennent avec émotion des bonnes années passées dans ce milieu français si intellectuel et si accueillant où ils ont puisé le meilleur de leur savoir. Vive la France! Vive l'Internat première école du monde.

Signé : STOÏCESCO, BOUICLI, SCHACHMANN, JONNESCO, JACOBSON, ANGÉLESCO, FRENKEL, HÉRESCO, GHEORGHIU, THÉOHARI, BACALOGLU, STANCULÉANU.

Une lettre du docteur Bellouard, de Buenos-Ayres, adressée au Secrétaire général du Comité, contient le passage suivant :

« Je ne doute pas que beaucoup des absents ne vous aient chargé d'être leur interprète au moment où tous les assistants au Banquet

se dresseront pour lever et choquer leurs verres à l'honneur de l'institution qui doit à chacun de ses membres une partie de la gloire
qu'elle fait rejaillir sur tous. A ce moment suprème, je vous en prie,
faites participer à l'apothéose générale l'hommage sincère, le souvenir affectueux d'un camarade dont le cœur et l'esprit sont parmi
vous tous, et dont la main serre bien fort la vôtre, mes chers camarades, mes chers amis! »

Le Banquet a été suivi par un brillant concert dont les frais
ont été faits par un généreux anonyme étranger à l'Internat :
Mᶫᶫᵉ Odette Dulac, Fursy et sa troupe ont interprété, pour la plus
grande joie de tous, la plupart des refrains traditionnels des salles
de garde, et la soirée s'est prolongée, très artistiquement organisée
par le dévoué Trésorier du Comité, M. G. Steinheil.

Le baccarat traditionnel n'a pas perdu ses droits, et on a joué
jusqu'à une heure très avancée de la nuit : deux collègues ont
ouvert la partie par un banco de cinq cents francs, que le perdant
a versés immédiatement à la caisse de l'Association amicale de
l'Internat.

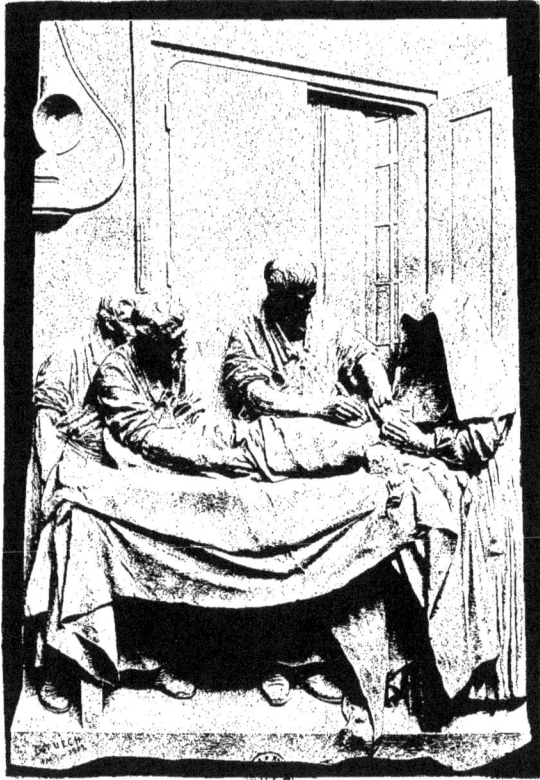

L'OPÉRATION DE LA TRACHÉOTOMIE

SECONDE JOURNÉE. — DIMANCHE 25 MAI

Inauguration du Monument de l'Hôtel-Dieu.

A deux heures la foule se presse dans la première cour de l'Hôtel-Dieu : quelques chaises occupées par des dames font un demi-

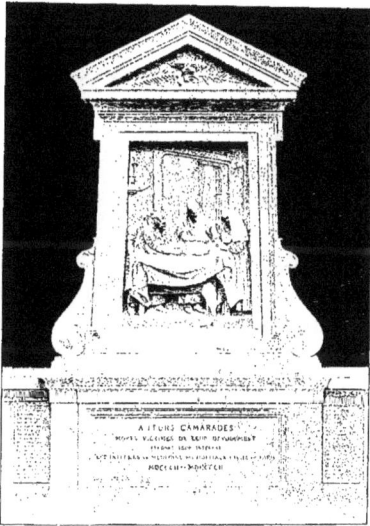

Monument de l'Hôtel-Dieu, par Denys Puech, statuaire, et Belouet, architecte.

cercle au devant du monument auprès duquel se dresse une petite tribune destinée aux orateurs.

Parmi les notabilités qui ont répondu à l'invitation du Comité, il convient de noter : M. Liard, directeur de l'Enseignement supérieur, représentant M. le Ministre de l'Instruction publique ; M. Roujon, directeur des Beaux-Arts ; M. Autrand, secrétaire général de la Préfecture de la Seine, représentant M. de Selves, préfet de la Seine ; M. Laurent, secrétaire général de la préfecture de police, représentant M. Lépine, Préfet de police ; M. le professeur Brouardel, président du Comité du Centenaire ; M. le professeur Guyon, président de l'Association des Internes ; M. Mourier, directeur de l'Assistance publique ; M. Escudier, président du Conseil municipal ; M. Drouin, secrétaire général de l'Assistance publique, etc., etc....

Les discours suivants sont prononcés :

DISCOURS DE M. LE PROFESSEUR GUYON

VICE-PRÉSIDENT DU COMITÉ DU CENTENAIRE

Mesdames,
Messieurs,

Au nom des Internes en médecine et en chirurgie des hôpitaux de Paris, je vous remercie d'être venus à cette réunion du souvenir.

Le sentiment qui nous rassemble est de telle nature que personne ne saurait y être insensible. La présence à cette cérémonie de M. le directeur de l'Enseignement supérieur, de M. le président du Conseil municipal, de M. le directeur de l'Assistance publique, de M. le doyen de la Faculté de médecine, est un nouveau et précieux témoignage de la sympathie du Gouvernement de la République, de la Ville de Paris, de l'Assistance publique et de la Faculté de médecine, pour le corps de l'Internat. Nous leur sommes très reconnaissants d'avoir bien voulu se joindre à ceux qui viennent partager notre recueillement.

Mes chers Collègues,

Vous avez voulu que la célébration du Centenaire de l'Internat laisse un souvenir ineffaçable et vous avez conçu avec un élan unanime le projet qu'un maître de l'Art français a réalisé. M. Denys

Puech a répondu à une aimable et gracieuse sollicitation, en mettant à notre disposition son talent avec les délicatesses d'âme d'un grand artiste.

Ce tableau de marbre représente avec une vérité saisissante un des épisodes les plus émouvants de la vie des internes.

Tandis que le jeune chirurgien sauve sous nos yeux l'enfant qui étouffe, nous pensons à ceux qui ont été victimes de leur dévouement. Ils venaient de franchir le seuil de l'avenir, ils s'avançaient souriants et confiants dans leur destinée, ils faisaient le rêve si beau de combattre la mort, lorsqu'elle les a surpris. Les réalités douloureuses évoquées avec un art infini par cette œuvre remarquable, font comprendre la grandeur idéale de ces rencontres dont la vie humaine est l'enjeu, et dans lesquelles la mort glorifie la jeunesse lorsqu'elle ose la frapper.

Les généreuses impulsions qui font oublier le danger ne peuvent être trop admirées. Le dévouement désintéressé doit inspirer le respect le plus profond.

L'hommage solennel rendu à la mémoire des internes qui ont succombé pendant le cours de leur exercice, est le témoignage de sentiments qui honorent ceux qui les provoquent et font l'éloge de ceux qui les ressentent.

Les noms modestes devant lesquels nous nous inclinons pouvaient devenir célèbres et s'ajouter, après une longue carrière, aux noms qui ont aidé au progrès de notre science ; en mourant comme ils l'ont fait, ceux qui les portaient ont pris rang parmi les hommes qui ont bien mérité de l'humanité et font honneur à notre profession.

C'est avec émotion que sera lue la liste funèbre des noms de ces jeunes hommes morts pour le devoir ; et devant ce monument dont les justes proportions et les lignes harmonieuses accompagnent si heureusement le marbre, dans cet Hôtel-Dieu, dont la glorieuse histoire évoque tant de pensées, tout invitera à ces méditations dont on ne perd pas le souvenir.

Votre vœu est accompli, mes chers collègues ; il l'a été dans des conditions qui récompensent votre généreuse initiative. Les concours les plus empressés ne nous ont pas fait défaut. Vous avez été compris partout et par tous.

Nous sommes heureux de remercier le maître sculpteur auquel notre monument doit son éloquente poésie; l'architecte de l'Assistance publique, M. Belouet, qui a prouvé une fois de plus que rien de ce qui touche aux questions hospitalières ne lui était étranger; l'Administration de l'Assistance publique, près de laquelle nous avons trouvé, dans la personne de son éminent directeur, l'accueil le plus sympathique; le conseil municipal, qui s'est associé à notre souscription; M. le directeur des Beaux-Arts qui, pour ce monument comme pour notre médaille, a voulu que l'État participât aux frais de notre Centenaire. J'ajoute que l'inscription gravée sur notre monument est l'œuvre de la Commission de l'Académie des Inscriptions et Belles-Lettres.

Il ne nous a malheureusement pas été possible de retrouver tous les noms des victimes.

L'incendie des Archives de l'Assistance publique a fait disparaître pour toujours, nous le craignons, plusieurs d'entre eux; nos recherches et nos appels ont été infructueux. Nous avons dû renoncer avec un douloureux regret à perpétuer leur mémoire.

Ces dévouements ignorés éveillent une sympathie particulière; je suis sûr de répondre à la pensée de tous ceux qui nous entourent en leur rendant l'hommage affectueux de notre respect.

Il est d'autres victimes dont le souvenir touche plus spécialement les internes: c'est celui des internes provisoires et des externes morts pendant qu'ils remplaçaient les internes en congé. Plusieurs ont payé de leur vie l'exercice de ces fonctions auxquelles ils se consacraient avec d'autant plus d'ardeur qu'elles leur donnaient l'illusion d'être en possession de ce titre d'interne, dont le prestige est si grand pour tous les bons élèves.

Les noms des internes inscrits sur le socle du monument sont ceux de Bujon et Chénevière, morts en 1839; Bourgoing, mort en 1842; Fauraytier, mort en 1843; Gogué, mort en 1847; Berlié et Londe, morts en 1849; Zapfle, mort en 1853; Henri Blache et Provent, morts en 1855; de Saint-Germain, mort en 1857; Chaumel, mort en 1863; Ardouin, mort en 1864; Jubin, Boussard et Panthin, morts en 1865; Duprat, mort en 1867; Vallérian, mort en 1875; Abbadie-Tourné, mort en 1879; Herbelin, mort en 1880; Jarry et d'Olier, morts en

1881; Schaeck et Courbaticu, morts en 1882; Rivet, mort en 1884;
Ayrolles, mort en 1885; Crespin, mort en 1886; Courbarien, mort
en 1887; Louis, mort en 1891; Laurent-Préfontaine, mort en 1893;
Danseux, mort en 1894: Toupart, mort en 1898; Millet, mort en 1899;
Nollet, mort en 1900; enfin Follet, mort en 1902; son malheureux
père, avocat distingué, avait abandonné le barreau et s'était mis à
étudier la médecine afin de partager les travaux de son fils! Telle est
la liste d'honneur de l'Internat des hôpitaux de Paris.

Quatre maladies, la fièvre typhoïde, les piqûres anatomiques, la
diphtérie, le choléra ont fait trente-quatre victimes; la trente-
cinquième a succombé à la variole.

La fièvre typhoïde est au premier rang avec 13 morts, les piqûres anatomiques au second avec 10 morts, la diphtérie au troisième
avec 7 morts et le choléra au quatrième avec 4 morts. Les jeunes
gens sont souvent atteints par la fièvre typhoïde; elle est toujours
grave, lorsqu'elle se montre chez des adolescents qui ont subi des
privations ou supporté de grandes fatigues.

Le concours de l'Internat est de ceux qui exigent la persévérance la plus régulière dans le travail: sa préparation laborieuse se
fait en grande partie la nuit en raison des occupations scolaires.
Lorsqu'on sait le nombre sans cesse croissant des concurrents et que
l'on connaît leur valeur, le petit nombre des élus et les faibles ressources de la plupart des étudiants en médecine, on ne peut
être surpris du lourd tribut prélevé sur les internes par la fièvre
typhoïde.

Les piqûres anatomiques attestent le danger bien connu des
autopsies; leur nombre montre aussi que l'intérêt des recherches
scientifiques fait oublier qu'il est possible de se préserver.

Le chiffre des décès de la diphtérie s'explique par le rôle réservé
aux internes dans la trachéotomie. Ils sont exercés à la faire et chargés de la pratiquer en raison de l'urgence des secours que nécessite
l'état asphyxique souvent extrême où les petits malades sont apportés
à l'hôpital. Le seul décès dû à la variole prouve avec évidence que
l'administration des hôpitaux est dans la vérité en exigeant de ses
élèves des certificats de vaccination et revaccination. Le petit nombre
des décès dus au choléra nous autorise à croire que plusieurs de nos

camarades ignorés ont été frappés pendant les épidémies qui ont, à plusieurs reprises, jusqu'en 1866, exercé de si terribles ravages en France.

Il est d'autant plus naturel de le penser que dans les quatre décès dus au choléra, il en est deux qui se sont produits en 1865.

Nous sommes surpris de ne voir figurer dans la liste des victimes aucun décès par la phtisie pulmonaire. Cependant elle n'épargne pas nos élèves !

Les jeunes organismes sont une des proies préférées de latuberculose. Ce fléau nous effraie à juste titre. Il faudrait tout redouter pour l'avenir s'il n'était pas maîtrisé, non seulement en raison du nombre des décès qu'il occasionne chaque année, mais parce qu'il décime la jeunesse et la rend impropre aux services que le pays est en droit d'attendre d'elle.

Nous savons tous que beaucoup d'internes deviennent tuberculeux pendant le cours de leur exercice et qu'ils meurent plus tard. Pour la tuberculose comme pour la fièvre typhoïde, les conditions qui diminuent la résistance de l'organisme créent la réceptivité et assurent le développement des germes morbides.

Aux fatigues du Concours qui les fait internes s'ajoutent celles du service, et pour ceux qui, selon la locution adoptée, désirent suivre « la Carrière des Concours » commence immédiatement cette série de préparations et d'épreuves sans cesse renouvelées qui conduisent, à force de luttes, les vainqueurs aux positions les plus élevées de notre profession. Pour ces combattants, il est juste de dire que la fortune vend ce qu'on croit qu'elle donne.

Deux de mes internes ont contracté la tuberculose dans l'année qui a suivi leur nomination et sont morts ultérieurement.

Je vous demande de me permettre de les nommer, et de dire en quelques mots leur triste odyssée :

Rollin (François-Léon) faisait partie de la promotion de 1886; sa première année d'internat fut faite dans le service de chirurgie de l'hôpital Bichat. Aux fatigues de l'hôpital, il ajouta celles que lui imposaient les fonctions d'aide d'anatomie à l'École pratique. Interne en 1887 dans mon service, Rollin fut, dès le mois d'octobre, obligé de quitter Paris pour essayer de se remettre à Cannes et à Alger; il lui devint impossible de recommencer ses fonctions. Il se rendait à Sens, en 1889, pour prendre ses vacances dans sa famille, quand il mourut à Lyon, foudroyé par une hémoptysie. Doué des qualités les plus grandes, Rollin était aimé de tous et déjà très estimé.

Il en était de même de Charles Carrel, de la promotion de 1891. Il devait être mon interne en 1894, mais il fut obligé de quitter Paris dès 1893 pour se soigner en Suisse, son pays natal, puis en Égypte. Il est mort à Lausanne en 1899 sans que les progrès de la maladie aient pu être arrêtés.

Le nombre des victimes de maladies contractées au cours de l'Internat est, on le voit, bien grand : il s'accroîtrait encore si nous pouvions suivre nos jeunes collaborateurs. Il en est qui meurent dans des fonctions qui prolongent en quelque sorte l'Internat et qui en sont la récompense : Cossy et Clozel de Boyer, devenus chefs de clinique, ont succombé à la diphtérie.

L'Internat n'est pas seulement une école où l'instruction se développe et se perfectionne, on n'y apprend pas uniquement à soigner les malades : on y prend l'habitude de se dévouer.

Comment pourrait-il en être autrement ? Le milieu hospitalier, dans lequel règne sans interruption la souffrance, est un terrain où doit naître et grandir le dévouement ; il n'en est pas de plus favorable au développement de ce sentiment de solidarité qui, malgré tant d'apparences autorisant le doute, existe dans le cœur des hommes.

Il y fait parfois de longs sommeils. Que des circonstances favorables se présentent, il s'éveille bientôt et y domine.

Le malade d'hôpital témoigne à ceux qui s'occupent de lui la confiance la plus entière. Il obéit docilement à toutes les prescriptions ; se soumet aux décisions les plus troublantes, et, chose plus difficile encore, ne se lasse jamais de se laisser interroger et examiner.

Il se laisse palper, regarder, ausculter, explorer par le chef de service et ses élèves directs : il se soumet à ces mêmes sujétions au vis-à-vis des élèves qui viennent pour s'instruire.

Il fait le même bon accueil aux candidats aux examens, ou à ceux qui concourent : sa patience et sa résignation sont à toute épreuve; on ne peut pas ne pas en être touché. Je ne sais si, comme le disait spirituellement Lasègue, nos clients de l'hôpital trouvent dans ces multiples examens une sécurité que n'ont pas nos clients de la ville; peut-être pensent-ils que le chef, contrôlé par ses élèves, fera bien attention à ne pas se tromper afin d'éviter d'être plus ou moins sévèrement jugé par eux. En vérité, il semble qu'ils veulent reconnaître les soins qu'ils reçoivent en cherchant à aider de leur mieux à l'instruction de nos élèves. A coup sûr, ils sont reconnaissants.

Leur attitude pendant leur séjour à l'hôpital témoigne de leurs sentiments, et, souvent, l'avenir nous montre que le lien qui s'était formé entre celui qui souffre et celui qui le soigne, n'est pas de ceux que dénoue le retour à la santé.

Tous ceux qui pendant de longues années ont été au service des hôpitaux, pourraient citer de nombreux et touchants exemples de la fidélité du souvenir chez ces pauvres déshérités.

Nous gagnons tous à fréquenter assidûment l'hôpital. Les étudiants ne peuvent pénétrer trop tôt dans les salles de malades et nous aimons à y rester très tard.

Monsieur le Directeur général, ce monument appartient désormais à l'Assistance publique. J'ai l'honneur de le lui remettre au nom de mes collègues et nous vous remercions de vouloir bien en prendre la garde.

DISCOURS DE M. MOURIER

DIRECTEUR GÉNÉRAL DE L'ASSISTANCE PUBLIQUE

Monsieur le Président,

Je remercie l'Association des anciens membres de l'Internat d'avoir bien voulu confier à l'Assistance publique la garde du monument élevé aux internes victimes du devoir. En édifiant ce monument dans un des établissements hospitaliers les plus justement célèbres, en confiant à l'Administration charitable le soin de conserver le souvenir d'un si beau passé, votre Comité a montré qu'il n'ignorait pas les sentiments qui animent cette Administration à l'égard d'une des institutions qui lui font le plus honneur. Elle sera heureuse de faire preuve envers ceux qui ne sont plus de la sollicitude qu'elle s'est toujours efforcée de témoigner à des collaborateurs aussi modestes que dévoués.

Mesdames.
Messieurs.

Les organisateurs du Centenaire de l'Internat ont été particulièrement bien inspirés en voulant associer à ces fêtes le souvenir de ceux qui ont le plus contribué à la gloire de cette institution. Élevé dans l'enceinte de cette illustre et antique maison hospitalière de l'Hôtel-Dieu. qui fut à Paris le premier asile de la souffrance. et à laquelle sont rattachés tant de souvenirs de l'histoire de la capitale. le monument que nous inaugurons aujourd'hui dira à tous ceux qui le contemplent que. de tout temps. de jeunes hommes furent suffisamment épris de science et de charité pour exposer avec courage une existence qui s'ouvrait pour eux pleine d'espoirs : et. par la beauté du sacrifice qu'il rappelle. les admirateurs de ce monument comprendront la grandeur du but poursuivi.

Un tel sujet était digne d'inspirer un maître dont le talent s'est révélé déjà par tant d'œuvres remarquables. Il l'a traité avec ses qualités habituelles de sincérité. de simplicité et de puissance : et l'œuvre que nous avons sous les yeux a un double titre à l'immortalité et par l'idée qu'elle représente et par la forme qu'elle revêt.

Cet hommage tardivement rendu aux membres de l'Internat victimes du devoir est un admirable symbole de l'esprit d'abnégation et de sacrifices qui anima ces modestes héros. En glorifiant non pas des actes isolés. mais des existences entières consacrées au culte du bien. il rappelle de la façon la plus parfaite le dévouement de ceux qui s'efforcèrent d'être des bienfaiteurs de l'humanité. Le courage le plus pur n'est pas celui qui conduit au sacrifice dans l'entraînement d'une action, dans l'ardeur d'un combat où les existences sont en

péril : c'est celui qui éclaire toute une vie de lutte patiente et continue, qui soutient dans les besognes les plus humbles comme dans les
travaux les plus difficiles, et qui fait braver tous les dangers sans
autre profit que la satisfaction du devoir accompli. Comme on l'a
dit du génie, on pourrait dire d'une telle vertu qu'elle est une longue
patience ; et ceux qui la cultivent ont doublement droit à notre admiration, puisque, leur modestie égalant leur courage, ils trouvent
parfois la mort dans l'accomplissement d'une tâche dont ils n'atten-
dent nulle gloire.

Les grands événements du siècle qui vient de s'écouler ont fourni
aux membres de l'Internat de nombreuses occasions d'exercer leur
dévouement. Nous les retrouvons tous à leur poste de combat aux
heures tragiques de notre histoire troublées par des calamités natio-
nales et par les maux que déchaînent des guerres malheureuses ou
des luttes intestines. Et, chaque fois, de nombreux noms viennent
s'ajouter à la liste déjà trop longue des victimes du devoir.

Dès le début du siècle, alors que la France porte à l'étranger
des armées victorieuses, les rangs du corps de l'Internat s'éclaircis-
sent de tous les jeunes élèves qui, sans attendre la fin de leurs études,
suivent, comme aides-majors, la Grande Armée à travers l'Europe.
Bien peu en reviennent ; et, quand la fortune changeante transforme
en un vaste champ de bataille le cœur même de la France, c'est à
l'Administration hospitalière que revient la lourde tâche d'assurer le
service des hôpitaux du corps de santé militaire complètement désorganisé. Ceux-ci sont bientôt insuffisants pour recevoir les blessés,
et les hôpitaux civils eux-mêmes ne peuvent les contenir tous. Dans
la seule journée du 30 mars 1814, 6 364 blessés recevaient des soins
dans les établissements hospitaliers, 4 500 n'y trouvaient qu'un simple
asile ; la charité particulière dut faire le reste.

Aux malheurs de l'invasion s'ajoutent ceux d'une terrible épidémie. Déjà, en 1813, le typhus avait fait son apparition dans les armées
en présence : il les suit jusque sous les murs de la capitale, et le
personnel de l'Administration hospitalière lui paya un large tribut.
— « Cette horrible fièvre, écrit le comte Camet de la Bonnardière,
membre du Conseil général des hospices, dans un rapport resté
célèbre, se manifesta à la fois dans presque tous les hôpitaux de

Paris, et en même temps les malades et les blessés affluaient de
l'armée dans un tel nombre qu'aucune proportion n'existait plus entre
la nécessité et les moyens de les y admettre.

« C'est dans cette importante circonstance qu'éclata plus encore
et avec une admirable unanimité le zèle de tous les employés, l'activité des chefs, le dévouement des médecins, de tout ce qui tenait au
Service de Santé, la touchante libéralité des habitants de la capitale.
Les dangers, les difficultés n'arrêtaient personne : il fallait les braver
et les vaincre.

« Les médecins, les pharmaciens, les sœurs, les chapelains, les
infirmiers en tombaient victimes comme les malades qu'ils soi-
gnaient ; 746 en furent attaqués, 204 en moururent ; et chacun, uniquement occupé de la sainteté du devoir qu'il avait à remplir, semblait
méconnaître le danger auquel il s'exposait : la mort de ceux qui péris-
saient n'apportait dans les autres ni découragement ni froideur ; les
remplaçants se présentaient à l'envi ; jamais, jamais on ne vit, peut-
être, un plus entier oubli de soi-même, un dévouement plus touchant
et plus absolu. »

En des temps plus douloureux encore parce qu'ils sont plus
rapprochés, et que la plupart d'entre nous en ont éprouvé la tristesse,
le Service de Santé eut à déployer les mêmes efforts pour soulager les
infortunes provoquées par un nouveau siège de Paris. Et c'est encore
l'Administration de l'Assistance publique qui, en 1870, assura la
direction du service des ambulances et des secours aux blessés.

Ces dates sont particulièrement cruelles parce qu'elles nous rap-
pellent, plus encore que le sacrifice de milliers de vies, l'atteinte
portée à l'existence même et à la grandeur morale de notre patrie, et
parce que nous ne pouvons nous retenir de songer que la responsabilité de tels désastres incombe pour une large part à des êtres
humains. Mais il est d'autres époques où la lutte contre le mal nous
apparaît comme plus noble, parce que nous voyons toutes les forces
de l'humanité aux prises avec des puissances de destruction natu-
relles. C'est pour lutter contre la souffrance et la mort qu'à de tels
moments les ressources de la science sont décuplées par l'énergie et
le dévouement de ceux qui la représentent. Les grandes épidémies
qui décimèrent la population parisienne au cours du siècle passé

marquent autant de dates glorieuses pour l'histoire de l'Internat. Les plus célèbres de ces dates sont celles des épidémies du choléra de 1832, de 1849 et de 1854.

En 1832, les hôpitaux de Paris reçurent 13823 malades, dont 6600 succombèrent. Au nombre des morts figurent 97 personnes attachées au service hospitalier, dont 6 appartenant au Service de Santé. Dans sa séance du 9 mai 1832, le Conseil général, par une délibération motivée, rend hommage à tous les dévouements qui se sont groupés autour de lui. En ce qui concerne le Service de Santé, il dit : « Les médecins et chirurgiens attachés aux hôpitaux et hospices ont rempli leurs fonctions devenues si pénibles avec un courage et une assiduité soutenus. Ceux du Bureau central et les médecins étrangers à l'Administration, appelés à partager le service des hôpitaux, ont montré le même dévouement. Il en fallait beaucoup pour n'être pas découragé par l'effrayante mortalité des premiers jours, pendant lesquels les malades violemment frappés arrivaient en foule et presque toujours trop tard pour donner l'espoir de les traiter avec succès. Le nombre des élèves ordinaires des hôpitaux ne suffisait pas pour un service qui exigeait tant d'activité et des soins si multiples auprès de chaque malade. Les élèves de l'École de médecine ont répondu avec empressement aux appels de leurs maîtres et le service a été promptement complété. Tous ont fait leur devoir. »

Le choléra vint s'abattre de nouveau sur Paris le 7 mars 1849 : 9863 malades furent soignés dans les hôpitaux; 5072 y moururent. En ajoutant à ces chiffres ceux relatifs aux hospices, on trouve un total de 12395 cholériques et de 6905 décès en 7 mois environ. Le personnel hospitalier fut cruellement décimé : 187 agents de l'Administration moururent, parmi lesquels 6 internes.

Cinq ans après, en 1854, l'épidémie fit une nouvelle apparition et sévit pendant plus d'une année. Durant cette période, les services hospitaliers traitèrent 6951 cholériques et la mortalité fut de 3106. Une hygiène meilleure réduisit heureusement à 28 le nombre des cas constatés parmi les membres de l'Administration hospitalière, et le personnel de santé ne fut pas atteint.

Mais ce n'est pas seulement dans ces périodes de crises douloureuses que les membres du corps médical, en général, et de l'Internat en particulier, se sont montrés prêts à seconder par les plus grands sacrifices l'Administration qui faisait appel à eux. C'est aussi dans l'accomplissement de leur tâche quotidienne qu'ils font preuve d'un courage et d'une abnégation constants, et, pour être plus obscurs, les dévouements isolés n'en sont que plus admirables. Il ne se passe guère d'année sans qu'un interne ne paye de sa vie l'ardeur qu'il met à secourir des êtres malheureux et souffrants, et, de 1860 à 1900, nous pouvons compter 30 victimes de ce noble et modeste devoir. M. le professeur Guyon vient d'ailleurs de faire revivre à vos yeux ces pages héroïques de l'histoire de l'Internat, et la parole de ce maître éminent et respecté a trop d'autorité pour que je veuille rien ajouter à ce qu'il a dit avec une éloquente sobriété qui nous a tous émus.

De tout temps l'Administration hospitalière s'est efforcée de reconnaître les services qui lui étaient ainsi rendus et de perpétuer le souvenir de ces glorieuses luttes. Des médailles commémoratives furent frappées par ses soins après le choléra de 1832 et celui de 1849 et distribuées à tous les membres du Service de Santé qui avaient donné avec tant d'abnégation leurs soins aux victimes de ces épidémies. A une époque plus récente, elle a institué des médailles d'honneur qui sont décernées aux élèves par le Ministre de l'Intérieur, à la suite d'épidémies ou de maladies contagieuses contractées dans l'exercice de leurs fonctions. Pour mieux conserver enfin la mémoire de ceux d'entre eux qui meurent victimes de leur devoir, elle a fait apposer dans les hôpitaux des plaques de marbre sur lesquelles leurs noms sont gravés.

Mais ces distinctions isolées, ces récompenses individuelles constituaient des hommages insuffisants. Il était temps que par un monument durable s'affirmât aux regards de tous le glorieux passé de l'Internat, et qu'après avoir été constamment à la peine, ce corps d'élite reçût enfin des honneurs dignes de son dévouement. En mettant toutes leurs forces au service des humbles et des déshérités, en se sacrifiant pour eux, les membres de l'Internat se sont faits les défenseurs d'une des causes les plus chères à notre démocratie, et cette démocratie s'honore en voulant conserver toujours vivant le souvenir d'une jeunesse dont elle est fière.

L'Administration hospitalière ainsi que le Conseil de surveillance de l'Assistance publique ont été heureux de s'associer à cette manifestation, qui a réuni des concours si empressés et si généreux. C'est à cette unanimité de sentiments, c'est à cette générosité que les organisateurs du Centenaire de l'Internat ont dû de pouvoir réaliser le projet qui leur tenait le plus au cœur; et l'œuvre que nous admirons prouve une fois de plus qu'en France un même élan porte au culte du bien toutes les intelligences éprises de vérité ou de beauté.

DISCOURS DE M. ESCUDIER

PRÉSIDENT DU CONSEIL MUNICIPAL

Messieurs,

Je ne puis penser aux nobles jeunes gens dont ce monument consacre le touchant souvenir, à tant d'existences laborieuses, utiles et généreuses, prématurément sacrifiées, sans me rappeler une saisissante allégorie d'un poète étranger: il se représentait l'Histoire comme traversée par une immense avenue, bordée de tombes où frissonnaient des drapeaux, de statues couronnées de lauriers, de stèles et de croix ornées de palmes et d'immortelles. C'était la voie triomphante et douloureuse que l'humanité a suivie à travers les âges, et chaque siècle, sa tâche finie, avait enseveli là, au premier rang, comme les plus dignes de porter le témoignage de sa vitalité et de sa grandeur devant la postérité, non pas les hommes qui s'étaient illustrés seulement par des conquêtes guerrières, des découvertes scientifiques, des combinaisons politiques heureuses, des créations artistiques ou littéraires, mais ceux de ses enfants qui avaient élevé leur cœur jusqu'au sacrifice suprême, soldats, citoyens, savants, victimes volontaires d'une tâche hautement conçue et vaillamment accomplie.

Cette imagination, qui fut reprise en quelque sorte, précisée et singulièrement élargie par le plus mystique et peut-être le plus grand de nos historiens, Michelet, il semble qu'elle soit bien près de devenir réalité.

Sans médire des lettres, des arts et des sciences qui font le charme et la commodité de l'existence, nous estimons de plus en plus que le dévouement est la mesure certaine de la valeur d'un homme et de la puissance d'une nation. Nous croyons chaque jour davantage que nous devons aux héros de la Pensée, aux martyrs de la Liberté, aux soldats morts pour la Patrie, à la foule éclatante ou obscure des victimes du devoir professionnel, ce qu'il y a de plus enviable et de plus pur dans notre patrimoine national, et nous pensons que de leurs actions, de leurs exemples, est faite la poésie la plus émouvante de l'histoire et de la vie.

Sans doute, la religion du souvenir fut de tous les temps. Mais jamais elle n'avait été aussi fervente, aussi éclairée et impartiale qu'à notre époque. Cela est si vrai que les organisateurs de cette solennité n'ont pu retrouver, je crois, dans les feuilles publiques des deux premiers tiers du siècle écoulé, aucune mention des internes tombés au chevet de leurs malades, et je sais également que M. le Préfet de police, quand il voulut établir le Livre d'or des gardiens de la paix, rencontra exactement les mêmes difficultés. Or, il n'est pas exagéré de dire que depuis vingt ans il n'a pas succombé une seule victime du Devoir sans que la société s'en soit émue.

Pour ne citer que Paris, on a taillé le marbre et fondu le bronze pour célébrer les gardiens de la paix, les pompiers, les ouvriers municipaux tués à leur poste de combat ou de travail. Demain, les infirmiers des hôpitaux posséderont, eux aussi, leur pierre commémorative ; et voilà qu'aujourd'hui nous sommes réunis pour glorifier, non plus l'abnégation de modestes serviteurs de la Ville, mais le dévouement d'une élite intellectuelle.

Les différentes carrières se classent dans l'estime des hommes suivant leurs difficultés d'accès, leur utilité sociale et leurs risques professionnels.

Des orateurs éminents ont loué hier avec éloquence la fécondité scientifique de l'admirable institution qu'est l'Internat. Ils l'ont montré préparant le recrutement du corps incomparable des médecins des hôpitaux, relevant le niveau général de la profession par le nombre de praticiens distingués qu'elle répand annuellement dans la France entière. Ils ont rappelé enfin les illustrations médicales dont elle doit s'enorgueillir; comment elle est la source de lumière et de chaleur où s'alimente l'enseignement de l'École de Paris, cet enseignement qui a jeté un éclat universel et dont le rayonnement, malgré des concurrences redoutables, n'est pas près de s'éteindre.

Il restait, Messieurs, à parler de ceux qui ont payé de leur vie la rançon de tant de brillants services.

M. le professeur Guyon, en termes élevés, vient d'évoquer leur souvenir. Il a dit les circonstances et les causes de leur mort. Tous étaient de braves cœurs; quelques-uns furent des héros.

La population parisienne n'oubliera pas leurs noms, ils vivront dans sa mémoire; mais elle donnera ses plus chères pensées aux inconnus à qui s'adresse d'abord ce monument ; internes morts dans l'accomplissement de leurs fonctions et dont les Archives de l'Assistance publique, détruites en 1870, n'ont pu transmettre les noms ; anciens internes succombant plus tard aux suites d'un travail excessif, d'un séjour prolongé dans un milieu saturé de germes morbides, et de cette tristesse vague et profonde qu'impriment aux âmes nerveuses le spectacle prématuré des maux de l'humanité.

Les Parisiens ne se méprendront pas, d'ailleurs, sur le véritable caractère de cette cérémonie, où il s'agit autant d'honorer des faits exceptionnels que de reconnaître et d'exalter les rares qualités morales qu'exigent vos fonctions, Messieurs, pour être dignement exercées.

Il n'appartient, en effet, qu'à quelques-uns d'oser mettre au-dessus de la vie l'ivresse du dévouement. Mais il dépend de tous de donner un peu de soin au pauvres gens que recueille l'hôpital.

Il est bien de les soigner attentivement; il est louable et, dans certains cas, il est admirable de braver pour eux les malfaiteurs, microbes de la diphtérie, bacilles de la fièvre typhoïde et de la tuberculose, qui rôdent sans cesse, invisibles et patients, autour des lits et dans les salles. Mais il y a une forme encore plus touchante du dévouement aux malheureux, c'est la douceur et la bonté, une douceur voulue, une bonté intelligente et réfléchie.

Là, en effet, où le médecin est impuissant, l'homme peut toujours consoler et réconforter. Il suffit d'une pitié sincère et d'affectueuses paroles pour remettre une clarté dans ces yeux éteints, un rayon sur ces fronts flétris. La société, dont vous êtes les représentants, est stupidement cruelle quand elle ne s'efforce pas d'adoucir les derniers moments de ces lamentables existences qui vont finir.

Et dans le cas où la science est capable de guérir, songez que votre cœur est encore l'auxiliaire le plus efficace d'une prompte guérison.

Certes, tous vos malades n'ont pas un passé intéressant. Mais aussi combien de misères injustes, de détresses imméritées, de drames effroyables! Demain ces malheureux, ces déshérités quitteront l'hôpital; ils auront, grâce à vous, recouvré la santé.

Faites aussi qu'ils reprennent courageusement l'âpre destinée qui les attend à la porte, et vous y réussirez, Messieurs, s'ils sentent qu'ils n'ont pas seulement excité votre curiosité scientifique, mais qu'ils ont touché votre cœur, éveillé votre compassion et votre respect.

Je vous demande pardon d'avoir insisté sur l'importance sociale de vos fonctions. C'est qu'elle en constitue à mes yeux le signe distinctif, la valeur précieuse et originale. On trouve dans toutes les carrières libérales des examens difficiles et de belles intelligences. On ne rencontre que chez vous un si rude et si noble apprentissage de la vie.

Vous seriez moins aimés, moins populaires, si vous n'étiez que des jeunes gens très laborieux et très instruits. Mais on vous accorde une place privilégiée dans la considération générale parce que vous devez pratiquer quotidiennement toutes les formes de la solidarité humaine, de la plus modeste à la plus haute.

Je suis heureux de vous remercier, au nom du Conseil municipal et de la population parisienne, des soins, du zèle, du dévouement et de la science que vous dépensez au service de nos malades, et je salue encore une fois vos morts glorieux, héros d'hier, qui feront les héros de demain.

Avant cette cérémonie, à onze heures du matin, avait été célébré à Notre-Dame un service solennel en l'honneur des internes décédés. L'initiative de cette cérémonie religieuse a été prise par un groupe de collègues réunis en Comité indépendant, sous la présidence de M. le docteur Moissenet.

La cérémonie, présidée par S. E. le Cardinal Richard, a eu lieu au milieu d'une très nombreuse assistance.

Les fonds recueillis par ce Comité pour faire face aux dépenses, ont laissé un reliquat de huit cents francs qui a été versé à la caisse de l'Association.

Représentation à l'Opéra-Comique.

Dès huit heures et demie la salle de l'Opéra-Comique est remplie de médecins et de leurs familles, professeurs, anciens internes, internes en exercice, médecins amis, parmi lesquels avaient trouvé place quelques rares personnes étrangères à la profession.

Mme Loubet avait tenu à contribuer à l'œuvre de bienfaisance en prenant une avant-scène qu'elle occupait avec les personnes de sa suite; Mme Waldeck-Rousseau avait également une loge.

A toutes les places les femmes en grande toilette alternaient avec les cravates blanches, et le coup d'œil était des plus brillants.

Le programme, dont nous donnons la reproduction, signé de Bellery-Desfontaine, est distribué à chaque arrivant.

M. Albert Carré, directeur de l'Opéra-Comique, a bien voulu s'occuper activement de l'organisation de cette fête à laquelle il a fait concourir ses meilleurs artistes.

La soirée s'ouvrait par *Bastien et Bastienne*, dont la musique est de Mozart. Puis venait le second acte du *Médecin malgré lui*, de Gounod, remis à la scène pour la première fois depuis vingt ans, et où l'admirable artiste qu'est Fugère a déployé toute sa verve et son exquis talent, aux applaudissements de tous.

Le poète Haraucourt a bien voulu, à la demande du Comité, composer des strophes de circonstance, qui furent dites en alternant par M. Paul Mounet et Mme Segond-Weber : ces deux admirables interprètes ont soulevé l'enthousiasme de la salle entière, et les beaux vers du poète, vibrants de charité et de solidarité humaine, prenaient une saveur particulière à être dits par un confrère (1).

(1) M. Paul Mounet est docteur en médecine.

Le Centenaire

Poème par M. Edmond HARAUCOURT

O Molière, ton âge est-il si loin du nôtre ?
Il a suffi d'entrer d'un siècle dans un autre
    Pour qu'hier devienne jadis,
Et dans le ciel, Monsieur Purgon se désespère
De voir comment ses fils ont renié leur père
    Pour devenir tes petits-fils.

Tout croule ! Diafoirus jure par Hippocrate
Que tout croule, et que la progéniture ingrate
    A déshonoré ses berceaux :
Fleurant crie, et Thomas contemple d'un œil vide
Cette horde d'enfants gâtés qui dilapide
    L'héritage auguste des sots !

Ceux qui pontifiaient sont morts. Quand les Augures
Rencontrent, dans les bois de Clamart, leurs figures,
    Ils s'esclaffent à pleines dents :
Ils ont fait un grand feu des robes doctorales
Et lancé par-dessus le coq des cathédrales
    Le bonnet pointu des pédants !

Bon Molière, regarde un peu ces jeunes hommes,
Et dis si les savants de l'époque où nous sommes
    N'ont pas l'air d'être nés de toi ?
Comme toi-même, ils sont les chercheurs de la vie
Qui font leur tâche, avec la palpitante envie
    De vivre et de savoir pourquoi.

Sous le tablier blanc et la calotte noire,
Ils sont les ouvriers qui peinent, pour la gloire
    De bien faire en faisant du bien :
Quand le pauvre a besoin d'un bras qui le soutienne,
Il trouve une pitié qui ressemble à la tienne,
    Dans leur cœur qui ressemble au tien !

Il trouve dans leurs yeux un rire qui se penche,
Comme le tien, Molière, et c'est ta verve franche
          Qui ressuscite dans la leur :
Car c'est de toi qu'ils ont appris cette science
De poser, ainsi qu'un baume de patience,
          Le sourire sur la douleur !

          Vers tous les cris, vers tous les râles,
          Baignés de lueurs sépulcrales,
          Ils vont gaiment et sans dégoût ;
          N'ayant ni grands mots ni grands gestes,
          Leur jeunesse se tient debout
          Au chevet de toutes les pestes.

          Mieux que Dante, ils ont vu l'Enfer,
          Tous les châtiments de la chair,
          Tous les spasmes des agonies ;
          Après l'haleine des fiévreux,
          Ils ont respiré les sanies
          Que la tombe égouttait sur eux.

          Leur charité regarde en face
          Tous ceux qu'on fuit, tous ceux qu'on chasse ;
          Et, pour faire à ces délirants
          Une fin qui soit presque bonne,
          Ils sont les suprêmes parents
          Des oubliés qu'on abandonne.

Ils entrent chez la mort en criant : « Nous voici ! »
Ils sont les chevaliers sans morgue et sans souci
          Et leur rire sonne en fanfare :
Rythmant de l'héroïsme en refrains de couplets,
Ils ont les mots de Frère Jean chez Rabelais
          Et ceux de Jésus chez Lazare.

Ils sont ceux d'entre nous qui montrent le devoir
De se tourner vers les misères, et de voir
          Les torturés de la Géhenne ;
Ils sont les guérisseurs des humbles, et leurs mains
Expertes au plus pur de nos gestes humains
          Mettent de l'amour sur la haine.

Ils descendent vers la colère des faubourgs,
Et, sur la place même où l'appel des tambours
    Amoncelait les barricades,
Ils se dressent en des courages éloquents,
Et leur fraternité lève entre les deux camps
    L'étendard des bonnes croisades.

« O peuple, nous voici debout contre tes maux !
Peuple au cœur généreux qu'on trouble avec des mots,
    Tu te crois loin, nous sommes proches !
Parce qu'on le déclame aux carrefours, tu crois
Être seul à traîner le fardeau de ta croix
    Parmi les ronces et les roches !

« Parce que, pas à pas, sur les cailloux sanglants,
L'œuvre du temps futur chemine à pas trop lents,
    O Peuple noir, tu t'imagines
Qu'un troupeau de vaincus gît aux pieds des vainqueurs,
Que le monde a deux lois, que la France a deux cœurs,
    Et la race deux origines !

« On t'a dit qu'au milieu des pourpres et des ors
L'égoïsme bourgeois entasse des trésors
    Tandis que tu geins à la peine :
Le trésor qui nous plaît et que nous entassons,
C'est un peu de science avec quelques chansons
    Et nous t'en apportons l'aubaine !

« Émissaires d'en haut vers les douleurs d'en bas,
Nous venons annoncer à qui ne le sait pas
    Qu'on vous regarde et qu'on vous aime :
Toute notre richesse habite sous nos fronts,
Et ce que notre effort a conquis, nous l'offrons :
    Il n'est don que don de soi-même !

« Donner de l'or, ce n'est plus assez pour nous !
L'or qu'on jette en passant ne comble pas les trous
    Creusés entre une classe et l'autre :
Nous nous arrêterons sur le bord du fossé,
Et, par-dessus le sang qu'on a déjà versé,
    Nous verserons un peu du nôtre !

« Car nous savons saigner et mourir, quand il faut !
Le lit des moribonds fut parfois l'échafaud
            Qu'on gravit d'un pied volontaire,
Et rien n'est plus fécond que le sang d'un martyr
Pour arroser la fleur qui s'apprête à sortir,
            La fleur d'amour qui sort de terre !

« Mais l'âge est trouble, et l'heure est grosse d'avenir :
Ce qui veut commencer et ce qui doit finir
            Pressent le temps qui se consomme !
L'homme a trop oublié que l'homme est son égal,
Et que, dans la commune angoisse de son mal,
            Il n'a pas d'autre ami que l'homme !

« C'est pourquoi nous allons à travers les cités,
Visitant les élus et les déshérités,
            Qu'un même bourreau supplicie ;
Et, pour joindre l'exemple au conseil, nous passons,
Réglant notre labeur et scandant nos chansons
            Sur les paroles du Messie !

« Aidons-nous, et peinons ensemble vers le mieux !
La haine a trop longtemps hurlé sur nos aïeux
            Les noms d'esclaves et de maîtres !
O frères des deux lits, enfants du même toit,
Écoutez-nous, car nous avons touché du doigt
            La morne égalité des êtres !

« Apprenez-le ! Le crime est de vous ignorer !
Penchez-vous l'un vers l'autre afin de déchiffrer
            Vos énigmes et vos algèbres !
Allez et faites la lumière au lieu du bruit !
Hommes, il n'y a pas de beauté dans la nuit,
            Ni de pitié dans les ténèbres !

« Connaître est le plus sûr commencement d'aimer.
Hommes, ouvrez votre âme au lieu de la fermer !
            Nul de vous n'est digne d'envie.
Tends les bras, toi qui peux ! Tends ton cœur, toi qui hais !
C'est par la charité qu'on ira vers la paix,
            Et par l'amour qu'on fait la vie ! »

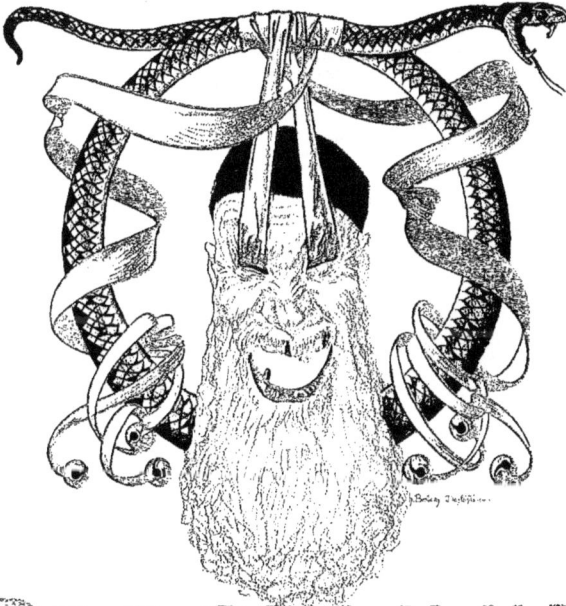

CENTENAÍRE DE L'INTERNAT
1802 SOIRÉE du 25 MAI 1902 1902
A L'OPÉRA-COMIQUE

PROGRAMME

On commence la Représentation par

BASTIEN & BASTIENNE

Opéra-Comique en un Acte

de MM. G. HARTMANN et H. GAUTHIER-VILLARS

Musique de MOZART

Personnages : Bastien   .   .   M. CARBONNE
               Bastienne.   .   Mlle EYREAMS
               L'Astrologue   .   M. ROTHIER

❧

On continue par

LE MÉDECIN MALGRÉ LUI

(Deuxième Acte)

d'après MOLIÈRE, par MM. MICHEL CARRÉ et JULES BARBIER

Musique de GOUNOD

Personnages : Sganarelle   .   .   MM.   L. FUGÈRE
               Léandre .   .   .   JAHN
               Géronte .   .   .   JACQUIN
               Lucas   .   .   .   MESMAECKER
               M. Valère   .   .   ROTHIER
               Jacqueline   .   .   MMlles TIPHAINE
               Lucinde .   .   .   DAFFETYE

❧

LE CENTENAIRE

Poème de M. EDMOND HARAUCOURT

dit par Mme SEGOND-WEBER et le Docteur PAUL MOUNET

de la Comédie Française

❧

□ F. S. A. □

Revue pour l'Usage Interne

en trois Actes

Par MM. HENRI DE WEINDEL et ÉMILE PAQUY

Musique nouvelle de M. ÉTIENNE REY

Ballet réglé par Mme MARIQUITA

Costumes dessinés par MM. BELLERY-DESFONTAINES
et LELÉE, et exécutés par M. COUSIN

M. PHILIPPON :

   L'Économe.
   Le Compère.

M. PAUL ARDOT :

   L'Infirmier.
   Le Reposant.
   Théophraste Renaudot.
   Un Homme-Réclame.
   Le Nourrisson Barbu.

M. FRANCESCHI :

   L'Éléphant.
   Un Agent.
   Un Homme-Réclame.
   Le Petit Siège.

M. JULLIEN :

   Le Bibliothécaire.
   Un Blessé.
   Le Ligueur.

M. COUVELAIRE :

   Le Provisoire.
   Gallien.
   La Doctoresse.
   Un Agrégé.

M. FRÉVILLE :

   Le Grincheux.
   Un Agent.
   Baudelocque.
   Le Professeur.

Mlle MARTHE RÉGNIER :

   Rosalie.
   La Commère.

Mlle JANE RABUTEAU :

   Une Écolière.
   La Présidente.

Mlle MADELEINE GUITTY :

   Le Crachoir à la Sciure.
   La Nourrice Noire.

Mlle SUZETTE NELLSON :

   Le Mouchoir de Dentelle.
   Une Nourrice.
   La Candidate.

Mlle MARTHE MURAOUR :

   L'Écolière.
   Vaselinette.

Mlle G. DE VERVIERS :

   Le Crachoir du Ministère.
   Une Nourrice.
   La Fiancée.

Mlle GERMAINE VHÉRY :

   Une Écolière.
   Une Belle-Mère.

M. LEVIZON :

Un Interne.
Bichat.
Un Nourrisson.
Un Candidat.
Le Centenaire de
l'Internat.

M. MINVIELLE :

Un Interne.
Pinel.
Un Nourrisson.
Un Candidat.

M. KOLB :

Un Interne.
Ricord.
Un Homme-Réclame.
Le Fiancé.

M. MAYEN :

Un Interne.
Laënnec.
Un Homme-Réclame.
Un Agrégé.

Mlle ALICE LEPAGE :

Une Écolière.
Une Belle-Mère.

Mlle SUZETTE LA ROCHE :

Le Crachoir Postal.
Une Nourrice.

Mlle MARCELLE VALLÉE :

Le Crachoir de Poche.
Une Nourrice.

Mlle REINE MARY :

Le Crachoir de la Gare
du Nord.

Au deuxième Acte : Divertissement des Baisers
Réglé par Mme MARIQUITA et dansé par Mlle CHASLES
et MMmes JONGLA, RICHOMME, G. DUGUÉ
et les Dames du Corps de Ballet

L'Orchestre sera dirigé par M. ÉTIENNE REY

La soirée se terminait par une *Revue* composée à l'occasion du Centenaire par MM. E. Paquy, ancien interne des hôpitaux et H. de Weindel, homme de lettres, avec la collaboration de M. E. Rey pour la musique.

La revue tout entière repose sur la farce aujourd'hui classique du *Cochon de Bicêtre*. Tous les étudiants en médecine connaissent l'histoire du cochon célèbre élevé à l'hospice de Bicêtre, et mangé à l'hôpital Beaujon après un dramatique enlèvement. Le premier acte de la revue nous montrait la salle de garde de Bicêtre et nous initiait aux incidents soulevés par l'élevage du précieux animal. Ce fut pour les auteurs, l'occasion de nous retracer en un spirituel tableau la vie de la salle de garde, avec ses querelles intestines, son *chahut* et ses chansons ; ce fut pour nous auditeurs, l'occasion d'entendre chanter avec des voix plus justes et des mots moins crus l'antique refrain : *On ne peut pas... toujours*, etc., et le refrain moins ancien des *Trois orfèvres*.

A la fin de ce premier acte, on nous conte la disparition du cochon, l'économe de la salle de garde et la cuisinière sont chargés de le retrouver; ce sera le sujet des deux actes suivants. Au cours de leurs recherches, l'économe et la cuisinière sont à même d'étudier les exagérations de l'hygiène et assistent à une consultation donnée à Galien par Laënnec, Baudelocque, Ricord, Bichat, sous la direction de Théophraste Renaudot, le premier en date des journalistes et le créateur des consultations.

Ces deux derniers actes fondus en un seul donnèrent lieu à un défilé de circonstance que termina un délicieux ballet réglé par Mariquita.

Mⁱˡᵉ Marthe Régnier, des Français, assistée de M. Philippon, a mené cette revue avec une verve endiablée, et les costumes dessinés par MM. Bellery-Desfontaines et Lelée faisaient à cette spirituelle satire un cadre gracieux et amusant.

*
* *

Ainsi prit joyeusement fin la célébration du Centenaire. L'affluence considérable de collègues venus de tous les coins de la France et de l'étranger, a fait de ces deux journées une imposante manifestation.

Plus de 1 400 souscripteurs, dont 300 donateurs, ont répondu à l'appel du Comité; 3 000 personnes assistaient à la séance du Trocadéro; 635 collègues ont pris part au Banquet, et la salle de l'Opéra-Comique était comble. Le nombre des internes et des anciens internes actuellement vivants étant à peu près de 1800, disséminés dans tous les pays du monde, on reconnaîtra qu'on ne pouvait espérer un succès plus complet.

L'importance de la souscription a permis de verser une somme de 20 000 francs à la caisse de l'Association amicale des Internes : cette économie a pu être réalisée grâce à la sympathie que les organisateurs du Centenaire ont rencontrée auprès des nombreuses personnalités qui, à un titre quelconque, ont pris à cœur de leur faciliter la tâche : hauts personnages, grandes administrations, fonctionnaires, littérateurs, artistes, journalistes, ont rivalisé de zèle et de générosité pour aider à la réussite de cette célébration.

Le Comité a été largement récompensé de ses peines par la satisfaction qui se lisait sur tous les visages, et par les témoignages qui lui en ont été adressés; il est légitimement fier d'avoir provoqué ce bel élan, preuve de la vraie solidarité qui unit entre eux les membres de l'Internat.

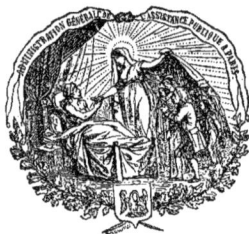

En-tête des pancartes de malades jusqu'en 1879.

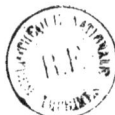

PROMOTIONS

PROMOTIONS[1]

— — —

An X (13 septembre 1802)

ALIX (L.-J.-B.) .... Saône-et-Loire.
HAY (E.-C.) .... Yonne.
BAYLE (G.-C.) .... Basses-Alpes.
LAGNEAU (L.-V.).
VALETTE (C.-F.) .... Jura.
LAPEYRE (J.-F.-R.)? ...... Gironde.
CHAVERNAC.
MOIZIN (C.-J.).
DACLIN (Antoine).
BLAIN.
PÉRAUDIN (René) .... Cher.
LEMAIRE (N.-C.-F.) ...... Loiret.
BARBARIN (Fr.) .... Cher.
CALABRE (E.).
PETIT.
BAFFOS (René-Alexis).
SURVILLE (T.-J.-J.) ...... Manche.
TILLOS (Jean-Henri) ..... Seine-et-Oise.
LABROUSSE (J.) .... Dordogne.
AMESTIN (J.-N.-J.) ...... Ardennes.
LEBEAU (Augustin-J.) ..... Belgique.
BEAUJOUR-SAINT-MARTIN.
DEVERGIE (M.-N.) .... Seine.
FLEURY (J.-B.) .... Puy-de-Dôme.

An XI (27 avril 1803)

PELLETAN (Pierre) .... Seine.
MARCELIN-ST-MARTIN (G.) . Dordogne.
MARJOLIN (Jean-Nicolas).. Haute-Saône.
CULLERIER (F.-G.-A.) ..... Maine-et-Loire.
TUEFFERTT (G.-F.).
BOURGEOIS (A.-P.-A.) ..... Suisse.
MAGENDIE .... Gironde.
PIERRON (Louis) .... Meuse.
GADON (Sylvain) .... Creuse.
LEGOUX (Ét.-Jacques) .... Sarthe.
LEHÉRISSÉ (F.-C.-A.) ..... Ille-et-Vilaine.
PHILIPPE (J.-B.-H.) ...... Calvados.
LAFARGUE (G.).
NICOD (P.-L.-A.) .... Jura.

An XII (9 mai 1804)

COSNARD (M.-P.-G.) ...... Calvados.
GIRARDOT (François) ..... Côte-d'Or.
DEVAL (J.) .... Puy-de-Dôme.
BRISSET (J.-A.) .... Aisne.
MOUNET.
CAGNION (J.-P.) .... Haute-Marne.
FAVROT (P.-E.) .... Seine.
ESPIAUD (Pierre-Arnould) . Aisne.
ACMOND (P.-E.-G.) ...... Eure.
RÉGNIER (J.-B.) .... Côte-d'Or.
BARBOT (Germain) .... Charente.
LANGLE (J.) .... Lot.
DUTROCHET (J.-H.).
REY (Jacques-Césaire) .... Lot.
BRESCHET (Gilbert) ...... Puy-de-Dôme.
SAUNÉ (G.) .... Haute-Garonne.
REMY (C.).
MONTLUC.
SEMEN (A.-N.-P.) .... Eure-et-Loir.
DUBRAC-DESFORGES ...... Vaucluse.

An XIII (17 octobre 1805)

DUBOIS (Isidore).
MARANDEL .... Ariège.
FLAUBERT (Ach.-Cl.) ..... Aube.
RULLIER (P.).
TILORIER (F.-A.) .... Aisne.
PITET.
BLANCHETON (A.) .... Puy-de-Dôme.
FIZEAU.
BELLENAUD (M.) .... Saône-et-Loire.
LENOBLE.
SIMON (G.-Th.-R.).
CHAMBRET.
BERNUTZ (Richard-F.) .... Ardennes.
BODSON (J.-F.-M.) ...... Belgique.
SIGNOLLE.

[1] L'indication du lieu de naissance n'a pu être retrouvée pour 267 de nos collègues sur 375 nommés au cours du siècle.

32

10 décembre 1806

Dejaer (Hyacinthe)...... Belgique.
Calmart-Lafayette (P....... Haute-Loire.
Levesque (Pierre-André).. Loir-et-Cher.
Bard (Guillaume)........ Puy-de-Dôme.
Nouailles (H.-L.)........ Haute-Vienne.
Fournier (Antoine)....... Puy-de-Dôme
Fayet (Armand).......... Landes.
Salgues (J.-A.).
Baron (J.-F.)........... Seine.
Bonnissent (L.-A. F.).... Manche.
Molay.
Manry (Jean)........... Puy-de-Dôme.
Delondres (A.-F.).
Lejumeau de Kergaradec
   (A.-J.)............... Finistère.
Souchard (E.).......... Creuse.
Dartigaux (Alexis)....... Landes.
Mequene.
Danton.
Dupuis (Pierre-Charles)... Deux-Sèvres.
Maigne (P.)............ Dordogne.
Bouttemotte (Auguste).
Mathieu (F.)........... Saône-et-Loire.

9 décembre 1807

Clozier.............. Seine-et-Marne.
Serain (L.-Aug.)....... Indre-et-Loire.
Rochoux (Jean-André)... Indre.
Lefebvre (François)..... Seine.
Bourrousse de Laffore
   (P.-M.).............. Lot-et-Garonne.
Cayol (J.-B.).......... Bouches-du-Rⁿᵉ.
Lugol (G.-J.-A.)........ Tarn-et-Garonne
Lesauvage (Edme)...... Calvados.
Testaud-Marchaix (J.-B.-P.) Indre.
Coussays (J.-J.)........ Loire-Inférieure
Sevestre (C.-A.)........ Calvados.
Caron.
Breschet (Gilbert)....... Puy-de-Dôme.

1er décembre 1808

Imbert (L.-Henri)....... Var.
Serres (Et.-René-Auguste). Lot-et-Garonne.
Faure (Raymond)...... Lot-et-Garonne.
Bunel (B.-J.-H.)....... Eure.
Hervey (A.-B.)......... Yonne.
Pointé (Jacques)....... Rhône.
Ocder (Jean-Étienne).... Seine.
Letenneur (J.-F.)....... Vendée.
Mesnard de Chabannes.
Gallerand (Gab.)........ Loire-Inférieure

Samson (L.-F.-T.)........ Manche.
Thillaye (J.-S.)......... Seine-Inférieure.
Dardonville (Hipp.)...... Eure.
Campaignac (J.-P.-F.-A.).. Haute-Garonne.
Duforet.
Gougnon (J.-Ant.)....... Creuse.
Gestans.
Bernardin (Edm.-Phil.)... Yonne.
Vioix.
Mercier (J.)............ Indre.
Demaroux.
Gillet (Pierre-Bruno)..... Yonne.
Dussaux.
Conax (Meriadec-Vincent). Côtes-du-Nord.
Billy (Félix-Marie)....... Italie.
Guérin (L.-N.).......... Indre.

27 décembre 1809

Béclard (P.-A.).
Ouvrard (J.-P.)......... Maine-et-Loire.
Emery (Ed.-Félix-Et.)... Isère.
Moulinié (Jean)......... Gironde.
Chomel (A.-F.)......... Seine.
Rostan (Léon).......... Var.
Casaubon.
Lisfranc (Jacques)....... Loire.
Debons (J.-B.-Et.)....... Lot.
Laumont (C.-Ambr.)..... Haute-Marne.
Rivière (Jean).......... Landes.
Chantourelle (P.-N.).... Haute-Marne.
Pochet (René-Victor)..... Ain.
Falconnet.
Ramond.

28 novembre 1810

Riobé (M.).
Cloquet (Hippolyte)...... Seine.
Milhet (Maurice)........ Lot-et-Garonne.
Bouillaud (M.-C.-A.)..... Vendée.
Moreau (F.-J.)......... Côte-d'Or.
Deschambre.
Buisson (F.)........... Rhône.
Lejeune (E.-B.)......... Ardennes.
Troccon (A.-J.).
Pariset (C.-M.-L.)....... Ain.
Teillet (B.).
Brachet (J.-L.)......... Rhône.
Ressayre (Ant.)........ Tarn-et-Garonne
Tuillier (J.-B.)......... Haute-Vienne.
Nepple (P.-F.)......... Ain.
Duparque (Fr.)......... Somme.
Chalupt.
Thiberge (Amable-Auguste) Haute-Marne.
Champesme.

4 décembre 1811

CRUVEILHIER (Jean)...... Haute-Vienne.
DENARD (J.-C.-B.)......... Seine-et-Marne.
GUILLOTEAU.
BARRIÈRE.
DELACROIX.
DUNAND (Charles) ?....... Saône-et-Loire.
MITTIER.
CODET (P.-J.-Aug.)........ Haute-Vienne.
ARVERS (Louis-Alexandre). Seine-Inférieure.
POURCHER-DUCROS (Jean-
Baptiste)............... Puy-de-Dôme.
MALLÈGUE.
LANGET (Ch.).
CLOQUET (Jules).......... Seine.
GÉRARDIN (Nic.-Vinc.-Aug.). Meurthe-et-Mos^le
MASSON (J.-B.-Charl°s).... Seine.
CABART (C.-F.)........... Manche.
TAFFIX.
SMITH (Jean-Marie-Emerie). Seine.
HUGUENIN-RICHER (J.-B.-C.-L.). Seine.
HERVEZ DE CHÉGOIN....... Nièvre.

2 décembre 1812

REMUSAT (Abel).......... Seine.
BOUTREUX............... Maine-et-Loire.
BOUTEILLOUX (J.-B.)....... Haute-Vienne.
GUIAUD (J.-E.-M.)........ Bouches-du-Rne.
CONCHON (E.-J.-B.)........ Puy-de-Dôme.
COURTIER de la BARRÈRE (E.) Eure-et-Loir.
CAVIOLLE (J.-Fr.)......... Lot.
BAZIERRE (Joseph)........ Vosges.
GUIARD (N.-M.).......... Yonne.
MARAS.
LAURENT (Auguste)....... Nièvre.
BRIGHETEAU (Isidore)..... Vienne.
PELLERIN (B.)............ Loire-Inférieure
LERAY (L.-S.)............ Loire-Inférieure
PEYRUDE (Jacq.-Phil.)..... Creuse.
BRÉON (Auguste)......... Seine.
CARRIER (Jacq.-Jean-Louis). Seine.
BENEYS (J.-J.)........... Dordogne.
LEBLANC (Joseph).
ABBEY (J.-B.)............ Côte-d'Or.
POMIES.
MONTELOY (C.-M.)....... Puy-de-Dôme.

1er décembre 1813

BOUCHARD (C.-J.-F.)...... Calvados.
LALLEMAND (F.).......... Moselle.
PATISSIER (Phil.)......... Saône-et-Loire.

BAYLE (François-Antoine). Corrèze.
DESTOUCHES (Antoine-Aimé) Loir-et-Cher.
TÉALLIER (Pierre-Jérôme).. Puy-de-Dôme.
QUILLET.
RAYER (Pierre)........... Calvados.
LEPELLETIER (Abin)....... Sarthe.
HOUSSARD (Aug.)......... Manche.
DESOER (Ch.-J.).......... Belgique.
JEANNAIN.
BOURBIER (Fr.-Cés.-Ars.).. Aisne.
BARBARIN (Gab.-Ch.)...... Deux-Sèvres.
PICHERY (Jacq.-Fr.-Jos.-M.) Loir-et-Cher.
MAUNOURY (L.-P.)........ Eure-et-Loir.
ROCHE (D.-F.)........... Puy-de-Dôme.

7 décembre 1814

MURAT (J.-L.)............ Lot.
LEGOUAIS.
GENDRON (Esprit)........ Sarthe.
ISNARD (J.-C.).
TIXIER.
PRUS (René-Clovis). Oise.
LACOMBE (A.-M.)......... Aveyron.
DUFOUR (J.-B.).......... Meuse.
MARTIN-SOLON (F.)....... Seine.
LATOUR (J.-J.).......... Hautes-Pyrénées
BAUDIN (Philippe-Auguste). Seine.
AVISARD (Isaac)......... Allier.
MONTANGE (P.-Désiré).... Dordogne.
BOSCROS (A.-J.).

29 novembre 1815

ROUSSEAU (Jean-Jacques).
LEPERAY (Louis)......... Calvados.
VINACHE (Alexandre)..... Somme.
TAVENET (Antoine).
MATHIEU (Pierre-Joseph).. Dordogne.
MALENFANT (Jean-Louis).
NOVERRE (Georges-Pierre).
GEORGET (Étienne-Jean ... Indre-et-Loire.
JEANNIN (Jean-Baptiste)... Loire.
MOULIN (Étienne)........ Gironde.
BELMAS (Denis).
FLANDIN (Jean-Louis)..... Nièvre.
PAILLET (Victor-François). Oise.
MITIVIÉ (Jean-Étienne .... Tarn.
COLANGETTE (Bérard)..... Puy-de-Dôme.
GUÉRIN (Hon.-Louis-Fr.).
NICOLAS (Jean-Pierre).
LEBLEC.
SEDILLOT (Amédée-Victor).
ROUGIER (Jean-Baptiste)... Puy-de-Dôme.

18 décembre 1816

Bourgery (Marie).
Caillard (Abraham).
Devergie (Alphonse)...... Seine.
Dubreuil (Hector)........ Seine.
Duclos (Honoré)......... Seine.
Robouam (André)........ Deux-Sèvres.
Baudry de Balzac (M.-J.-H).
Béclard (Philippe)....... Maine-et-Loire.
Gombault (Pierre)........ Aube.
Jubault (Jean-Nicolas).
Bellanger (Nicolas).
Dugès (Antoine-Louis).... Ardennes.
Lapart (Achille).
Leclerc (François).
Leroy (Jean-Toussaint)... Seine.
Maindrault (Jean)........ Cher.
Melique (Pierre)......... Seine.
Moreau (Marc-François).. Seine.
Robert (Constant)........ Meurthe.
Thibert (P.-A.-F).

17 décembre 1817

Mailly (Pierre-Olivier).
Baudelocque (Auguste)... Somme.
Mabille (Louis-Félix).
Lefebvre (Charles-Louis).. Seine.
Rault (René-Marie)...... Côtes-du-Nord.
Thibeault (Aimé-Julien)... Loire-Inférieure
Dubois (Paul-Antoine).
Lorne (Edme-.L.-Vict.)
Chaslin (Pierre-Charles).
Senelle (Jean-Baptiste)... Nièvre.
Bardin (Élie)............ Yonne.
Guibert (François-Th.)... Seine.
Jacquemin (Étienne-Jos.).
Lecou (Claude).......... Seine.
Monne (Nicolas)......... Seine.

30 décembre 1818

Texier (André).......... Seine-et-Oise.
Truchon (Louis-Ant.).
Levesque (Anselme).
Besançon (Jean-Louis).
Léger (Charles-Victor).
Bourdon (J.-Bapt.-Isid.).. Calvados.
Corby (Victor).
Petit (Hippolyte).
Margue (Jean-Jacques).
Parizet (Jean-Ernest).
Bouillaud (Jean)........ Charente.

Gibert (Camille)........ Seine.
Chanteau (Michel-Den.).
Leudet (Émile).......... Eure.
Salone (Nicolas)........ Seine.
Dubois (Augustin-Bén.).
Buret (Jacques).

18 décembre 1819

Bouvier (Victor)........ Seine.
Delahaye (Étienne).
Bidault (Jean-François).. Mayenne.
Pinel-Grandchamp (Félix).
Mancel (Jean-Jacques)... Puy-de-Dôme.
Gauthier (Aristide)...... Seine-et-Marne.
Thomas (François)....... Nièvre.
Melier (François)....... Charente.
Royer (François-Emm.)... Orne.
Piédagnel (Honoré)...... Seine-et-Oise.
Collin (Victor)......... Seine.
Bardoulat (Henry)....... Seine.
Mirault (Germanicus).... Maine-et-Loire.
Leveillé (Jean)......... Nièvre.
Colas (Édouard)........ Seine-et-Marne.
Dubois (Louis-J.-Bapt.).
Borot (Benoist)........., Ain.
Lacroix (Jean-Baptiste).
Leblond (Gédéon)....... Seine.
Marsaux (Louis-Gilbert).. Aisne.
Sanson (Alphonse)....... Aube.
Saint-Amand (Alphonse)... Seine-et-Marne.
Chanbard (Casimir).

13 décembre 1820

Véron (Louis-Désiré).
Briquet (Pierre)......... Marne.
Fauconneau-Dufresne (V.). Indre.
Cassan (Auguste-Louis)... Seine-et-Marne.
Dusol (Philippe)........ Saône-et-Loire.
Blache (J.-Gaston-Mar.).. Oise.
West (Philippe-Aug.). ... Seine.
Foville (Achille-Louis).
Brunet (Léonard)........ Seine.
Champion (Claude).
Marquis (Pierre-Joseph).. Suisse.
Hatin (Jules)........... Yonne.
Mallet (Charles-Joseph).
Bernard (Tibulle).
Beaudé (Jean-Pierre)..... Seine.
Boissat de Lagrave (Et.).. Dordogne.
Dumont (Jean-Bapt.-Franç.-
    Auguste.).............. Côte-d'Or.

12 décembre 1821

Bérard (Pierre-Honoré).. Bas-Rhin.
Boyer (Philippe)......... Seine.
Dimbarre (Louis-Jos.).... Hautes-Pyrénées
Payen (Jean-L.-Nar.)..... Loiret.
Dange (Jean-Bapt.-Hippol.) Haute-Loire.
Dublid (Alexandre).
Foulhoux (Claude)....... Rhône.
Canuet (Urbain-Victor)... Seine.
Joblet (Antoine-Joseph).. Côtes-du-Nord.
Denis (Prosper-Sylvain).
Guillemineau (Louis-Ét.). Loiret.

4 décembre 1822

Senn (François-Louis)..... Suisse.
King (Thomas).......... Angleterre.
Dalmas (Jean-Auguste-Ad.).
Lantenois (Antoine)....... Seine-et-Marne.
Chambeyron (Antoine)..... Rhône.
Sarrebource (Lambert).
Baudier (Alexandre)...... Jura.
Horteloup (Benj.-Jean).... Seine-Inférieure.
Diard (Hippolyte)........ Seine.
Roger (Franç.-Nicol.).
Devilliers (Adrien)....... Seine.
Ricord (Philippe)........ Baltimore.
Paillard (Al.-Louis-Mich.). Seine.
Leloutre (Charles-Marie). Côtes-du-Nord.
Pottier (Adrien)......... Seine-et-Oise.
Cogny (Jean-Paul)....... Nièvre.
Guersant (Paul-Louis).... Seine-Inférieure.
Colson (Jean-Baptiste).... Haute-Marne.
Delaunay (Jean-Aug.)..... Indre.

17 décembre 1823

Lelut (Louis-François).... Haute-Saône.
Letalenet (Jean-Baptiste). Haute-Marne.
Legroux (Charlemagne)... Nord.
Comte (Joseph-Achille).... Isère.
Germain (Julien-Désiré).
Jolly (Célestin-Edmond).. Aisne.
Romet (Jean-Jacques)..... Calvados.
Fourneaux (Alex.-Arm.)... Calvados.
Notté (Alfred-Henri)...... Seine-et-Marne.
Caillard (Gabriel).
Lembert (Antoine).
Lambert (Christophe)..... Var.
Cutin (Philippe).
Chartier (Franç.-Jos.)
Bravais (Louis-Franç.).... Ardèche.
Laugier (Stanislas)....... Seine.

Rousset (Casimir)........ Bouches-du-Rne.
Tallon (Amable)......... Puy-de-Dôme.
Delorme (Ch.-Eugène).... Seine.
Cazauvieilh (Jean-Bapt.).. Gironde.
Dujardin-Beaumetz (Ur.).. Vienne.
Bouchet (Camille)........ Vienne.
Ménière (Prosper)........ Maine-et-Loire.
Lesueur (Octave).
Legros (Félix)........... Nord.
Schedel (Henri-Ed.)...... Angleterre.
Cazenave (Alphée).

1er décembre 1824

Bérard (Auguste)......... Maine-et-Loire.
Poucher (Joseph)........ Puy-de-Dôme.
Laugier (Joseph-Fr.).... Meurthe-et-Mos.
Guillot (Natalis).
Charpentier (Jos.-Marie).. Seine.
Person (Ch.-Cléophas).... Aube.
Consture (Marie-Aug.).... Seine-Inférieure.
Joblet de Lamballe (H.-A.). Côtes-du-Nord.
Robert (Alphonse).
Menetrier (Georges).
Ferrand (Joseph-Adolphe). Sarthe.
Cottenot (Fr.-Théodore).. Vosges.
Delort (Pierre-Paul).
Philouze (Fr.-Anne)...... Ille-et-Vilaine.
Geofffroy (Ernest-Louis). Haute-Marne.
Barbier du Bocage (J.-L.).
Humbert (Joseph-Nic.).
Libert (Jean-Auguste).... Orne.
Campaignac (J.-A.-J.)..... Haute-Garonne.
Debourg (Jean).

14 décembre 1825

Billard (Louis-Fidèle).... Maine-et-Loire.
Colson (J.-Fr.-Jules)...... Haute-Marne.
Dagoreau (Léop.-Louis)... Sarthe.
Gaide (Armand)........ Haute-Marne.
Leth (Jean-Baptiste)...... Var.
Monod (Fréd.-Gustave).
Pailloux (Claude-Alex.)... Saône-et-Loire.
Pinault (J.-M.-Joseph).... Ille-et-Vilaine.
Royer-Collard (H.-L.).
Thouret (Charles-Gust.).
Mignon (Louis-Marie).
Reynaud (Ang.-Claude)... Haute-Loire.
Clément (Charles)....... Manche.
Nicot (Louis).......... Côte-d'Or.
Allibert (Pierre-Casimir). Basses-Alpes.
Petit (Pierre).......... Cher.
Secretain (A.-J.......... Allier.
Dufour (J.-M........... Aube.

20 décembre 1826

TONNELLÉ (Louis).
MARTINET (Marien)........ Creuse.
CORBIN (Pierre-Eusèbe)... Loiret.
ROULLOIS (Benoist)........ Mayenne.
FEREY-DEMAY (Alex.-Th.).. Seine-Inférieure.
DANYAU (Ant.-Constant).
PLICHON (Alb.-Jos.-Hipp.).
BOSC (Aristide)........... Seine-et-Oise.
REVILLARD (Simon-Gabriel). Nièvre.
RIGAUD (Philippe)........ Hérault.
FILASSIER (Alf.-Mar.-Dom.). Martinique.
LITTRÉ (Maxim.-Paul)..... Seine.
DUPLAY (Math.-Simon)..... Seine.
GUÉRIN (Aug.-Franc.)..... Cher.
BODEY (Jules)........... Orne.
COUDRET (Jean).......... Dordogne.
BERTON (Delphin-Aug.).... Indre-et-Loire.
DELAGE-MONTANCEY (J.).... Dordogne.
TORCHET (Simon-André)... Ardennes.

19 décembre 1827

LENOIR (Adolphe)........ Seine-et-Marne.
SESTIÉ (A.-Dan.-Félix).... Suisse.
GAILLARD (Frs-Lucien).... Vienne.
BURNET-MERLIN (F.-B.)... Maine-et-Loire.
LOIR (Joseph-Napoléon)... Seine.
THOMAS (Saturnin)....... Indre-et-Loire.
HUGUIER (Pierre-Charl.)... Marne.
MONTAULT (Hipp.-Jacq.)... Deux-Sèvres.
BONNET (Delphin-Nap.)... Vienne.
QUESNÉ (Maurice)........ Puy-de-Dôme.
PAGÈS (J.-B.-Honoré)..... Hautes-Pyrénées.
WEBER (Jean)........... Haut-Rhin.
COSTALLAT (Arnauld)..... Hautes-Pyrénées
SABATIER (J.-Christophe)... Loiret.
BOUCHOT-PLAINCHANT (C.-G.) Nièvre.
BRAIVE (Aug.-Frédéric)... Loire-Inférieure
JODIN (Jean-Nicolas).
PAPAVOINE (L.-Nicolas)... Yonne.
PETIT (Simon)........... Saône-et-Loire.
CUVIER (Fréd.-Georges)... Seine.
CARRÈRE (MOURGUES DE)... Lot-et-Garonne.
FOURNIER (Ch.-Eugène)... Pas-de-Calais.
GRÉUZARD (Louis)........ Saône-et-Loire.
PÉTIGNY (Jean-Charles)... Seine.
ESTIVANT (J.-Théoph.).
MARÉCHAL (Ad.-Ed.).   Eure-et-Loir.

17 décembre 1828

BONNET (Amédée)........ Ain.
BOUDANT (Julien-Joachim).. Allier.

BOURGEOIS (Justin)....... Seine-et-Oise.
COMBETTE (Éléonor)...... Doubs.
GARREAU (J.-É.-P.)....... Lot-et-Garonne.
GOURAUD (Henri).
ORILLARD (Louis-Arsène).. Vienne.
ANDRAL (Guill.-Antoine).. Seine.
ARNAL (Jean-Louis)....... Dordogne.
BAZIN (Ant.-P.-Ern.)..... Seine-et-Oise.
CAFFE (L.-P.-B.)......... Savoie.
DOUBLE (Alfred).
MURDOCH (William)....... Angleterre.
NONAT (Auguste)........ Seine-et-Marne.
CULLERIER (Adrien-Aug.).. Seine.
FLANDIN (Charles)........ Nièvre.
GIROU DE BUZAREINGUES
(F.-L.)............... Aveyron.
THIAUDIÈRE (P.-Delp.).... Vienne.
VIDAL (Pierre)........... Vienne.

2 décembre 1829

BLONDLOT (Nicolas)....... Vosges.
GUYOT (Pierre-Arist.).... Ille-et-Vilaine.
MARTINS (Ch.-Frédéric).
RUFZ (Paul-Étienne)...... Martinique.
GIRARD (Jules-Joseph).... Var.
VIDECOQ (Pierre-Auguste).
EAGER (James)........... Irlande.
LABERGE (Alex.-Louis).
LEMBERT (Jean-Baptiste)... Meuse.
FILHOS (Jean-Baptiste).
GOCHERAND (Henri)....... Cantal.
GAUSSAIL (Joseph-Marie).. Tarn-et-Garonne
BERRIER-FONTAINE (C.-L.).. Orne.
LEMASSON-DELALANDE (Th.). Calvados.
DUCHAPT (François)....... Cher.
PORRAL (Clément-Aug.).... Haute-Loire.
DUCHESNE-DUPARC (L.-V.).. Orne.
OYON (J.-Marie-Émile).
CAMUS (Marie-Joseph).... Oise.

14 décembre 1830

ETOC-DEMAZY (Gust.-Fr.).
MARROTTE (J.-Adolph.).... Seine-et-Oise.
CAZALIS (Eugène)........ Seine.
BEAU (Joseph-Honoré).... Ain.
FABRE (Jacques-Alex.).... Lot-et-Garonne.
BRUN (Louis-Auguste).... Suisse.
RIPAULT (Louis-Ant.-Henr.). Seine.
GIRALDÈS (Joachim)....... Morbihan.
CHANDRU (Ch.-Joseph).... Martinique.
BELL (Jean-Henry)........ Basses-Pyrénées
SARRAZIN (Gustave)...... Seine.
BARRIÈRE (Louis-Jules)... Gironde.

Denonvilliers (Charles-P). Seine.
Pailloux (P.-Hippolyte)... Creuse.
Sazis (Laurent),.......... Basses-Pyrénées
Voisin (Pierre)
Bergeon (Gilbert-Cam). ... Allier.
Bouchet (Placide-Jean).... Isère.
Derivière (Louis-Marc)... Oise.
Giraud (François).
Lacroix (Louis-Édouard).. Seine.
Guary (Jean-Baptiste).... Lot.
Larcher (Joseph-Franç.).. Belgique.
Puydebat (D.-J.-Jacq.).... Gers.
Pecot (Marc-François),... Haute-Garonne.
Peyrot (Arnauld-Ch.).... Gironde.
Vallein (Fr.-Louis),...... Haute-Garonne.
Desprès (Ch.-Denis)...... Yonne.
Bompard (Simon).
Amstein (Jules),.... ..... Ardennes.

14 décembre 1831

Barth (Jean-Baptiste)..... Alsace.
Desir (Aimé-Philippe)..... Nord.
Grisolle (Augustin)...... Var.
Hache (Norbert-Irénée).. Pas-de-Calais.
Maisonneuve (J.-Gilles)... Loire-Infér.
Nélaton (Auguste)........ Seine.
Boitu-Desmortiers (Th.). Mayenne.
Dance (Claude).......... Haute-Loire.
Defrance (Eugène-Sulp.).
Gendron (Alexandre),..... Indre-et-Loire.
Olivieri (Joseph-Alex.)... Bouch.-du-Rce.
Pauly (Jean-Hippolyte).... Creuse.
Bertrand (B.-Joseph).... Var.
Cazeaux (Pierre)......... Gironde.
Dupré (J.-M.-Victor),..... Ain.
Gachet (Jean-Joseph).... Indre.
Jadelot (Joseph-Jules).
Reignier (Jean-Baptiste... Allier.
Tixier (Jean-Baptiste),.... Puy-de-Dôme.
Despine (Jacob-Marc).... Suisse.
Gorré (François)........ Pas-de-Calais.
Langet-Piet (Jules-Aug.).
Peltier (Fern.-Athan.).... Seine.
Pillore (Marie-Henri-J.).
Viger-Desvarennes (Paul-
  Henry).

19 décembre 1832

Delacroix (Ch.-Gerv.),.... Aisne.
Couriard (Jean-César).
Boyer (Lucien).
Boudrie (Dominique) .... Corrèze.

Vernois (Ange-Maxime)... Seine-et-Marne.
Fleury (Jean-Baptiste). ... Puy-de-Dôme.
Gerdy (Vulfranc-Jos.).... Aube.
Forget (P.-L.-Eugène).... Seine.
Choisy (Gilbert-Irma)..... Allier.
Beaugrand (L.-Émile),..... Seine.
Diday (Ch.-J.-Paul),...... Ain.
Hardy (Philippe-Alfred)... Seine.
Monestier (Félix).
Husson (Léon),.......... Seine.
Balme-Dugaray (A.-T.).. Haute-Loire.
Sonnié-Moret (L.-Hip.).. Yonne.
Tessier (Jean-Paul),...... Eure.
Lafont-Maron (Pierre).... Basses-Pyrénées
Corbon (Amand)......... Seine-Inférieure
Deschamps (Hyacinthe),... Seine-et-Marne.
Pressat (Éléonor),....... Seine.
Charcelay-Laplace (L.-J.).

26 décembre 1833

Estevenet (Laurent),...... Gers.
Fontan (J.-P.-Amédée).... Hautes-Pyrénées
Fournet (Jean-Michel)
Lafargue (Jules-François). Lot-et-Garonne.
Rampon (Jean-Eugène),... Tarn.
Roberty (Eugène),....... Bouches-du-Rce.
Roger (Henry-Louis),..... Seine.
Béhier (Louis-Jules)...... Seine.
Dechambre (Amédée)..... Yonne.
Droin (Alexandre)....... Yonne.
Jacquemier (J.-Marie).... Ain.
Lediberder (Viet.-Mar.)... Morbihan.
Saint-Yves (G.-Alex.),.... Seine.
Gariel (Marie-Maurice)... Yonne.
Dubarle (Charles)........ Seine-et-Marne.
Gachet (Marie-Adolphe)... Seine.
Gomez de la Fuente (J.)... Mexique.
Boinet (Alexandre)....... Maine-et-Loire.
Tonnellier (Étienne)...... Seine-et-Marne.

17 décembre 1834

Barthez de Marmorière
  (Ch.-Ernest).......... Aude.
Dariste (Louis-Emile).
Debrou (Toussaint)....... Morbihan.
Dubois (Aug.-Ferd.).
Forget (Amédée),........ Eure-et-Loir.
Froment (Jean-Baptiste)... Seine.
Laborie (Édouard),....... Seine.
Landau (Léonce).
Leriche (J.-H.-Gabriel).
Martel (Louis),......... Morbihan.
Prestat (Louis),......... Seine.

Rochoux (Aug.-Eugène)... Loiret.
Baron (Ch.-Franç.)....... Ain.
Florimont (Henri)........ Pas-de-Calais.
Godin (Alexis).
Gras (Joseph-Albin)...... Isère.
Guesnard (Guillaume)..... La N⁰ᵉ-Orléans.
Marjolin (René-Nicolas).. Seine.
Nivet (Vincent).......... Puy-de-Dôme.
Padieu (Fr.-Prudent)...... Somme.
Pigné (Jean-Baptiste).
Taupin (Charles-Ant.)..... Seine.
Vigla (Eugène-Napoléon).. Seine.
Delye (Thomas-Math.).... Gers.
Godefroy (Adolphe)....... Mayenne.
Mercier (Louis-Aug.).... Yonne.
Pederidou (Jacques)...... Basses-Pyrénées
Lebert (Ernest).......... Indre-et-Loire.

Bouley (Jean-Joseph)..... Seine.
Pasquier (Alp.-J.-Thib.)... Seine-et-Oise.
Sappey (Marie-Philippe)... Ain.
Marchessaux (Louis-Fr.)... Belgique.
Lemoine (Clém.-Victor)... Yonne.
Stroehlin (Jean-Bapt.).... Suisse.
Hélie (Louis-Marie)...... Yonne.
Léger (Charles-François) . Seine.
Fleury (Louis-Joseph).... Oise.
Maslieurat – Lagemard
(Guillaume-Ernest)..... Haute-Vienne.
Poumet (Jean-Ythier)..... Loiret.
Lacombe (Léonard)....... Dordogne.
James (Constantin)....... Calvados.
Burguières (Edouard-E.).. Seine.
Duméril (Auguste-Henri).. Seine.
Giraud (Jos.-Étienne). ... Hautes-Alpes.

13 décembre 1835

Piégu (Jean).
Gueneau de Mussy (Noël).. Seine.
Fauvel (Sulpice-Antoine).. Seine.
Perrochaud (J.-Pierre-Aut.) Pas-de-Calais.
Lescallier (François).
Lenepveu (Jules)......... Vendée.
Laurence (Pierre-Eug.).... Seine.
Rendu (Louis-Sébastien).
Rilliet (Louis-Fréd.-Alb.). Suisse.
Quatrevaux (Franç.-J.).. Yonne.
Durand-Fardel (L.-M.)... Seine.
Parrat d'Andert (M.-A.).. Ain.
Cambernon (Félix-Fr.).... Manche.
Moissenet (F.-Mar.-Joach.). Italie.
Mazet (René)............ Dordogne.
Bassereau (And.-Léon).... Gard.
Duvergne (Jean-Adr.).
Landouzy (Marie-Hect.)... Marne.
Baron (Jean-Mar.-Alex.).. Lot-et-Garonne.
Gosselin (Athan.-Léon) ... Seine.
Stanski (Pierre)......... Pologne.
Bujon (Pierre-Édouard)... Isère.
Dugast (Henri-Joachim)... Ain.
Depaul (Aune-Jean-M.).. Basses-Pyrénées
Duchos (Jean)............ Gironde.
Patouillet (Jules-Nicolas). Haute-Marne.

16 décembre 1836

Petit (Georges-Hercule) . Guadeloupe.
Barrier (François-Mar.)... Loire.
Letenneur (Gust.-Paul)... Vendée.
Landry (Alex.-Louis)..... Louisiane.
Ponchel (Pierre-Louis).
Becquerel (Louis-Alfred).. Seine.

13 décembre 1837

Bouillon-Lagrange (J.-B.). Seine.
Héry (Jean-Pierre).
Voillemier (Léon-Clém.).. Haute-Marne.
Legendre (François)...... Seine.
Sarrau (Jean)............ Lot-et-Garonne.
Morel (Victor-Auguste) ?.. Haute-Marne.
Rogée (Charles-Auguste).. Oise.
Kresz (Pierre-Christ.).... Seine.
Baraduc (André)......... Puy-de-Dôme.
Boudet (Charles)........ Seine.
Parise (Jean)............ Côte-d'Or.
Aubanel (Honoré)....... Bouches-du-Rᵉᵉ.
Pasquier (Jacques-Alph.). Danemark.
Herpin (Félix).......... Indre-et-Loire.
D'Arcet (Félix)......... Seine.
Latour (Louis).
Durand (Jean-Bapt.)..... Vendée.
Saussier (Armand)....... Yonne.
Picard (Jules).......... Yonne.
Bascle (Jean-Antoine).
Séguin (Antoine-Eug.)..... Seine.
Renauldin (Louis-Fir.).
Brémard (Louis-André) ... Oise.

19 décembre 1838

Barbinet (Alphonse)...... Haute-Vienne.
Perreira (Auguste)....... Loiret.
Aran (François).......... Gironde.
Gratiolet (Pierre-Louis).. Gironde.
Bourdon (Hippolyte)...... Meurthe.
Contour (Louis-Alfred)... Seine.
Baud (Pierre-Victor)..... Creuse.

LASSERRE (Jean-Baptiste).. Tarn-et-Garonne
GUITTON (Marc-Eugène)... Indre-et-Loire.
TARDIEU (Charles-Franç.).. Meurthe.
DEMEAUX (Jean)........ .. Lot.
LAVOIS (Eugène)......... Pas-de-Calais.
RAYNAUD (Pierre-E.-E.).... Tarn-et-Garonne
MAUNOURY (Charles)...... Eure-et-Loir.
DUGREST (François)...... Ain.
MALESPINE (Pierre)....... Lot-et-Garonne.
GRENIER (Jules-Alfred).... Seine-Inférieure.
CHENEVIÈRE (Alfred)....... Suisse.
TARDIEU (Ambroise)...... Seine.
LHOMMEAU (Amand)....... Maine-et-Loire.
MASCABEL (Jules)........ Vienne.
JACQUART (Henri)........ Seine.
ALTHAM (Georges)........ Angleterre.
TIXIER (Pierre-Victor)..... Finistère.
GROSLAMBERT (Henr.)..... Doubs.
BOUCHUT (Jean-Eugène)... Seine.
NAFTI (Pantaléon).
GONTIER (Louis-Nicolas)... Seine.
THORE (Saint-Ange)...... Seine.

24 décembre 1839

RICHET (Did.-Dom.-Alf.)... Côte-d'Or.
CARPENTIER-MÉRICOURT (Ju-
les-Eug.),.............. Seine.
VEYNE (Franç.-Aug.)..... Vaucluse.
DUMESNIL (Ed.-J.-B.)...... Manche.
OULMONT (Nathan)....... Vosges.
LOGERAIS (Victor-Jean).... Maine-et-Loire.
HELOT (Jules)............ Aisne.
HENRY (Louis-Victor)..... Haute-Marne.
FIAUX (François-Fél.-G.)... Seine-et-Oise.
LAMBRON (Phil.-Ern.)..... Indre.
DÉSORMEAUX (Ant.-Jean)... Seine.
GUIET (Pierre-René-L.)... Charente.
DEGUISE (François-C.-G.).. Seine.
MAC-CARTY (Daniel-Jos.)... Seine.
JAMAIN (Jean-Alex.)...... Seine.
TAVIGNOT (François-Louis). Seine.
DECHAUT (Pierre-Marie)... Allier.
BAILLY (Nicolas-Bazile).... Vosges.
DE CASTELNAU (Henri).
FRÉMY (Claude-Marie-C.).. Yonne.
LAURÈS (Charles-Camille).. Aisne.
ROULLAND (François-G.-V.). Manche.
BELIN (Célestin-A.-H.-V.).
DE PUISAYE (Charles-C.).. Seine.
D'ASTROS (Jean-B.-L.-L.).. Var.
BERNARD (Claude)........ Rhône.
GELEZ (Claude-Édouard).. Seine.
DEQUEVAUVILLER (Jean-J.). Seine.
VERJUS (Louis).......... Meuse.

23 décembre 1840

MOREAU (Alexis-Joseph)... Seine.
GUENEAU DE MUSSY (H.)... Saône-et-Loire.
CLOQUET (Louis-And.-Ern.). Seine.
DELPECH (Auguste-L.-D.).. Seine.
GUINARD (Pierre-Ern.).... Vienne.
BENNET (James-Henry).... Angleterre.
GRANDHOMME (J.-B.-S.).... Oise.
BERGERON (Étienne-Jules).. Seine-et-Marne.
AUBRY (Jean-M.-P.-J.)..... Ille-et-Vilaine.
FIGUIÈRES (Christian-E.).. Suisse.
LE ROY (François-C.)..... Morbihan.
BOURGOING (Jules-M.-V.).
BODARD (Pierre-F.-Louis).. Pas-de-Calais.
BOUCHER (Paul-Joseph-F.). Loire-Inférieure
DELONJON DE LA GRANGE
(Alexandre-Jules)....... Indre-et-Loire.
BELIN (Marie-Pierre-A.)... Seine.
GAUDRIC (Charles)........ Gironde.
LEFEBVRE (Athanase-A.).
TRICOU (Pierre-Franç.-C.). États-Unis.
GUÉRIN (Alphonse-F.-M.).. Morbihan.
DELASTRE (Hippolyte-C.)... Seine.
ROUSSEL (Jean-B.-V.-Th.).. Lozère.
CHAPPOTIN DE SAINT-LAU-
RENT (Charles-Fr.-Jules). Seine.
FORTINEAU (Victor)........ États-Unis.
CHAYET (Franç.-Aug.)..... Seine.
DE CROZANT (Pierre-Louis). Martinique.
HOUEL (Charles-Nicolas)... Eure.

29 décembre 1841

JARJAVAY (Jean-Franç.).... Dordogne.
CARON (Jules-Daniel)...... Seine-Inférieure.
IMBERT (Antoine) .... Puy-de-Dôme.
VAUSSIN (Henri).......... Côte-d Or.
CLERC (François-Félix).... Meuse.
QUESNEL (Paul-Emm.).
NEUCOURT (Lambert-F.)... Meuse.
DAMOISEAU (Louis-H.-C.).. Mayenne.
MILCENT (Désiré-Alph.)... Seine.
SERRE (Victor-Aug.-S.).... Pas-de-Calais.
LAROCHE (Antoine-F.-P.)... Creuse.
RAPHAËL (Léon-Auguste).. Loir-et-Cher.
DEVILLE (Jean-C.-Ant.-E.). Hautes-Pyrénées
SALMON (Pierre-Alph.-A.).. Eure-et-Loir.
RACLE (Charles-Victor).... Belgique.
POTIER (Jean-Jules-Am.)... Seine.
LACANAL (Alexis V.-U.).... Ariège.
BOURGUIGNON (Honoré).... Loiret.
DEMARQUAY (Jean-Nic.).... Somme.
GOUGEON (René-Honoré).. Manche.
PERRUSSET (Geor.-M.-F.).. Ain.

33

Bonnefous (Charles-M.)... Lot.
Desayvre (Antoine)....... Vienne.
Gros (Nicolas).
Bodinier (Jean-Vital)...... Mayenne.
Piégu (Alexandre)........ Indre-et-Loire.
Fauraytier (Pierre-M.)

21 décembre 1842

Faget (Jean-Charles)..... États-Unis.
Ferra (Philippe-Jules).
Sée (Germain)............ Alsace.
Mayor (Isaac-Geor.-F.)... Suisse.
Bidault (Louis-Fr.-D.).... Eure.
Cahen (Mayer)........... Seine.
Chauffard (M.-P.-Émile).. Vaucluse.
Hérard (Hippolyte-Victor). Yonne.
Levavasseur (J.-L.-O.).... Manche.
Richard (Xavier)......... Drôme.
Dufresne (Jean-M.-Éd.)... Suisse.
Moutard-Martin (Eug.)... Seine.
Lepetit (Jean-Élie-E.)..... Vienne.
Dessertenne (Pierre-Alph.).
Tonnet (Émile-Auguste)... Deux-Sèvres.
Desruelles (Henry-L.).... Seine.
Bernuiz (Gust.-L.-R.)..... Ardennes.
Peste (Jean-Louis)....... Côte-d'Or.
Thibault (Ant.-G.-M.-V.).. Côte-d'Or.
Cordier (Isidore-H.-A.) ... Aisne.
Hersent (Étienne-Ed.).... Seine.
Valude (Antoine)........ Allier.
Lafaurie (Jean-Jacques)... Lot-et-Garonne.
Bigot (Isidore-François).. Eure.
Tily (Toussaint-Marie)... Côtes-du-Nord.
Trivet (Hippolyte-Alex.).. Nord.
Jousset (Pierre).......... Loire-Inférieure
Lagout (Gilbert-Hipp.).... Puy-de-Dôme.
Bornet (Jean).
Matice (Charles-Franç.)... Seine.
Champeaux (Pierre-F.)... Seine.
Routier (J.-B.-Adrien).... Lot-et-Garonne.
Cossy (Jules)............ Suisse.

20 décembre 1843

Racle (Victor-Alexandre). Belgique.
Saint-Clivier (Pierre-F.).
Colix (Félix-Hippolyte)... Manche.
Caucal (Eusèbe-P.-A.).... Saône-et-Loire.
Gabalda (G.-J.-L.-F.)..... Haute-Garonne.
Willemin (Phil.-P.-A.).... Alsace.
Satis (Henri-Jean)........ Loir-et-Cher.
Mercier de Sainte-Croix
  (Pierre-Henry)......... Lot-et-Garonne.

Rogier (Jean-Stanislas).... Loir-et-Cher.
Davasse (J.-B.-M.-L.-J.)... Haute-Garonne.
Duchassaing de Fonds-Bres-
  sein (Jos.-Aug.)........ Antilles.
Legentil (Pierre-Désiré).. Manche.
Robin (Charles-Phil.)..... Ain.
D'Heurle (Louis-Eug.).... Seine.
Foureau de Beauregard
  (Gabriel-Louis-Léon)... Italie.
Bonnet (Henri). .... Drôme.
Maris (Mélire-Amand)..... Orne.
Lacour (Jules-Alexandre).. Haute-Marne.
Bernard de Montessus (F.). Saône-et-Loire.
Dumoulin (Marie-F.-Aug.). Seine.
Claude dit Marcel (Sér.). Meurthe.
Campbell (Charles-Jacq.).. Angleterre.
Verneuil (Arist.-A.-N.)... Seine.
Marquis (Pierre-F.-A.).... Yonne.
Juglar (Joseph-Clém.).... Seine.
Bartoli (Hector-Alex.).... Corse.
Arnoult (Louis-Jules).... Loir-et-Cher.
Degrusse (Charles)....... Eure.
Grapin (Jean-Bap.-A.)..... Côte-d'Or.
Cusco (Édouard-Gab.).... Seine.
Gillet (Henri-Marie)..... Seine-et-Marne.

26 décembre 1844

Duclos (Michel)......... Indre-et-Loire.
Vauthier (Guillaume-L.).. Aube.
Lailler (Charles)........ Seine.
Hennot (Henri).......... Marne.
Boussi (Paul)........... Deux-Sèvres.
Monnot (Théodore)...... Doubs.
Macquet (Louis)........ Charente.
Bernard (Charles-Paul)... Ille-et-Vilaine.
Robert (Melchior)....... Basses-Alpes.
Rozée (Achille).
Goblet (N.-A.), actuelle-
  ment dit Gublet........ Lorraine.
Boyer (Joseph).......... Basses-Alpes.
Morvan (Augustin)....... Finistère.
Pagès (Joseph).......... Tarn-et-Garonne
Castex (Jacques)........ Lot-et-Garonne.
Dazincourt (Gustave).... Aube.
De Beauvais (Achille-G.). Seine.
Lebled (Prosper-Vict.).... Indre-et-Loire.
Fano (Salvador)......... Hollande.
Chapelle (Antoine)....... Charente.
Lunier (Ludger-Jules).... Indre-et-Loire.
Fricault (F.) dit Frédault. Seine.
Hervieux (Jacques-Ed.)... Eure.
Legrand (Jacques-A.).... Seine.

Espiau de Lamaëstre (L.-A.) Gers.
Guébineau (Joseph). . . . . . Vienne.
Niobey (Pierre). . . . . Manche.
Morchot (Pierre-Just.). . . . Seine.
Morel (Louis-Anselme). . . Oise.
Boraud (Victor-Aubin). . . . Charente.
Bleu (Eugène-Gilbert). . . . Seine-et-Marne.
Faure (Philippe-Charles). . Isère.
Causit (Prosper-Adol.). . . Aveyron.
Chapsal (Léonard). . . . . . . Haute-Vienne.
Laffiley (Jean-Sénateur).
Pons (Raymond). . . . . Lot.
Broca (Pierre-Paul). . . . . . Gironde.
Allamand (Donat-Aug.). . . Bouches-du-Rⁿᵉ.

24 décembre 1845

Viallet (Ernest-Auguste).
Batenberg (Émile). . . . . . . Haut-Rhin.
Guibout (Jean-Bapt.-Eug.). Aube.
Ozanam (Jean-Charles). . . . Rhône.
Faton (Joseph-Émile). . . . . Loir-et-Cher.
Morvan (Charles-Alfred). . Loiret.
Simon (Victor). . . . . Côte-d'Or.
Escallier (Eugène-Alex.). . Cher.
Chausit (Maurice). . . . . . . Aveyron.
Follin (Eugène). . . . . Seine-Inférieure
Clavaud (Jean-Édouard).
Bezançon (Alphonse). . . . . Seine.
Dupuy (Jean). . . . . Dordogne.
Gogué (Gustave-Nicolas).
Blanche (Émile-Manuel). . . Seine-Inférieure
Courtin (Edmond-Félix). . Nord.
Penard (Louis-Julien). . . . Seine.
Dimey (Alexandre). . . . . . . Haute-Marne.
Timbart (Jean-Emm.). . . . . Ariège.
Gauthier (Horace-Vict.). . Suisse.
Lenevev (Armand-G.). . . . . Manche.
Moulin (Charles-And.). . . Indre.
Tailhé (Cyprien). . . . . Lot-et-Garonne.
Rollet (Pierre-Joseph). . . Ain.
Blot (Claude-Hippolyte). . Seine.
Guyton (Antoine-Mic.). . . . Côte-d'Or.
Gougron (Hippol.).
Lepelletier (Pierre-L.). . . Gironde.
Ramés (Jean-Bapt.). . . . . . Cantal.
Cœur de Roy (Jean-Ch.).
Lagrange (Jean-Pierre).
Toutée (Nicolas). . . . . Yonne.
Sagot (Paul-Antoine). . . . . Seine.
Dubois (Émile-Amable). . . Yonne.
Pitit (Pierre-Louis). . . . . . Allier.
Houquet (Aug.-Bienaimé). Somme.

16 décembre 1846

Coffin (Émile). . . . . Côte-d'Or.
Triquet (H.-Eugène). . . . . Loir-et-Cher.
Réal (Louis-Henri). . . . . . . Nord.
Mignot (Ant.-Anne-René). . Allier.
Bourceret.
Notta (Alphonse-Henri). . . Seine-et-Oise.
Pierre (Simon). . . . . Saône-et-Loire.
Béraud (Bruno-Jacques). . . Vaucluse.
Klippel (Nicolas-Eugène). . Haut-Rhin.
Pioguy (Gérard). . . . . Côte-d'Or.
Empis (Simonis). . . . . Seine.
Viollet (J.-B.-Louis). . . . . Seine.
Pitet (J.-P.-M.-François). . Ain.
Boivin (Gustave). . . . . Seine.
Roccas (Ant.-Jean-Bapt.). . Basses-Alpes.
De Beauvais (Victor-Gust.. Seine.
Boulland (Louis-Charles). Haute-Vienne.
Landau (G.). . . . . Lot-et-Garonne.
Drucé (J.-Louis-Paul). . . . Gironde.
Boursier (Pierre-Adolphe). Deux-Sèvres.
Huette (Charles). . . . . Loiret.
De Lacaze-Duthiers. . . . . . Lot-et-Garonne.
Viard. . . . . Côte-d'Or.
Juteau (Ph.-Narcisse). . . . Eure-et-Loir.
Bouteiller (Jules). . . . . . . Seine-Inférieure.
Rieux (Thomas-Léon). . . . . Loire.
Vigues (Antoine). . . . . Seine.
Duclos (Henri). . . . . Seine-Inférieure.
Blondeau (Léon). . . . . Seine.
Botrel (Jacques-Pierre). . . Côtes-du-Nord.
Wickham (R.-John-J.). . . . Seine.
Boulland (Charles). . . . . . Haute-Vienne.
Thomas (Edmond-Ant.). . . Nièvre.
Fatou (Louis-Ambr.). . . . . Finistère.
Desterne (Hippolyte). . . . Allier.
Dufraigne (François). . . . . Nièvre.
Narbonne (Louis-Gas.). . . Aude.

22 décembre 1847

Becquet (Louis-Franç.). . . Deux-Siciles.
Legendre (Eugène). . . . . . . Seine.
Lagrand (Jules).
Prévost (Honoré-Alb.). . . . Orne.
Labric (Noël-Adrien). . . . . Seine.
Piachaud (Étienne-L.). . . . Suisse.
Pivent (Jean-Bapt.). . . . . . Seine.
Saclier (Pierre). . . . . Nièvre.
Grivot-Grandcourt (C.-A.). Afrique.
Sainly (Jean-Émile). . . . . . Amérique.
Delacour (Ch.-Joseph). . . . Ille-et-Vilaine.
Digadle (Amand). . . . . Sarthe.

Ripoll (Jean-Marie)....... Haute-Garonne.
Lebret (Louis-Eugène)... Aisne.
Duhamel (François)....... Pas-de-Calais.
Destouches (Louis-Denis). Vienne.
Desruelles (Charles)..... Seine.
Guillemin (Claude-M.).... Saône-et-Loire.
Gondouin (Charles)....... Loir-et-Cher.
Leudet (Théod.-Émile).... Seine-Inférieure.
Lemaistre (Martial-Prosp.). Haute-Vienne.
Firmin (François)......... Loir-et-Cher.
Caillaut (Marie-Ch.)..... Indre-et-Loire.
Dionis des Carrières (A.). Loiret.
Mailly (Edme-Camille)... Seine.
Falret (Jules)........... Seine.
Mesnet (Urbain-Ernest)... Maine-et-Loire.
Hattier (Pierre-Const.)... Yonne.
Trumet (Armand)........ Côte-d'Or.
Cribier (Auguste)....... Loiret.
Masset (Charles).
Shanaham (Jean-Fréd.).... Seine.
Turgan (Franç.-Jul.).
Foucher (Jean).......... Sarthe.
Letinerant (Nicolas)...... Meuse.
Carville (Charles-Pros.).. Eure.
Chevallier (Charles-Cl.).. Manche.
Thouvenet (André)...... Haute-Vienne.
Simonet (Désiré)........ Yonne.
Le Goupils (Isidore)..... Manche.
Musset (Guillaume)...... Gironde.

18 décembre 1848

Triboullet (François-E.)... Seine-et-Oise.
Potain (Pierre-Carl-E.)... Seine.
Axenfeld (Alexandre)..... Russie.
Labbat-Duroucheaux (Claude-Dom.-Auguste)..... Dordogne.
Charcot (Jean-Martin).... Seine.
Berlié (Alph.-J.-M.-A.).
Corvisart (Lucien)....... Meuse.
Vassor (Frédéric)........ Eure-et-Loir.
Galliet (Henri)......... Orne.
Vivier-Bruxelière (François-Émile).......... Charente.
Trélat (Ulysse)......... Seine.
Lescun (Étienne).
Salneuve (Georges-Emile). Allier.
Laville (Armand-Paul)... Manche.
Londe (Frédéric-Charles).
Vulpian (Edme-Fél.-A.).. Seine.
Dubreuil (Jules)......... Eure-et-Loir.
Perdrigeon (Jules-M.-C.).. Mayenne.
Parmentier (Louis-E.).... Seine.
Surmay (Charles-Ben.).... Aisne.

18 décembre 1849

Dumenil (Louis-Stan.).... Seine-Inférieure.
Muret (Charles-Jos.-V.).. Seine.
Toubin (Eugène-Franç.)... Jura.
Rouget (Charles-M.-B.)... Eure.
Combessis (Charles-A.).... Loiret.
Landry (Jean-Bapt.-O.)... Haute-Vienne.
Moreau (François-Ar.).... Seine.
Gosset (Jules-César)...... Oise.
Astrié (Joseph-J.-G.-S.).. Ariège.
Béchet (Victor-Franç.)... Manche.
Maingault (Victor-P.-A.).. Seine.
Laboulbène (Joseph-A.)... Lot-et-Garonne.
Archambault (Eug.-R.).... Indre-et-Loire.
Martellière (Émile-D.)... Loir-et-Cher.
Thibierge (Gustave-E.).... Seine-et-Oise.
Roussin (Joseph)........ Côte-d'Or.
Bauchet (Louis-Joseph)... Pas-de-Calais.
Dillard (Antoine-Athan.).. Seine-Inférieure.
Dutard (Pierre-Amédée).. Dordogne.
Briffaut (Jean-Bapt.-L.).. Lot-et-Garonne.
Daubœuf (Gustave)....... Seine-Inférieure.
Dufour (Ch.-F.-E.-T.).... Seine.
Bomart (Ovide-F.-A.-L.).. Nord.
Boullay (Charles-Victor).. Orne.

19 décembre 1850

Liexdon (Jean-M.-L.).
Magnan (Jean-P.-F.-E.)... Drôme.
Alby (Alfred-Gérard)..... Lot.
Porchat (Frédéric-J.-A.).. Suisse.
Vauthier (Charles-J.-B.).. Aube.
Canuet (Louis-Émile)..... Seine.
Dubaquié (Pierre-A.-V.).. Gironde.
Martin de Gimard (A.-L.).. Seine.
Pibret (Pierre-Antoine).. Drôme.
Sée (Marc-Daniel)........ Haut-Rhin.
Moynier (Claude-Eugène). Seine.
Duclos (Pierre-Isidore)... Seine.
Prost (Fréd.-A.-J.-S.-A.).. Seine.
Grau (Raphaël).......... Amérique.
Nicas (Louis-F.-E.-N.).... Loiret.
Rossen (Edmond)........ Haute-Saône.
Lambert (Louis-Aug.).... Orne.
Rombeau (Auguste-N.).... Seine.
Schneff (Bernard)........ Haut-Rhin.
Lorain (Paul-Joseph)..... Seine.
Clin (Ernest-Marie)...... Oise.
Dal-Piaz (Henri)......... Seine-et-Oise.
Blin (Louis-Alexandre).... Aisne.
Barnier (Jean-Bapt.-S.)... Drôme.
Trastour (Étienne-L.-C.).. Vendée.
Thomas (Jean-M.-Alph.)... Marne.

Grand-Mottet (Jean-X.).. Jura.
Leflaive (Abel).......... Côte-d'Or.
Bastien (Jean-Bapt.)...... Meurthe-et-Mos^{le}
Gaillard (Jean-Théop.).... Creuse.
Goupil (Jean-Ern.)........ Morbihan.
Pinault (Hippolyte-Ar.).... Indre.
Géry (Jean-Émile)........ Seine-et-Marne.
Courot (Félix-Gust.-G.)... Nièvre.
Dufour (Pierre-Albert).... Landes.
Vidal (Émile-Jean-Bapt.).. Seine.
Pellagot (Jules-Jacq.).... Seine.
Magnac (Édouard-L.)..... Seine.
Bacquias (Marie-J.-Eugène) Aube.

6 janvier 1852 (Promotion 1851)

Caron (Ed.-Ch.-Alex.)..... Somme.
Henry (Alfred-Alex.)...... Loire-Inférieure
Marcé (Louis-Victor)..... Seine.
Zapfle (Fr.-J.-Léon).
Boucher (Louis-Auguste).. Nièvre.
Duchaussoy (Aug.-Phil.)... Seine-Inférieure
Leplat (Émile-Claude).... Manche.
Remilly (Émile)......... Seine-et-Oise.
Desnos (Louis-Joseph).... Orne.
Masson (Nicolas-Oscar)... Côte-d'Or.
Arrachard (Ed.-Hector)... Pas-de-Calais.
Codet (C.-L.-J.-Jacq.).... Ille-et-Vilaine.
Bidard (Pierre-Emile)..... Orne.
Thomas (J.-Al.-Jules)..... Marne.
Gaujot (C.-Mar.-Gust.)... Somme.
Bucquoy (M.-Ed.-Jules)... Somme.
Nassans (A.-J.-B.-Guil.)... Gers.
Piednoel (J.-Irénée)...... Seine-Inférieure
Boschredon (Ant.-Victor)... Tarn-et-Garonne
Lafargue (N.-D.-P.-E.)... Charente-Infér^{re}.
Turner (Thom.-Édouard).. Charente.
Maurice (Hipp.-Benj.)..... Indre-et-Loire.
Titon (Aug.-Hubert)...... Marne.
Gaube (J.-L.-F.-X.-A.)... Landes.
Zambaco (Démét.-Alex.)... Turquie d'Europe.
Bourdeau (Félix-Théod.).... Indre-et-Loire.
Dugluzeaux (L.-Adrien)... Dordogne.
Dolbeau (Henri-Ferd.).... Seine.
Isambert (Emile)......... Seine.
Cadet de Gassicourt (Ch.-
  Jul.-Ernest)............ Seine.
Blache (Jos.-Henri)....... Seine.
Charrier (Jacq.-M.-Ant.).. Seine.

20 décembre 1852

Garreau (Louis-Jean)..... Mayenne.
Tarnier (Stéphane)....... Côte-d'Or.
Lefort (Léon-Clément).... Nord.

Bailly (Étienne-Émile).... Loiret.
Bourgarel (Joseph-Ém.)... Var.
Dupuy (Simon-P.-Paul).... Dordogne.
Amen (Jacques-Jules)...... Tarn.
Bouncy (Pascal-Émile).... Charente-Infér^{e}.
Vautrin (Jean-Ernest).... Seine.
Van Gaver (Sauveur)..... Afrique.
Barbrau (Élie)............ Charente-Infér^{e}.
Parrot (Marie-Jules)...... Dordogne.
Fleurot (Firmin)......... Côte-d'Or.
Dumond-Pallier (Alp.-Am.). Calvados.
Liégard (Aimé-Léon)..... Calvados.
Billoir (Charles-Henri)... Pas-de-Calais.
Perret (Louis-Alexandre). Eure-et-Loir.
Rabaud (Jean)............ Dordogne.
Guyot (Jules)............ Eure-et-Loir.
Richard-Maisonneuve (L.). Deux-Sèvres.
Brunet (André-P.-Antoine) Vendée.
Paix (Amédée)............ Oise.

21 décembre 1853

Baillon (Henri-Ernest).... Pas-de-Calais.
Gabriac (Jos.-Aug.)...... Aveyron.
Millard (Aug.-Louis)..... Seine.
Liégeois (Auguste)........ Meuse.
Boxfils (Adolphe-Louis).. Seine-et-Oise.
Guyon (Casimir-Félix).... Ile de la Réunion.
Kœchlin (Eugène)........ Haut-Rhin.
Loret (Pierre-Louis)...... Allier.
Letellier (Louis-Edm.)... Haute-Saône.
Besnier (Ernest-Henri).... Seine-Inférieure.
Moilin (Jules-Tony)...... Nièvre.
Moysant (Léon........... Indre-et-Loire.
Rouiret (Auguste).
De Foville (Achille-L.)... Seine-Inférieure
Warmont (Auguste)....... Nièvre.
Nadau-Desilet (Et.-L.)... Guadeloupe.
Godard (Jean-Ernest)..... Charente.
Provent (Eugène).
Gombault (Const.-Aug.)... Calvados.
Decès (Arthur-Marie).... Marne.
André (Emm.-Aug.)....... Somme.
Binet (Jean-Alfred)....... Deux-Siciles.
Blachez (Paul-Franc.)..... Seine.
Frémineau (Henri)........ Seine.
Lallemant (H.-Amédée)... Eure.
Luys (Jules)............. Seine.
Chairou (Émile).......... Seine-et-Oise.
Lhonneur (Maurice)...... Deux-Sèvres.
Parisot (Émile).......... Meuse.
Pilon (Aug.-Alex.)........ Seine.
Berthole (Joseph)........ Aube.
Labbé (Édouard-Louis)... Indre-et-Loire.
Ravin (Charles-Marie)..... Somme.

TASSEL (Pierre)........... Seine-Inférieure
JOSEPH (Émile)............ Mayenne.
DEVALZ (Sébastien).
VOISIN (Aug.-Félix)....... Seine.
BASSET (Paul-Louis)...... Seine.

22 décembre 1854

PETER (Ch.-Fél.-Michel)... Seine.
LUTON (Étienne-Alfred).... Marne.
AVIOLAT (H.-E.-Emm.).... Suisse.
POISSON (L.-P.-Victor).... Seine.
FOURNIER (Jean-Alfred).... Seine.
TOUZELIN (J.-M.-Guill.).... Seine-et-Oise.
BOXCOURT (Paul-L.-Côme). Loir-et-Cher.
MAREY (Jules-Étienne)..... Côte-d'Or.
DUBARRY (Bertrand)....... Hautes-Pyrénées
BERGIOUX (Sylv.-Louis).... Indre.
DANNER (M.-A.-L.-Léon).. Indre-et-Loire.
BORDE (Joachim-Franç.)... Amérique.
AUBRÉE (Ed.-J.-Marie).... Ille-et-Vilaine.
GENOUVILLE (M.-Louis).... Seine.
WIELAND (Alexandre)..... Cuba.
MAURIAC (Charles-Marie).. Dordogne.
NÉLATON (Ch.-Eugène)..... Seine.
CHARNAL (Claude-Ant.).... Rhône.
VIBERT (J.-B.-Émile)...... Haute-Loire.
GUYOT (Lég.-L.-Ernest)... Côte d'Or.
CRÉQUY (J.-B.-Ulysse)..... Ardennes.
TOPINARD (Paul)........... Seine-et-Oise.
VIGOUROUX (M.-G.-R.)..... Cantal.
DUHOMME (Et.-Aug.)........ Seine.
SECOND dit FÉNÉOL (L.-F. H.) Seine.
GIBERT (J.-B.-Albert)..... Suisse.
ROCQUE (Henri-Eugène)... Eure-et-Loir.
LALA (Jean-Baptiste)...... Aveyron.
DOYEN (Octave).......... Marne.
PÉRATÉ (Jules-Joseph)..... Ardennes.
PANAS (Photino)........... Grèce.
BERNEAUDEAUX (Félix)..... Loire-Inférieure
BODEREAU (Victor-René)... Sarthe.
PINEAU (Ernest-Victor).... Vendée.
CAVASSE (Joseph-Aug.).... Var.
LÉCORCHÉ (E.-H.-P.-E.).... Aube.
DEVOUGES (Hippolyte)..... Seine-et-Oise.
MAHIEUX (Ch.-Stanislas)... Oise.
SÉNAC (Hippolyte)........ Seine.
MOLLAND (Jacq.-Louis).... Côte-d'Or.

20 décembre 1855

BLONDET (Pierre)........ Nièvre.
PÉAN (Jules-Émile)....... Eure-et-Loir.
DESPAIGNET (Alphonse).... Landes.

SILVESTRE (Adolphe)...... Côte-d'Or.
SIREDEY (François)........ Côte-d'Or.
MAUGIN (Aug.-Pierre)..... Nord.
DUMONT (Henri-Joseph).... Seine.
MICHEL (François-Jules)... Côte-d'Or.
GARNIER (Jean-Charles)... Sarthe.
GIBERT (Paul-Eugène)..... Eure-et-Loir.
TILLOT (Émile-Auguste)... Seine-Inférieure
JACCOUD (Fr.-Sigismond)... Suisse.
HEURTAUX (Alfred-A.)..... Loire-Inférieure
MARTIN (François)........ Vosges.
BRONGNIART (Jules-Th.).... Seine.
DEVERS (Alfred).......... Charente-Infér.ᵉ
DAYOT (Charles-Eugène)... Loire-Inférieure
MÉTIVIER (Augustin)....... Cher.
DUBOIS (Charles-Alphonse). Seine-et-Marne.
GELLÉ (Marie-Ernest)..... Oise.
FÉRON (Constant-A.-J.)... Sarthe.
BALI (Benjamin)......... Italie.
LONDE (Charles).......... Seine.
Dʳ SAINT-GERMAIN (L.-Al.). Manche.
COLLIN (Philippe)........ Seine.
ALLAUX (Bernard)........ Tarn-et-Garonne
MAUVAIS (Virgile-Ant.).... Doubs.

25 décembre 1856

MENJAUD (Louis)......... Seine.
PARIS (Adolphe-Henri).... Seine-et-Oise.
LABBÉ (Léon)............ Orne.
POUQUET (Pierre-Alfr.).... Seine.
SIMON (Jules-Fénelon).... Eure-et-Loir.
CAZELLES (Émile-Honoré).. Gard.
DUBOUÉ (Pierre-Henri).... Basses-Pyrénées
DUBRISAY (Charles-Jul.)... Seine.
COULON (Amédée)........ Oise.
FOURNIER (Eugène-P.-N.).. Seine.
DEZANNEAU (Alfr.-Jos.).... Maine-et-Loire.
DE SAINT-GERMAIN (L.-Aug.) Manche.
TÉMOIN (Silvain)........ Cher.
DELESTRE (Marcel-Gust.).. Seine.
BRULLÉ (Émile-Aug.)...... Pas-de-Calais.
PAUL (Charles-Constant)... Seine.
BONNEMAISON (Julien)..... Gers.
ROYET (Louis-Eugène)... Indre.
LEVEN (Moïse)........... Seine.
FAUVEL (Pierre-Charles)... Somme.
GOUX (Louis-Pierre)...... Mexique.
GROS (J.-L.-Camille)...... Alsace.
LADREIT DE LA CHARRIÈRE (J.) Ardèche.
SIMON (Edmond-Joseph)... Pas-de-Calais.
CAMPANA (J.-César)....... Corse.
GERIN-ROZE (Ch.-Jér.).... Seine.

24 décembre 1857

Durante (Philippe)...... Suisse.
Pierreson (Jean-Henri)... Seine.
Regnault (Gustave)....... Ille-et-Vilaine.
Baudot (Émile-Louis)..... Oise.
Fournier (Louis)......... Seine.
Sergent (François)....... Saône-et-Loire.
Schulze (Charles-Aug.)... Prusse.
Descroizilles (J.-Arthur).. Seine.
Barat-Dulaurier (Jean)... Dordogne.
Bosia (Jean-Pierre-Henry). Tarn.
Wannebroucq (Émile).... Nord.
Guéniot (Alexandre)...... Vosges.
Dujardin-Beaumetz (Geor-
  ges-Sainfort.).......... Espagne.
Gauthiez (Joseph-Alex.).. Moselle.
Tillaux (Paul-Jules)...... Calvados.
Almagro (Manuel)........ Cuba.
Mousteu (Urbain-Cam.)... Lot-et-Garonne.
Danjoy (Jean-Léon)...... Martinique.
Belhomme (Lucien)....... Seine-et-Marne.
Bricheteau - Gravelonne
  (Marie-Félix).......... Vienne.
Desprès (Armand-Eug.)... Seine.
Pradaud (Guill.-Et).
Hardy (Louis-Victor)..... Seine-et-Marne.
Picard (Jean-Paul)....... Vaucluse.
Colombel (Marie-H.)..... Seine.
Raynaud (Aug.-Maur.).... Seine.
Dancé (Mathieu-Stan.).... Haute-Loire.
Mauvezin (Charles-Louis). Seine-et-Marne.
Long (Ernest-Louis)...... Seine.
Langereaux (Etienne)..... Ardennes.
Legrand (Jean-Albert).
Capelle (Charles-Gust.)... Pas-de-Calais.
Jacquart (Louis-Joseph).. Nord.
Michel (Louis-Alfred).... Calvados.
Guérard (Léon-Antoine).. Seine-et-Oise.

20 décembre 1858

Jouon (François)........ Finistère.
Cruveilhier (Edouard).... Seine.
Pihan-Dufeilhay (Octave). Loire-Inférieure
Delaunay (Ern.-Eug.-Anat.) Seine-et-Oise.
Fritz (Guillaume-Ernest).. Bas-Rhin.
Bodin (Louis)........... Indre-et-Loire.
Guibert (Jean-Louis)..... Côtes-du-Nord.
Baillet (Charles)........ Indre-et-Loire.
Douillard (Marcellin)..... Loire-Inférieure
Moussaud (Alexis)........ Charente-Infér.
Fabre (Augustin)........ Bouches-du-Rhe.
Leclerc (Camille)....... Seine-et-Oise.

Duplay (Simon)......... Seine.
Ferrand (Ernest)....... Seine-et-Oise.
Fischer (Paul-Henri).... Seine.
Harman (Léon-Jean)..... Marne.
Carnet (Claude)........ Haute-Marne.
Meunier (Valéry)........ Nord.
Bodin (Charles-Louis)... Indre-et-Loire.
Proust (Adrien-Achille).. Eure-et-Loir.
Rousseau (Edmond-J.)... Seine.
Lefeuvre (Jules)........ Seine-et-Oise.
Guerlain (Maxime)...... Pas-de-Calais.
Waringhem (Jules)...... Pas-de-Calais.
Le Souef (Pierre-Jules)... Seine-Inférieure.
Brault (Nicolas)........ Cher.
Dieuzaide (M.-Pierre-A.).. Gers.
Michou (Casimir-Laur.)... Yonne.
Santiard (Pierre)........ Côte-d'Or.
Fort (Joseph-Auguste).... Gers.
Nivert (Charles-Gustave). Indre-et-Loire.
Bruder (Jean-Philippe).
Laborde (Jean-Bapt.-Vinc.). Lot-et-Garonne.
Chalvet (Pierre)........ Cantal.
Launay (Clément)....... Eure-et-Loir.
Pamard (Alfred)........ Vaucluse.
Saint-Laurent (Charles).. Oise.

19 décembre 1859

Brouardel (Paul-Cam.-H.). Aisne.
Soulier (Pierre-Henri).... Isère.
Debreuil (H.-H.-Alph.)... Hérault.
Bouglé (Ch.-G.-Ed.)..... Seine.
Boissarie (Pr.-Gust.)..... Dordogne.
Tirman (Ch.-L.-Henri).... Ardennes.
Charpentier (Arth.-L.-Alp.) Seine.
Touzé (Alph.-Adolphe).... Eure-et-Loir.
Dubuc (Louis-Alfred).... Eure.
Servoin (Émile-Désiré)... Eure-et-Loir.
Martineau (Louis)....... Seine-et-Marne.
Moricourt (Jules)....... Loire-Inférieure.
Martin (Henri-Charles)... Seine.
D'Heilly (Th.-Eugène)... Aisne.
Lemarchand (Albert-Alph.) Finistère.
Bouyer (Achille-L.-J.).... Vaucluse.
Roché (L.-Ed.-Henri).... Yonne.
Chipault (Ad.-Antoine)... Loiret.
Martel (Ed.-Alex.-M.).... Manche.
Bouchaud (Jean-Bapt.).... Haute-Vienne.
Gillette (Eug.-Paulin) ... Seine.
Polaillon (Jos.-Fr.-B.)... Rhône.
Landéta (Jean-Bapt.).... Ile de Cuba.
Duchemin (Jean-Paul).
Ollivier (Aug.-Adrien)... Sarthe.
Hortelour (Paul)........ Seine.
Perier (Charles)........ Seine.

Coulhon (Pierre)......... Allier.
Lamarque (A.-M.-E.).... Dordogne.
Verdureau (Ed.-H.-D.).... Seine-et-Oise.
Doisneau (Jules-Fr.-J.)... Mayenne.
Duchesne (Léon)......... Seine.

26 décembre 1860

Lallement (Jos.-N.-E.)... Meurthe-et-Mos^{lle}
Caulet (Eug.-Ern.-J.)..... Yonne.
Gouraud (Vinc.-Fr.-Xavier) Seine.
Blot (Charles-Albert)..... Seine.
Thibault (Henri-Donat.).. Vendée.
Gentilhomme (Jules-A.).. Marne.
Fernet (Charles-Alexis)... Seine.
Cornil (André-Victor).... Allier.
Lévi (Pellegrino)......... Italie.
Cazin (Pierre-Jos.-Henry). Pas-de-Calais.
Ranvier (Louis-Ant.)..... Rhône.
Chédevergne (Ant.-S.).... Vienne.
Reliquet (Émile-S.-A.)... Loire-Inférieure
Sottas (Sébastien-J.-E.)... Seine.
Tenneson (Quentin-J.-H.).. Meuse.
Bezançon (Jules-Joseph).. Yonne.
Charles (Jules).......... Côte-d'Or.
Négrié (Georges-Fréd.)... Gironde.
Guérineau (Marie-J.-B.)... Indre.
Painetvin (François-M.).
Lemaire (Hubert-A.-E.).
Piedvache (Henri-Aug.)... Côtes-du-Nord.
Sorre (Aug.-M.-M.-J.).... Ille-et-Vilaine.
Béraud (Edouard-Joseph). Vaucluse.
Vast (Louis-Marie-A.).... Haute-Marne.
Dunant (Pierre-Louis).... Suisse.
Bernadet (Charles-T.).... Seine.
Meunier (Jules-Et.-E.).... Loiret.
Marcowitz (Alexandre).... Roumanie.
Rabbinowicz (Michel-I.)... Lithuanie.
Soudry (Robert-Alexis)... Seine.
Verliac (Julien).......... Dordogne.
Perret (Félix-Marie-J.).... Ille-et-Vilaine.

24 décembre 1861

Anger (Benjamin-R.-H.)... Mayenne.
Cocteau (Théodore-C.)... Marne.
Rigal (Aug.-Ant.)........ Puy-de-Dôme.
Damaschino (François-T.). Seine.
Labéda (Antoine-I.-A.).... Haute-Garonne.
Rocheton (Louis-V.-A.).
Robertet (Florim.-S.-E.).. Seine.
Decori (Côme).......... Corse.

Bergeron (Georges-Jos.).. Loir-et-Cher.
Flurin (Paul-Léonce)..... Hautes-Pyrénées
Thomas (Albert-Louis-C.). Indre-et-Loire.
Bahuaud (Julien)........ Loire-Inférieure.
Gingeot (Paul).......... Seine.
Paris (Paul)............. Drôme.
Dodeuil (Const.-M.-Timol.) Somme.
Revilliod (Jean-Léon-A.). Suisse.
Lemoine (Armand-V.).... Marne.
Julliard (Gustave)....... Suisse.
Bergeron (Jean-Henri)... Seine.
Danthon (Michel-Alfred).. Creuse.
Gouguenheim (Achille).... Moselle.
Pelvet (Norbert-Am.).... Calvados.
Caresme (Edme-Albert)... Somme.
Brière (Franç.-Gust.)..... Sarthe.
Leduen-Dubourg (F.-P.)... Seine.
Augros (Louis-Henri-V.).. Seine-et-Oise.
Hennequin (Jules-Nic.)... Moselle.
Spiess (Charles-Ami)..... Suisse.
Nicaise (Jules-Ed.)....... Marne.
De Gaulejac (Jean)...... Dordogne.
Morax (Marc-Jean)...... Suisse.
Lemattre (Gust.-C.-A.).... Nord.
Langronne (Émile-An.).... Seine.
Duguet (Nicolas-J.-B.).... Marne.
Liné (Charles).......... Seine.
Legros (Charles)........ Isère.
Legroux (Alexis-C.-E.).... Seine.
Rondeau (Aug.-M.)...... Indre-et-Loire.
Contesse (Marie-F.-A.)... Jura.
Cabot (Pierre-Philippe)... Tarn.
Mouretox (Jean-Louis)... Rhône.
Chaumel (Jean-Alfred).

28 décembre 1862

Bouchard (Charles-J.).... Haute-Marne.
Frarier (Pierre-Aut.-Abel). Saône-et-Loire.
Rück (Louis-Bar.-A.-R.).. Haute-Garonne.
Faure (Louis-Ch.-M.).... Puy-de-Dôme.
Carle-Lacoste (C.-J-A.-A.) Ardèche.
Auvray (Louis-Albert).... Calvados.
Lelion (Marie-Charles)... Seine.
Isambert (Henri-Franç.)... Alsace.
Hemey (Lucien)......... Seine.
Turgis (Hippol.-Eug.).... Calvados.
De Montfumat (Gab.-A.).. Seine.
Thévenot (Alph. M.J.).... Haute-Saône.
Barbeu-Dubourg (A.-A.).. Indre-et-Loire.
Besnier (Jules-Pierre)..... Loire-Inférieure.
Delsol (Augustin)........ Aveyron.
Auger (Théophile-Louis).. Orne.

Dard (Laurent-Émile).
Lamarre (Édouard).
Le Dentu (Jean-Fr.-Aug.). Guadeloupe.
Terrier (Louis-Félix)..... Seine.
Dusart (Oscar-Ant.-J.)... Nord.
De Betz de Lacrousille
    (Pierre-Armand)....... Dordogne.
Da Corogna (Laz.-G.-S.).. Grèce.
Fontan (J.-L.-Léopold)... Hautes-Pyrénées
Legras (Arthur-Benj.).... Seine.
Guiraud (Et.-R.-Louis-H.) Tarn-et-Garonne
Lanxelongue (Odilon-M.).. Gers.
Thomas (Hippolyte-J.).... Indre-et-Loire.
Tixier (Benoît-Hip.-M.)... Puy-de-Dôme.
Malhéné (Arthur-R.-E.)... Calvados.
Roques (Bon.-J.-B.-E.)... Ariège.

26 décembre 1863

Barbey (Jean).
Chaillou (Théodore)...... Loire-Inférieure
Prévost (Jean-Louis)..... Suisse.
Henkot (Henri-Alfred).... Marne.
Ardouin (Jean).
Douenel (P.-A.-B.-A.).... Guadeloupe.
Androut (Victor-Simon)... Hérault.
Delens (Adrien-Emile).... Maine-et-Loire.
Lebreton (Paul-Alfred)... Seine.
Paquet (Alph.-L.-F.-J.)... Nord.
Vigier (Pierre-Emile)..... Seine-et-Oise.
Magnan (Val.-J.-J.)....... Pyrénées-Or⁻⁺.
Cotard (J.-J.)............ Indre.
Perruchot (Cl.-P.-F.-X.).. Saône-et-Loire.
Bordier (Arthur)......... Sarthe.
Odier (Louis-Robert)..... Suisse.
Meuriot (André-Isid.).... Seine.
Blumenthal (Henri)...... Seine.
Carrière (Jules-Joseph)... Etats-Unis.
Savreux-Lachapelle (E.).. Seine.
Regnard (Adrien-Alb.).
Thierry (Emile-Narc.).
Leroy (Léandre).
Lecourtois (Jac.-L.-E.)... Calvados.
Monod (Louis-Gustave). Seine-Inférieure
Padieu (Alfred-M.-A.).... Somme.
Kalindéro (Nicolas)..... Roumanie.
Larcher (Oscar-Ed.-F.).. Seine.
Ragot (Alexandre-Th.)
Hayem (Georges)........ Seine.
Fumouze (Victor-Armand). Seine.
Bouchereau (Louis-G.).
Serrailler (Eugène-Osc.).
Réau (Gust.-Léop.)....... Indre.
Aubry (Charles-Victor)... Aisne.

26 décembre 1864

Hénocque (Alb.-Wil.-Léon). Seine.
Peulevé (Victor-Désiré)... Aisne.
Folet (Henri-Lucien)..... Nord.
Causit (Octave-Fr.-G.)... Gironde.
Burlaud (Charles-Paul)... Seine.
Gadaud (Antoine-Elie).... Dordogne.
Panthin (Pierre-Eugène). Suisse.
Obédénare (Michel-G.).... Roumanie.
Louvet (Aug.-Emm.)...... Oise.
Petit (Raymond-Marie).
Pilate (Edmond-Paul).... Loiret.
Mahot (Maurice-Fran.)... Loire-Inférieure.
Lolliot (Pierre-Gust.).... Nièvre.
Farabeuf (Louis-Hub.)... Seine-et-Marne.
Choyau (Coust.-Hon.)..... Vendée.
Leguelinel de Lignerolles
    (Henri-Auguste)........ Seine.
Roques (François-Cal.).... Tarn-et-Garonne
Jolivet (François-Abel)... Cher.
Blache (René-Henri)..... Seine.
Sanné (Albert).......... Seine.
Boucher (Paul-Louis).... Seine-et-Marne.
Molinier (Mars-Joseph)... Sarthe.
Betbèze (Dominique-H.).
Carbonell (Juan-Salv.)... Ile de Porto-Rico.
Frédet (Gilbert-Edm.).... Puy-de-Dôme.
Bozonet (Emile-André)... Ain.
Lafaurie (Jean-Baptiste).. Corrèze.
Planchon (Élie-Charles).. Hérault.
Rist (Charles-Adrien).... Bas-Rhin.
Pichereau (Frédéric-A.).
Serres (Léon-Marie)..... Gers.
Lefevure (Franç.-M.)..... Ille-et-Vilaine.
Zœpffel (Emile-Léon).... Haute-Saône.
Jubin (Louis-Léonce).
Penthay (Jean-Marie).... Seine
Labbée (Louis-Ansel.-Ern.) Marne.
Millet (Émile).......... Oise.
Bourdillat (Étienne-E.)... Yonne.
Penières (Lucien-Mic.).
Colas (Noël-Albert-A.).... Eure-et-Loir.

24 décembre 1865

Dieulafoy (Georges)...... Haute-Garonne.
Lépine (Jacques-Raphaël). Rhône.
Lévèque (Paul)......... Marne.
Souchon (Edmond).
Lafont (Ernest-Léon)..... Basses-Pyrénées
Gillot (François-Xavier)... Saône-et-Loire.
Jolly (Jacques)......... Charente.
Fontaine (Jules).
Herbert (Alan).......... Angleterre.

3̄

Prompt (Pierre)........... États-Unis.
Rathery (Roger)......... Seine.
Bruté (Camille).
Gavillet (Louis).
Lebecq (Pierre-Jules).
Lediberder (Henri-P.-M.). Morbihan.
Landrieux (Émile)........ Seine.
Mouchet (Alphonse)...... Cher.
Lucas-Championnière (J.). Oise.
Reverdin (Jacques)....... Suisse.
Machenaud (Camille)..... Charente.
Wiard (Alexandre)....... Manche.
Camille-Carville (Henri).. Seine.
Nepveu (Gustave)........ Ardennes.
Lelong (Marcel)......... Eure-et-Loir.
Schweich (Michel)....... Seine.
Voyet (Emm.)........... Eure-et-Loir.
Laburthe (Joseph-Paul)... Gers.
Duprat (Clément).
Nottin (Edmond)........ Seine-et-Oise.
Aubrun (Eugène)........ Seine.
Bourneville (Désir-M.)... Eure.
Casaubon (Éd.-A.-L.).... Ile Maurice.
Laurent (Charles)....... Haut-Rhin.
Chantreuil (Gustave)..... Nord.
Tardieu (Amédée)........ Puy-de-Dôme.
Habran (Louis-Jules)..... Ardennes.
Liouville (Henri)........ Seine.
Chevillon (Antoine-H.)... Basses-Pyrénées
Marie (Edmond-Henri)... Indre-et-Loire.
Olivier (Paul)........... Seine-Inférieure.
Boussard (G.).
Laugier (Maurice)....... Seine.

28 décembre 1866

Le Teinturier (Alph.-F.).. Seine.
Hallopeau (Henri-Fr.).... Seine.
Delbarre (Albert)....... Nord.
Delfau (Léon-Prosp.-R.).. Tarn-et-Garonne
Attimont (Aristide).
Sautereau (Félicien).
Quinquaud (Charles-É.)... Creuse.
Desplats (Henri-Louis)... Tarn.
Hybord (Paul)........... Seine.
Vaslin (Louis).......... Maine-et-Loire
Bourgeois (Ernest-Louis).. Seine-et-Marne.
Maurice (Marie-Eugène)... Yonne.
Bousseau (Jean-Baptiste).
Derlon (Narcisse-Éd.).... Aisne.
Candellé (Jean-P.-H.).... Gers.
Alling (Edward)......... États-Unis.
Charpentier (Eug.-D.).... Seine.
Félizet (Georges-Marie).. Seine.

Maurel (Maxime-E.)..... Haute-Garonne.
Michaud (Jules-Aimé).
Labory (Barthélemy).
Dmoin (Émile-Victor).... Yonne.
Hybord (Albert)......... Loiret.
Béhier (Augustin)....... Seine.
Saison (Constant)........ Pas-de-Calais.
Foucault (Paul-Victor).... Seine.
Ancel (Louis-Joseph)..... Vosges.
Berger (Paul)........... Haut-Rhin.
Magdelain (Léon-Eust.).
Raymond (Léon-Th.)..... Haute-Vienne.
Challier de Grandchamps
  (Louis-O'Donnel).
Marchand (Alfred-H.).... Sarthe.
Légée (Marie-Émile)..... Marne.
Blum (M.-Xavier-Albert).. Alsace.
Bouchard (Georges-J.),... Maine-et-Loire.
Bizard (Léon-Guill.)..... Indre-et-Loire.
Hallez (Louis).......... Nord.
Holmes (Charles-Luc.).... Indre-et-Loire.
Bottentuit (Eug.-L.)..... Seine-Inférieure

27 décembre 1867

Richelot (Gustave)...... Seine.
Curtis (Thomas)........ États-Unis.
Grancher (Jacques-J.)... Creuse.
Monod (Charles)......... Seine.
Muron (Antoine).
D'Espine (Jean-Adolphe)... Suisse.
Humbert (Gaston)........ Seine.
Bax (Pierre-Émile).
Culot (Charles-Auguste).
Du Castel (Aug.-M.)..... Somme.
Picot (Const.-Éd.)....... Suisse.
Blanquinque (Paul-É.)... Aisne.
Flamain (Victor).
Thaon (Louis-Albert)..... Alpes-Maritimes
Joffroy (Alix)........... Meuse.
Bloch (Adolphe)......... Bas-Rhin.
Labadie-Lagrave (Fréd.). Lot-et-Garonne.
Hubert-Valleroux (Léon). Seine.
Malassez (Louis-Ch.)..... Nièvre.
Calmettes (Georges-G.)... Seine.
Rosapelly (Charles-Paul).. Yonne.
Demeules (Émile).
Villard (Ferdinand)...... Creuse.
Deshayes (Henri)........ Loiret.
Chaume (Edmond)........ Dordogne.
Cot (Justin)............ Hérault.
Pomier (Amédée)........ B⁻⁻-Pyrénées.
Sénac-Lagrange (Cyprien). Gers.
Huchard (Henri)......... Aube.

CORNILLON (Jean)......... Allier.
BASSEREAU (Edm.-P.)...... Seine.
PELTIER (Jean-Gust.)...... Ardennes.
FRÉMY (Charles-Henry).
LORDEREAU (Paul-Abel).
GUIHAL (Charles)......... Seine.
TRIBES (Charles-Marius)... Gard.
LANGLET (Jean-Baptiste)... Marne.
YAN-K'GUISTEL (Albert-J.).
LASSALAS (Jean-Jacques)... Puy-de-Dôme.
MARTIN (Gustave)......... Seine.

23 décembre 1868

TERRILLON (Octave)...... Côte-d'Or.
SCHLUMBERGER (G.-Léon)... Haut-Rhin.
RENDU (Henri-Jules-L.)... Seine.
SEYLSTRE (Louis-Arthur).. Eure-et-Loir.
VISCA (Pedro)........... Uruguay.
BERGERON (Albert).
FOUILHOUX (Prosper)...... Puy-de-Dôme.
POZZI (Samuel).......... Dordogne.
MOYNAC (Léon)........... B⁸ᵉˢ-Pyrénées.
RENAULT (Alexandre)...... Indre-et-Loire.
RIGAUD (Émile).......... Lot-et-Garonne.
DUMAZ (Jules).
ABADIE (Charles)......... Haute-Garonne.
BOURDON (Emmanuel-F.)... Seine.
THORENS (Jean-Henri).... Haut-Rhin.
HUBERT (Charles)........ Somme.
MALHERBE (Albert).
COYNE (Paul)............ Dordogne.
CHOUPPE (Henri)......... Loiret.
SPILLMANN (Paul)........ Mthe-et-Moselle
CAZALIS (Joseph)........ Seine.
BARTHÉLEMY (François-P.). Loire-Inférieure
DEBOVE (Maurice)........ Seine.
COLLETTE (Jean-Marie-A.).
PEYROT (Jean-Joseph)..... Dordogne.
RENAUT (Joseph-Louis).
CHARPENTIER (Paul)...... Seine-et-Marne.
GSCHWENDER (Adolphe).... Bavière.
VEYSSIÈRE (Raphaël)...... Corrèze.
CASTIAUX (Jules)........ Nord.
GUIGNARD (Victor)....... Oise.
PRUVOST (Émile)......... Seine-Inférieure
TAURIN (Hector-Félix).
LEROY DES BARRES (A.-J.).. Seine.
SUCHARD (Fréd.-Aug.).... Haut-Rhin.
LE PIEZ (Aristide)...... Seine-et-Oise.
DEFOIX (Pierre-Jacques)... Maine-et-Loire.
GAILLARD-LACOMBE (Luc.).. Dordogne.
HERVEY (Raoul).......... Aube.
SALMON (Raymond-Éd.) ... Aube
CASTELAIN (Fernand).

27 décembre 1869

CAUBET (Cyrille)......... Haute-Garonne.
CHRÉTIEN (Henri-G.).
LAGRANGE (Antoine).
FOIX (Pierre).
MARCÉ (Prudent).
TROISIER (Charles-Émile). Marne.
DANLOS (Henri-Alex.)..... Seine.
NAUDIER (Gustave)........ Haute-Marne.
VERROX (Albert)......... Marne.
CAMPENON (Victor)....... Yonne.
HOMOLLE (Georges)....... Seine.
DEJEANNE (Jean-Marie)... Hautes-Pyrénées
LEBOUCHER (F.-L.-E.).... Calvados.
LEBAIL (Alfred)......... Mayenne.
TILLOY (Eugène).
BELLON (Maurice)........ Seine.
PROUST (Ernest).
ALISON (Amédée)......... Meurthe.
BARETY (Alexandre)...... Alpes-Maritimes
BOUILLY (Vincent-Georg.). Loiret.
ROBINSON (Beverley)...... États-Unis.
GRIVAT (Henri).
PERCHERON (Paul-Émile).
LOREY (Gustave).
CHEVALET (Hippolyte)..... Haute-Garonne.
SABATIÉ (Léon).
GOMBAULT (Albert)....... Loiret.
ROBERT (Jules).......... Saône-et-Loire.
BARTHAREZ (Joseph)...... Gers.
RUBÉ (Louis-Marie)...... Seine.
COUYBA (Louis).
LE BLOND (Albert)....... Seine-Inférieure
URDY (Léopold).
VALTAT (Émile).......... Seine.
ZAMBIANCHI (Alcibiade)... Aube.
LARRRRAQUE (Édouard).... Seine.
BEZ (John).............. Suisse.
FERRAS (Pierre)......... Haute-Garonne.

Pas de promotion en 1870

22 décembre 1871

LONGUET (F.-E.-Maurice)... Indre.
RAYMOND (Fulgence)...... Indre-et-Loire.
CHÉNIEUX (François)...... Haute-Vienne.
RECLUS (Jean-Jacques-Paul). Basses-Pyrénées
CAUCHOIS (Ch.-Aug.-S.)... Seine-Inférieure
FILHOL (Henri).......... Haute-Garonne.
PETIT-VENDOL (Charles-H.). Ardennes.
PICARD (Albert)......... Ille-et-Vilaine.
FAURE (Ernest-Marcelin)... Seine.
HANOT (Victor).......... Seine.

Marcano (Gaspard)....... Venezuela.
Hybre (Marcel)........... Lot-et-Garonne.
Dupuy (Décadi-Dest.-M.). Aisne.
Pierret (Antoine)......... Meuse.
Landouzy (Louis)......... Marne.
Ory (Eugène-Louis)...... Seine.
Pinard (Adolphe)......... Aube.
Cadiat (Oscar-Louis-M.). . Aveyron.
Barbier (André-Jules).... Côte-d'Or.
Ziembicki (Georges)....... Autriche.
Boÿchat (Pierre).......... Suisse.
Denis (Eugène-Désiré).... Eure-et-Loir.
Muselier (Paul).......... Doubs.
Pasturaud (Daniel-M.-V.). Charente.
Fioupe (Jacques-Joseph).. Alpes-Maritimes
Dulac (Louis)............ Gironde.
Clermont (P.-L.-Abel).... Rhône.
Rabourdin (Alb.-Ch.-A.). . Eure-et-Loir.
Andral (Jean-Léon)....... Lot.
Remy (Albert)............ Côte-d'Or.
Viguier (Jules-Aimé)...... Isère.
Deffaux (Émile).......... Ardennes.
Demange (Émile)......... Meurthe.
Martin (Édouard-Marc.)... Suisse.
Menu (Jules)............ Aisne.
Cartaz (Adolphe-Honoré).. Ain.
Paulier (Armand)......... Seine.
Planteau (Henri)......... Gironde.
Voisin (Jules)........... Sarthe.
Rey (Léopold)............ Tarn.
Stoicesco (Georges)...... Roumanie.
Hirne (Georges).......... Seine.
Henriet (Léon)........... Marne.
Dupuy (Léopold-Eugène). . Alsace-Lorraine.
Girard (Jules)........... Isère.
Lemaistre (Justin)........ Haute-Marne.
Luneau (Gabriel-J.).
Budin (Pierre)........... Oise.
Duret (Henri)............ Calvados.
Lucas-Championnière (Paul-
Eugène)............... Oise.
Coudroy de Lauréal (Jean-
Baptiste)............. Guadeloupe.
Gontier (Louis-Aug.)..... Seine.

28 décembre 1872

Robin (Ed.-Ch.-Albert).... Seine.
Hutinel (Victor-Henri).... Côte-d'Or.
Seuvre (Edmond)......... Marne.
Heydenreich (Ed.-Alb.)... Alsace-Lorraine.
Maunoury (Gabriel-V.)... Eure-et-Loir.
Eymery (Léopold)........ Gironde.
Dianoux (Édouard)....... Loire-Inférieure.

Pitres (Jean-Albert)..... Gironde.
Éloy (Charles)........... Seine.
Auger (Georges)......... Eure.
Hudellet (Paul.-Ét.-Em.). Ain.
Chesnel (Fern.-M.-Aug.).. Maine-et-Loire.
Violet (Maurice-Joseph). . Indre-et-Loire.
Mauxoir (Léon)......... Suisse.
Fourestié (Henri-Joseph).. Lot-et-Garonne.
Martinet (Félix-Pierre)... Gironde.
Binet (Jean-Louis)....... Suisse.
Laget (Marie-Dom.-Em.). Bouches-du-Rhône
Herpin (Octave)......... Indre-et-Loire.
Augier (Gonzague).
Blain (Armand).......... Orne.
Gauderon (Eug.)......... Doubs.
Deny (Gaston-Georges)... Seine-et-Marne.
Dusaussay (Maurice)..... Aube.
Richet (Charles)......... Seine.
Barié (Ern.-Louis)....... Seine.
Affre (Émile-Victor)..... Côte-d'Or.
Prengrueber (Louis-P.). . Marne.
Bourceret (Math.-Paul).. Haute-Marne.
Voury (Édouard)......... Seine-et-Oise.
Buzot (Hubert).......... Eure-et-Loir.
Parinaud (Henri)........ Haute-Vienne.
Boissier (Fr.-Louis-Alb.).. Gard.
Exchaquet (Théod.)...... Suisse.
Moizard (Paul-P.-Hipp.).. Ille-et-Vilaine.
Viault (Franç.-Gilb.)..... Dordogne.
Dransart (Henri-Narc.)... Nord.
Carion (Félix)........... Gironde.
Poyet (Léon-L.-Georges).. Seine.
Sérilleau (Camille)....... Gironde.
Boucheron (Hippolyte-A.). Seine.

22 décembre 1873

Cuffer (Paul-Louis)..... Aisne.
Tapret (Odile).......... Haute-Marne.
Bouveret (Léon-Em.-En.).. Ain.
Schwartz (Édouard-Ch.). . Algérie.
Ribemont-Dessaignes (Alb.-
Alph.-A.)............. Loir-et-Cher.
Chenet (Raoul-Paul-D)... Eure-et-Loir.
Darolles (Camille-H.-G.). Haute-Garonne.
Léger (Henri)........... Somme.
Richaud (L.-Ch.-Alf.)..... Bouches-du-Rhône
Dreyfus-Brisac (L.-L.).... Alsace.
Oulmont (Paul).......... Vosges.
Guyard (Joseph-Armand). . Yonne.
Porak (Charles-Aug.)..... Seine.
Magne (Paul-Arm.-J.)..... Seine.
Drouin (Jean-Léon-Th.).. Sarthe.
Kirmisson (Édouard)..... Loire-Inférieure.
Graux (Gaston-Alf.-G.)... Seine.

Moutard-Martin (R.-A.).. Seine.
Hirtz (Edgard).......... Alsace-Lorraine.
Angelot (Eug.-Horace).... Seine.
Decaudin (Eug.-Louis).... Seine.
Hervouet (Henri-Marie).. Loire-Inférieure.
Rafinesque (Félix-Gast.)... Seine.
Chevalier (Louis-Ch.).... Maine-et-Loire.
Collin (Eug.-Lucien-M.).. Meuse.
Delfau (Victor-Adrien).. Tarn-et-Garonne
Pauffard (Gabr.-Jules).... Côte-d'Or.
Roxdot (Édouard)........ Yonne.
Dave (Justin-H.-Chrys.).
Vallérian (Jacq.-F.-J.),... Bouches-du-Rhⁿᵉ
Doumenge (Louis-Jean).... Aveyron.
Rémy (Charles-Auguste)... Marne.
Martin (Hipp.-M.-E.-J.)... Hérault.
Balzer (Félix)........... Loire-Inférieure.
Iszenard (Paul-Charles)... Vienne.
Ledouble (Anatole)....... Ardennes.
Chiray (Marie-Jos.-B.).... Marne.
Garnier (Alfr.-Léop.).... Yonne.
Michel (Louis-Jos.)...... Côte-d'Or.
Magon (Lucien).......... Var.

23 décembre 1874

Cossy (Louis-Aug.)...... Suisse.
Carrié (Louis-Jos.)...... Seine.
Richer (Paul-Pierre).... Eure-et-Loir.
Golay (Étienne)......... Suisse.
Amodru (Marie-Jos.-L.).. Drôme.
Richerand (Ant.-M.-V.)... Seine.
Berdinel (Gr.-Pierre-P.).. Tarn-et-Garonne
Dreyfous (M.-F.-V.-L.)... Seine.
Loviot (Ferdin.-Louis).... Seine.
De Beurmann (Ch.-L.).... Alsace-Lorraine.
Marchant (Gérard-Y.-J.). Haute-Garonne.
Marot (Eug.-Henri)...... Seine.
Audouard (Pierre-André).. Hérault.
Mary (Léon-Paul)....... Yonne.
Delaunay (Jacq.-Vict.).... Orne.
Magnant (Cinna-Denis)... Seine.
Decaisne Gaston-J.-M.)... Seine.
Garsaux (Albert)........ Nord.
Dejerine (Jos.-Jules)..... Suisse.
Letulle (M.-E.-J.-L.).... Orne.
Petel (Edm.-Prosper).... Eure.
Jean (Franz.-Mar.-Alf.)... Seine.
Jarjavay (Louis)........ Seine.
Colson (Jules-Aug.-Ad.).. Meuse.
Regnard (Paul-Marie-L.).. Côte-d'Or.
Redard (Jean-Paul)...... Haute-Garonne.
Drouin (Alph.-L.-M.)..... Sarthe.
Clozel de Boyer (H.-P.)... Seine.
Bulteau (Alfr.-M.-Jos.)... Nord.

Champetier de Ribes (C.).. Seine-et-Oise.
Davaine (Jules-Alph.).... Nord.
Hugonneau (Jean-Anat.)... Haute-Vienne.
Guillermet (Jules-Laur.).. Suisse.
Avezou (Jean-Charles).... Lot-et-Garonne.

21 décembre 1875

Barth (Jules-Ern.-Henri).. Seine.
Poisson (Louis-Édouard).. Loire-Inférieure.
Robin (Laurent-Arist.).... Ile de la Réunion.
Bide (Jean-Bapt.)....... Nièvre.
Brissaud (Édouard)...... Doubs.
Benoît (Paul-Victor)..... Manche.
Nélaton (Charles-L.-G.).. Seine.
Piéchaud (Ant.-Timoth.).. Gironde.
Lebec (Éd.-Marie)....... Loire-Inférieure.
Goetz (Éd.-J.-Ph.)....... Suisse.
Ramonède (Léopold)..... Hautes-Pyrénées
Bellouard (Jean-B.-V.)... Gironde.
Weiss (Théod.-Georges).. Meurthe.
Jalaguier (Jean-Ad.-P.)... Haute-Garonne.
Faucher (Henri)......... Côte-d'Or.
Moxod (Eugène)........ Bouches-du-Rhⁿᵉ
Quénu (Édouard)........ Pas-de-Calais.
Nitot (Émile-B.-S.)...... Seine.
Duvernoy (Édouard)..... Doubs.
Chuquet (Ali)........... Ardennes.
Saint-Ange (L,-Ch.-M.)... Gers.
Langlebert (Jonathan-E.). Seine.
Cruet (Ludger).......... Indre-et-Loire.
Lataste (Pierre-Jules).... Gironde.
Levrat (Jules).......... Ain.
Béringuer (Louis-Gust.)... Seine-et-Oise.
Chambard (Ernest-Gilb.).. Seine.
Sabourix (Charles)....... Vienne.
Chevallereau (Am.-A.).... Vendée.
Mahot (Henri-Benj.-M.)... Loire-Inférieure.
Vermen (Alfred-Henri).... Cher.
Segond (Paul-Ferd.)..... Seine.
Mayor (Albert)......... Suisse.
Castex (André-Fr.-L.).... Gironde.
Cottin (Émile).......... Côte-d'Or.
Bazy (Pierre-J.-B.)...... Ariège.
Reynier (Paul-Ant.)..... Seine.
Tremblez (Jules-Alex.)... Seine.
Boussi (Raoul).......... Deux-Sèvres.
Deschamps (B.-Ch.)..... Maine-et-Loire.
Artus (Ch.-Aug.)........ Ile Maurice.
Gauché (J.-Bapt.)........ Basses-Pyrénées
Ballet (Louis-Gilbert-S.). Haute-Vienne.
Maygrier (Eug.-Ch.)..... Seine.
Herpin (Ern.-Fréd.-Oct.).. Indre-et-Loire.
Leroux (Charles-A.-H).... Seine.
Boncour (Paul-Franç.-E.). Loir-et-Cher.

28 décembre 1876

VIMONT (Eug.-Georges)... Seine.
POULIN (André)........... Seine.
LABAT (J.-B.-M.-C.-E.).... Gers.
MERKLEN (Marie-J.-F.Pier.) Alsace.
ROUTIER (Armand-Ed.).... Lot-et-Garonne.
ARNOZAN (Ch.-L.-Xav.).... Gironde.
LAPIERRE (Ant.-René-A.)... Ardennes.
MOSSÉ (Aaron-Alph.)...... Hérault.
LEDUC (Henri)............ Seine.
BRUN (André-Félix)...... Charente.
BOURSIER (Pierre-Fr.-A.).. Gironde.
HAVAGE (Eug.-Al.)........ Eure.
GILLE (Charles-Louis-F.).. Seine.
GALISSARD DE MARIGNAC (F.) Suisse.
BOUDET DE PARIS (E.-F.-M.) Eure-et-Loir.
STACKLER (Louis-Henri)... Alsace.
LEROUX (Henri-Marie)..... Seine.
TALAMON (Ch.-H.-Louis)... États-Unis.
VEIL (Ferdinand)......... Seine.
CLÉMENT (Louis-Ch.-Fr.).. Vaucluse.
ROBERT (Alph.-H.-Victor). Saône-et-Loire.
ABBADIE-TOURNÉ (Jacq.). Basses-Pyrénées
SAVARD (M.-J.-B.-A.-P.).. Seine.
BRUCHET (Charles-Paul)... Saône-et-Loire.
SÜSS (Alfred-Michel)...... Allemagne.
OUDIN (Marie-Paul)....... Vosges.
BARTHÉLEMY (Marie-P.-T.). Meurthe-et-Mlle.
LEGENDRE (Henri)........ Meuse.
LETOUSEY (Théod.-Théop.). Manche.
DUBAR (Louis-Eug.)...... Nord.
HERMIL (Gaëtan-B.-F.).... Isère.
BAR (Paul).............. Seine.
RIVET (Louis-Hippol.).... Basses-Pyrénées
JOSIAS (Albert-Henri-L.).. Seine.
LABBÉ (Charles)......... Orne.
BORAUD (Victor-Marcel)... Charente.
DOLÉRIS (Jacques-Amédée). Basses-Pyrénées
BRAULT (Marie-P.-A.-Al.). Seine-et-Oise.

24 décembre 1877

FAISANS (Michel-Léon).... Basses-Pyrénées
GAUCHER (Ern.-Ch.-Phil.). Nièvre.
CHATELIN (Charles)...... Ardennes.
LAURENT (Aug.-Eug.)..... Calvados.
GUELLIOT (Octave-Ant.)... Ardennes.
CHAUFFARD (M.-E.-Anat.).. Vaucluse.
CERNÉ (Alfred)........... Orne.
COMBY (Jules).......... Corrèze.
GAUTIER (Arthur-Léon).... Suisse.
LEDOUX (M.-Aug.-Eug.)... Indre-et-Loire.
GAUCHAS (Alfred-Charles). Maine-et-Loire.
JUBEL-RÉNOY (Jean-Edm.). Seine.

NETTER (Just.-Arnold)..... Alsace.
BÉCLÈRE (Ant.-L.-Gust.)... Seine.
GALLIARD (Lucien)........ Seine.
AIGRE (J.-Noël-Douglas)... Seine.
LELOIR (Henri-Camille). .. Nord.
BERTHEUX (Pierre-Marie).. Ille-et-Vilaine.
ROUXEAU (Alfr.-Cyp.-Ch.). Loire-Inférieure
FÉRÉ (Charles-Samson)... Seine-Inférieure.
OVION (L.-Pierre-Alexis). . Pas-de-Calais.
BOULAY (Élie-Pierre)...... Eure-et-Loir.
RAYMONDAUD (G.-J.-B.).... Haute-Vienne.
ROBERT (Paul-Adhémar)... Basses-Pyrénées
HANNEQUIN (Jos.-Hector).. Loiret.
BASTARD (Henri)......... Suisse.
VARIOT (Gast.-Félix-Jos.).. Saône-et-Loire.
DUPLAIX (J.-Bapt.)........ Allier.
GASTAUD (C.-F.-Marie).... Puy-de-Dôme.
BLIN (Adolphe-Louis)..... Manche.
HERBELIN (Georges)....... Aube.
DESNOS (Ernest-Louis).... Seine.
LAURAND (Georg.-Daniel).. Charente-Infér.
POIRIER (Paul-Julien)...... Manche.
VALUDE (Julien-Marie-Fr.). Cher.
CARAFI (Jos.-Maxime)..... Uruguay.
BÉNARD (Marie-Henri)..... Marne.
GARCIA-LAVIN (Manuel).... Cuba.

28 décembre 1878

BROCQ (Anne-Jean-Louis).. Lot-et-Garonne.
MÉRICAMP (Jean-Paul).... Basses-Pyrénées
DEFONTAINE (Léon-Ch.).... Seine.
SIREDEY (Fr.-Aug.-Arm.). . Côte-d'Or.
RAMONAT (Marius-Emile).. Aveyron.
PETIT (André-Abel-Simon). Ille-et-Vilaine.
SUCHARD (Eugène)........ Alsace-Lorraine.
SAINTON (Henri-Laurent).. Seine.
MICHAUX (Paul-Marie)..... Alsace-Lorraine.
GERMONT (Urb.-P.-Const.). Mayenne.
JOUSSET (P.-Dom.-Marc)... Vienne.
LATH. (Victor-Joseph)..... Var.
KARTH (Adolphe-Hippol.).. Alsace-Lorraine.
BRUNEAU (Fréd.-Edg.)..... Indre.
BOITEUX (L.-M.-F.-Aug.).. Doubs.
GIROU (Jos.-Jean-Firmin).. Cantal.
MARIE (Pierre)........... Seine.
LALESQUE (Fern.-L.-Jul.).. Gironde.
MÉNARD (Victor-Aug.)..... Manche.
HARANGER (Félix-Eug.).... Seine-et-Oise.
LIANDIER (L.-Ant.-Alb.)... Cantal.
LUIZY (Louis-Eug.-Gast.). . Loiret.
TROUSSEAU (Arm.-Lucien). Seine.
DIETERLEN (Christophe)... Vosges.
BERTHAUT (Jacq.-Marie-J.). Hérault.
OLIVIER (Adolphe-Victor). Nord.

Derignac (Paul-Léonard).. Haute-Vienne.
Mathieu (Charles-Albert).. Ardennes.
Le Clerc (René)........... Manche.
Jamin (Aimé-Henri-Rob.).. Seine.
Bourcy (Paul-Louis)...... Charente-Infér⁰.
Masson (Auguste)........ Indre.
Guiard (Pierre-Firm.)..... Haute-Garonne.
Jouin (Franç.-Cyp.)...... Sarthe.
Delpeuch (Armand-L.-Jos.) Corrèze.
Assaky (Georges)......... Roumanie.
Barette (Jos.-Pierre).... Calvados.
Coudray (Paul-Émile).... Eure-et-Loir.
Labbé (Donatien-Louis)... Calvados.
Capitan (Louis-Jos.)...... Seine.

Schmitt (M.-Franç.-Sta.).. Yonne.
Giraudeau (Ch.-Michel)... Vendée.
Lavergne (Fernand-J.-A.). Tarn.
Bellangé (Louis-Georges). Landes.
Guinard (Marie-A.-D.).... Loire.
Hüe (Alph.-Franç.)....... Eure.
Touaille de Larabrie (Ed.-
    Warden)............. Loire-Inférieure
Meunier (Ed.-M.-Jules)... Indre-et-Loire.
Bernard (Antoine-D.)..... Bouches-du-R^ne.
Dauchez (Henry-Benj.)... Seine.
Berne (G.-Aug.-Léon).... Dordogne.
Damalix (François-Adr.)... Eure-et-Loir.
Ferrand (Jacques-Jos.).... Loir-et-Cher.
Verneuil (Pierre-B.-G.)... Charente-Inf^re.
De Gennes (Paul-L.-L.)... Indre-et-Loire.

23 décembre 1879

Thibierge (Georges)...... Seine.
Luc (Henri-Paul)......... Pas-de-Calais.
Gilson (Henri)........... Seine-et-Marne.
Babinski (Jos.-Félix)..... Seine.
Verchère (H.-M.-F.-G.).. Seine.
Pioger (Julien).......... Sarthe.
D'Olier (Jules-Henri).... Loiret.
De Brun du Bois-Noir
    (Hippol.-Marie)....... Puy-de-Dôme.
Ozenne (Émile-Henri).... Orne.
Auvard (Alfr.-P.-Victor).. Corrèze.
Chantemesse (André)...... Haute-Loire.
Cochez (Achille-Jean-L.)... Nord.
Rousseau (Gabr.-Isid.).... Seine.
Tuffier (Marie-Théod.)... Orne.
Graffrier (Paul-Auge)..... Loiret.
Lacaze-Doro (Raym.-Henri) Tarn-et-Garonne.
Brouffin (Charles-Marie). Seine-et-Oise.
Guiter (Em.-Paul-Jos.)... Savoie.
Gibier (Paul)............ Cher.
Pousson (Eug.-Alf.)....... Charente-Infér^re.
Artaud (Pierre-B.-Gast.).. Dordogne.
Malécot (Achille-Étienne). Yonne.
Walther (Ch.-Arm.-G.)... Charente-Infér^re.
De Gastel (Henri-Louis).. Loiret.
Boissard (F.-M.-Lud.).... Nord.
Ollive (Gust.-Pierre-M.).. Loire-Inférieure
Bouley (Edm.-J.-Bapt.)... Côte-d'Or.
Thuvien (J.-Adol.-Anast.). Seine.
Launois (Pierre-Émile).... Marne.
Hache (M.-Louis-Marie).. Seine.
Martinet (Jean-Antoine).. Puy-de-Dôme.
Soyer (Charles-Marie).... Loir-et-Cher.
Binet (Paul-Émile)....... Suisse.
De Lapersonne (F.-Jos.).. Haute-Garonne.
Philippe-Lavallée (Louis-
    Benj.-Magloire)....... Ille-et-Vilaine.

17 décembre 1880

Jarry (Louis-Joseph)..... Seine.
Gilbert (Nicolas-Aug.)... Ardennes.
Wickham (Edm.-Fr.)...... Seine.
De Langenhagen (A.-R.).. Alsace-Lorraine.
Bouicli (Christ.-Step.).... Roumanie.
Richardière (Henri-Alp.).. Seine-et-Marne.
Gendron (Marie-Reym.).. Indre-et-Loire.
Manaud (Jules-Dom.)..... Gironde.
Œttinger (William-Marc). Suisse.
Ricard (Alfred-Louis)... Yonne.
Lecoq (Mar.-Jacq.-Gab.).. Seine.
Tissier (Léon-Gust.)...... Seine.
Lermoyez (Marcel-Em.).. Nord.
Gallois (Paul-Félix-J.)... Isère.
Métaxas (Gerasime)...... Grèce.
Pillot (Claude-Franç.).... Saône-et-Loire.
Boulland (Franç.-Henri). Haute-Vienne.
Séné (Louis-Hyppol.)..... Loiret.
Pennel (Paul-Hubert)..... Nord.
Darier (Ferdin.-John).... Hongrie.
Marey (Gust.-Aug.)...... Eure.
Schaeck (Léopold)....... Suisse.
Colleville (Henri-Georg.). Seine.
De Molènes-Mahon (J.-P.). Seine.
Pignot (Bernard-Albert).. Seine.
Gautiez (Adrien-Henry)... Alsace-Lorraine.
Chérox (Jacq.-Paul)...... Seine.
Uribe (Daniel)........... Colombie.
Bodinier (Victor-Julien).. Yonne.
Leprévost (François-B.)... Manche.
Lebreton (Paul-Maurice).. Seine.
Charrin (Benoit)......... Rhône.
Valude (Émile-Clément).. Cher.
Greffier (Léon-Édouard). Loiret.
Barbulée (Ernest-Léon)... Calvados.

Barde (Charles-David).... Autriche.
Lejard (Charles)......... Eure.
Chaput (Henri-Victor).... Yonne.
Bonnaire (Érasme-J.).... Sarthe.
Sapelier (Emmanuel-J.)... Seine.
Catuffe (Pierre-Franç.)... Alsace-Lorraine.
Leval-Picquechef (L.-R.). Seine.

19 décembre 1881

Duflocq (Paul-Alexandre). Seine.
Poupon (Louis-Isid.-H.)... Seine.
Beurnier (Ch.-Louis-E.).. Indre.
Marfan (B.-J.-Antoine)... Aude.
Perrin (Léon)............ Bouches-du-Rⁿᵉ.
Courtade (Antoine)....... Puy-de-Dôme.
Dayot (Hippolyte)........ Ille-et-Vilaine.
Thoinot (Henri-Léon). ... Seine.
Ffulard (Henri-Louis).... Seine.
Gomot (Franç.-Eug.)..... Haute-Vienne.
Didion (Paul-Louis)...... Alsace-Lorraine.
Ribail (Félix)............ Seine.
Peltier (Marie-Isidore)... Yonne.
Dalché de la Rive de Des-
  planels (Paul-Louis).... Lot-et-Garonne.
Frémont (Victor)......... Allier.
Ladroitte (Jules-Léon)... Meuse.
Hartmann (Henri-Alb.)... Seine.
Chatellier (Henri-Raym.). Calvados.
Broca (Benj.-Aug.)....... Seine.
Brossard (Jules-R.-M.)... Deux-Sèvres.
Queyrat (Vincent-J.-L.).. Creuse.
Morel-Lavallée (André-F.) Seine.
Morin (Georges-Théod.).. Seine.
Ayrolles (Pierre-Jos.).... Haute-Garonne.
Le Gendre (Paul-Louis)... Seine.
Bottey (Ferdinand-Ch.)... Vienne.
Malibran (Ch.-Hipp.).... Corrèze.
Gilles de la Tourette (G.) Vienne.
Hamonic (Paul).......... Aveyron.
Durand-Fardel (Raymond). Seine.
Proust (Louis-Marie-C.).. Loir-et-Cher.
Barral (Gustave-Henri)... Gard.
Bettremieux (Paul-Louis). Nord.
Doyen (Louis-Eugène).... Marne.
Marciguey (Henri-Th.).... Orne.
Bourdel (Paul-Michel).... Eure-et-Loir.
Jardet (Paul)............ Allier.
Poupinel (Gaston-Fern.).. Seine-et-Oise.
Carron de la Carrière (G.) Ille-et-Vilaine.
Revillion (Eug.-Léonard). Suisse.
Brodeur (Azarie)........ Canada.
Dauge (Théod.-Alph.).... Allier.
Boursier (Paul-Aug.).... Deux-Sèvres.
Delotte (Yrieix)......... Haute-Vienne.

Rivet (Gustave-Marie).... Eure-et-Loir.
Courbatieu (Edmond)..... Tarn.
Deschamps (Léon-Eug.)... Creuse.
Jacquelot (Laurent)...... Saône-et-Loire.
Bidault (Henri-Marie-Alf.) Yonne.
Monnier (Louis-François). Mayenne.
Jocqs (Rémy)............ Landes.
Condoléon (Jean-Jérôme). Asie Mineure.
Phocas (Gérasime)....... Grèce.

26 décembre 1882

Hallé (Noël)............ Seine.
Charles (Paul-J.-H.-Bapt.) Suisse.
Barbier (Charles-Henri).. Vosges.
Dubief (Henri-L.-Arist.).. Seine.
Brunon (Raoul-Alb.)..... Seine-Inférieure.
Mérigot de Treigny (Gabr.) Seine.
Barbillion (Lucien-Adolp.) Oise.
Denucé (Jean-Henri)..... Gironde.
Boiffin (Albert-P.-Jullien). Loire-Inférieure
Guillet (Eugène-Henri)... Loire-Inférieure
Notta (Maurice-Henri).... Calvados.
Menetrier (Pierre-Eug.).. Seine.
Clado (Spiro)........... Asie Mineure.
Crespin (Marie-Louis-G.). Indre.
Carlier (Victor-Eug.)..... Nord.
Florand (Antoine-Léon)... Creuse.
Roger (Henri-Georges)... Seine.
Cayla (Baptiste-Alex.).... Lot.
Belin (Edmond-Victor)... Seine-et-Oise.
Largeau (Jean-Raymond). Charente-Inférᵉ
Moussous (André-Ant.)... Gironde.
Varnier (Henri-Victor)... Marne.
Blanc (Édouard-Henri)... Ardennes.
Chaslin (Philip.-Em.-Ad.). Seine.
Festal (Alfred-Franç.).... Gironde.
Jeanton (Pierre-Jos.-J.).. Saône-et-Loire.
Delon Jean-H.-Alb.)..... Gard.
Gellé (Louis)........... Nord.
Lubet-Barbon (Ferd.-P.).. Landes.
Renault (Paul-Ant.-Vic.). Nièvre.
Lormand (Jean-Henri). ... Seine.
Gilly (André-Franç.-V.).. Bouches-du-Rⁿᵉ.
Toupet (H.-Franç.-Jos.).. Ardennes.
Vigneron (Florand-G.).... Angleterre.
Pignol (Jules-Pierre)..... Seine.
Berbez (P.-Adrien-Jules).. Côte-d'Or.
Achard (Émile-Charles). . Seine.
Dubreuilh (Will.-Aug.)... Gironde.
Blocq (Paul-Oscar)...... Meurthe-et-Mⁿᵉ.
Weber (Alfred)......... Marne.
Broussolle (M.-H.-Eug.). Côte-d'Or.
Vallin (Paul)........... Nord.

Braine (Paul-Louis)...... Marne.
Bouttier (Eug.-H.-Aug.). Seine.
Schachmann (Maxime)..... Roumanie.
Berthod (Paul).......... Haute-Saône.

24 décembre 1883

Belin (Jos.-Domin.)...... Calvados.
Monprofit (J.-Amboise)... Maine-et-Loire.
Panné (Gilb.-Eug.-Alb.)... Nièvre.
Villemin (Julien-Paul).... Alsace.
Potocki (Louis-Julien).... Pologne.
Martin de Gimard (J.-L.-A.) Seine.
Girode (Joseph).......... Jura.
Butruille (Charles)...... Nord.
Lancry (Gast.-Aug.-Jos.).. Pas-de-Calais.
Planchard (Étienne-Noël). Allier.
Lejars (Félix)........... Eure-et-Loir.
Jeanselme (Édouard)...... Seine.
Despréaux (Paul)......... Seine.
Hischmann (Camille-H.)... Seine.
Demoulin (L.-L.-M.-Alph.). Aube.
Derville (Léon-Henri).... Nord.
Lauth (Th.-Charl.-Gust.). Alsace.
Villar (Franç.-de-Paule).. Grandes Antilles
Jacquet (Lucien-Léonard). Haute-Vienne.
Foubert (G.-Edm.-Jos.)... Seine.
Gaume (P.-Franç.-Louis).. Corrèze.
Godet (Eug.-César-Alex.). Eure.
Leflaive (Eugène)........ Côte-d Or.
Hontang (Louis).......... Espagne.
Léonardon-Lapervenche
(Blaise-Louis-Julien)... Dordogne.
Budor (Gaston).......... Seine-et-Marne.
Wins (Anicet)............ Nord.
Chochon-Latouche (F.-F.). Calvados.
Caux (Léon-Désiré)....... Alsace-Lorraine.
Lavie (Abel-Marie-Jos.).. Eure-et-Loir.
Courtade (Th.-M.-Denis).. Aude.
Secheyron (Laurent)...... Gers.
Guinon (Georges)........ Seine.
Aurière (Ant.-Aug.)...... Lot-et-Garonne.
Raymond (Paul-Hipp.).... Pas-de-Calais.
Engelbach (Paul)......... Alsace.
Lepage (Gabriel)........ Loir-et-Cher.
Ballue (Eug.-Améd.)..... Somme
Grattery (Ch.-L.-Pierre). Loiret.
Nouhric (Ch.-T.)......... Seine.
Demelin (Luc.-Alf.-Alex.).. Somme.
Regnauld (Eugène)....... Seine.
Le Roy (Lucien).......... Marne.
Barraud (Maurice-Adrien). Charente.
Champeil (Jos.-M.-Jules).. Corrèze.
Péraire (Maurice)........ Bouches-du-Rhône

Duchon-Doris (A.-E.-H.). Seine-et-Oise.
Jouliand (Raymond)..... Var.
Semllaigne (Louis-René). Seine.
Chrétien (H.-J.-Aug.).... Indre.
Gioux (Léon)............ Creuse.
Polguère (Daniel)....... Seine.
De Tornery (Marie-M.-C.).
Didier (Jean-Henri)..... Dordogne.
Camescasse (J.-Émile-L.).. Seine.
Gomet (Jos.-Alfr.)....... Doubs.
Léonard (J.-B.-Arthur)... Ardennes.

26 décembre 1884

Albarran (Joaquin)...... Cuba.
Guixon (Louis-Jacques).. Indre.
Dutil (Adolphe)......... Lot-et-Garonne.
Sérileau (H.-Pierre-G.)... Charente-Infér".
Lefèvre (Armand-Louis).. Seine.
Roulland (Alb.-Jacq.)..... Deux-Sèvres.
Méry (Henri-Charles)..... Eure-et-Loir.
Delbet (Pierre-L.-Ern.)... Seine-et-Marne.
Dubarry (Bert.-Ad.)...... Hautes-Pyrénées
Besançon (Julien)........ Finistère.
Leriche (L.-Ch.-Alph.).... Loiret.
Jaille (Eug.-Léon)....... Indre-et-Loire.
Lesage (Adolphe-Aug.)... Aisne.
Wurtz (Robert-Théod.)... Seine.
Lyot (André-Const.)...... Saône-et-Loire.
Chartier (Jean-M.-André). Seine.
Leudet (Pierre-Robert)... Seine-Inférieure.
Crivelli (Marcel)........ Ile de la Réunion
Demars (Achille)........ Seine.
Plicque (Albert)......... Seine-et-Marne.
Bouygues (Jos.-Maur.).... Lot
Klippel (Franç.-M.)...... Alsace.
Baudouin (Georges)...... Loire Inférieure.
Rieffel (Henri).......... Alsace.
Lavaux (Jean-Maxim.).... Charente.
Delaine (Jacq.-Alb.)...... Seine.
Moulonguet (A.-J.-Jos.).. Basses-Pyrénées
Vaquez (Henri-Louis).... Seine.
Widal (Fernand-H.)...... Algérie.
Récamier (J.-Claude)..... Seine.
Valat (Paul-J.-Bapt.).... Lot.
Roland (Claude-Franç.).. Doubs.
Dumoret (Paul).......... Seine.
Gillet (Charles-Henri).... Seine.
Huet (Ern.-Hipp.)........ Eure.
Pichevin (Louis-Roland).. Martinique.
Potherat (Marie-Edm.)... Yonne.
Bureau (Émile-Pierre).... Loire-Inférieure.
Graverry (Edgard)...... Aisne.

35

VILCOCQ (J.-Louis-Eug.)... Oise.
Pozzi (Adrien)........... Basses-Pyrénées
RÉGNIER (Louis-R.-Aug.).. Seine.
VALETTE (Isidore-Laurent). Corrèze.
LAFFITTE (Jean-Bapt.-Jos.). Gers.
COURBARIEN (Pierre-Ch.)... Haute-Vienne.
MARTHA (Alphonse)....... Seine.
HILLEMAND (Constant-A.).. Seine-et-Oise.
BONNET (Stéphane-Félix).. Haute-Vienne.

21 janvier 1886 (Concours de 1885)

VIGNARD (Éd.-Mar.-Louis). Loire-Inférieure.
NICOLLE (Ch.-M.-Eug.)... Seine-Inférieure.
VIGNALOU (Jacq.-J.-Alph.). Basses-Pyrénées
JACQUINOT (P.-L.-André).. Aube.
HUDELO (Luc.-L.-Albéric). Nord.
SPRINGER (Maurice-Louis). Seine.
DROUET (Henri-Antoine)... Seine-et-Oise.
CHEVALIER (Joseph-Joach.). Oise.
LÉON (Gaston-Camille).... Seine.
DAUTIGNY (Paul-François). Hérault.
REGNAULT (Louis-Félix)... Ille-et-Vilaine.
DE FLEURY (P.-L.-Maurice). Gironde.
LEGUEU (Félix-Louis)...... Maine-et-Loire.
JONDEAU (Ét.-Marie-Al.).. Saône-et-Loire.
LEGRY (Théoph.-Jules).... Seine.
MOULS (Charles-Clément).. Aveyron.
CAZALS (Noël)........... Cantal.
COFFIN (L.-Georges)...... Seine.
TISSIER (Paul-Louis-Alex.). Indre.
JONNESCO (Thomas)...... Roumanie.
ROLLIN (Francis-Léon).... Yonne.
PRIOLEAU (Maurice-Léon).. Corrèze.
REBOUL (Jules).......... Gard.
WICKHAM (Louis-Fréd.)... Seine.
JANET (Marie-Jules-Paul).. Seine.
THIÉRY (Paul-L.-Joseph).. Meurthe-et-Mos[lle]
GRANDHOMME (Aug.-Alb.).. Seine-et-Marne.
PARMENTIER (Ém.-Jos.-L.). Nord.
GAUTIER (Henri-Nicolas)... Marne.
DEROCHE (René-Charles)... Seine.
PINEL-MAISONNEUVE (G.-L.). Seine.
TÉMOIN (Philippe-Daniel).. Cher.
COUSIN (Const.-Jos.)...... Manche.
CAUSSADE (Georges-G.).... Gers.
BOUISSON (Guillaume)..... Seine.
DELAGENIÈRE (Yves-Henri). Seine.
BRÜHL (Isaac)........... États-Unis.
LEGRAND (Ch.-Jos.-H.).... Calvados.
BAUDOUIN (Marcel)....... Vendée.
MANTEL (Paul-Jos.)....... Pas-de-Calais.
MAURIN (Ém.-Jean-Marie). Haute-Loire.
LASKINE (Ernest)......... Russie.

LYON (Gaston-Raph.)..... Seine.
ISCH-WALL (Maxime)..... Rhône.
COZZETTE (Gaston-Adam).. Orne.

28 janvier 1887 (Concours de 1886)

DUPRÉ (Marc-Edmond).... Eure-et-Loir.
BOURGES (Henri-Maurice).. Gironde.
ALCINDOR (Louis-Léon).... La Guadeloupe.
DE LOSTALOT-BACHOUÉ (Ph.). Hautes-Pyrénées
SOLLIER (Paul-Auguste).... Indre-et-Loire.
LOUIS (Charles-Victor).... Aisne.
SOUQUES (Achille-Alex.).... Aveyron.
NOGUÈS (Paul-Jean)....... Hautes-Pyrénées
CALOT (Jean-François).... Hautes-Pyrénées
MOSNY (Ernest).......... Aisne.
BOULAY (Maurice)........ Seine.
MAUNY (Marius-Jean). .... Charente-Infér[e].
CHOPARD (Léop.-Emman.). Puy-de-Dôme.
BOUFFE (Gabriel)........ Pas-de-Calais.
HAUTECŒUR (Alex.-Félix).. Nord.
Mlle KLUMPKE (Augusta).... États-Unis.
MOREL (Charles)......... Orne.
PARELLE (Ernest)........ Marne.
DESPAIGNE (Louis-Gaston). Cuba.
DUPRÉ (Ernest-Ferdin.).... Bouches-du-Rh[ône]
BELLANGER (Cyr Jean-Mar.). Ille-et-Vilaine.
DEGRESSAC (Eug.-Franç.)... Haute-Vienne.
GAMPERT (Aloïs-Michel)... Suisse.
HAMON (Émile-Jules-Ach.). Maine-et-Loire.
VIMONT (Maurice-Victor).. Seine.
MORDRET (Ambroise-Ern.). Sarthe.
VILPELLE (Édouard-Ed.-E.). Seine-et-Marne.
LE NOIR (Paul-Louis)..... Seine.
PALLIER (J.-Bapt.-Marie).. Haute-Vienne.
PFENDER (Frédéric-Alb.)... Alsace.
DAGRON (Georges-René)... Seine.
CUVILLIER (Henri-Jean).... Seine.
MAUCLAIRE (Louis)....... Seine.
COURTOIS-SUFFIT (Maur.-Éd.) Seine.
MARIAGE (Louis-Émile).... Manche.
POULALION (Marius)....... Hérault.
ARDOUIN (Franç.-Jos.)..... Indre.
CANNIOT (Eugène)........ Nord.
ALDIBERT (Arthur-Franç.).. Tarn.
ISCOVESCO (Henrich)...... Roumanie.
MICHAUT (Paul).......... Seine.
ROUSSAN (Georges)....... Ille-et-Vilaine.
THIBAULT (Arsène)....... Maine-et-Loire.
LEFEBVRE (Alb.-Aug.-Marc.) Loiret.
VIGNEROX (Eug.-Hipp.-L.).. Nord.
WALLICH (Victor-Jacques). Bouches-du-R[ône].
COUDER (Louis).......... Dordogne.
ARNOULD (Jos.-Marc-Edm.). Marne.

Nodot (Léopold),........ Yonne.
Luzet (Charl.-Marie-Emm.) Charente-Infér".
Faure (Jean)............. Gironde.
Mallet (Henri-Louis)..... Eure-et-Loir.

25 janvier 1888 (Concours de 1887

Guillemain (Alex.-Germ.), Indre.
Civel (Victor-Marie-Guill.), Morbihan.
Buscarlet (Francis)...... Suisse.
Laffitte (Adolphe)....... Gers.
Thiroloix (Jules-Alex.),... Nord.
De Saint-Germain (L.-Aug.) Seine.
Pilliet (Alex.-Henri),.... Seine.
Garnier (Rob.-L.-Jos.),... Seine-et-Marne.
Macaigne (Maxime-Hector). Nord.
Lafourcade (Jules-Louis). Basses-Pyrénées
Marquezy (Robert)....... Seine-Inférieure.
Macquant (Joseph)....... Meuse.
Létienne (Aug.-Vict.-Henri) Pas-de-Calais.
Tournier (Émile-François). Yonne.
Boullocue (Pierre-Louis). Seine.
Renault (Jules).......... Nièvre.
Macon (Émile-Nic.-Eug.).. Aisne.
Oustaniol (Jules-Gasp.),.. Corrèze.
Rouffinet (Georges-Pierre). Creuse.
Hallion (Louis)......... Meurthe-et-Mos¹⁰
Guyon (Félix-Jean)...... Seine.
Prost (Jean-Louis-Franç.). Var.
Lamotte (Louis)........ Puy-de-Dôme.
Gauly (Benjamin)....... Vendée.
Charrier (Paul-Robert),.. Seine.
Philippe (Paul).......... Calvados.
Lautier (Paul).......... Creuse.
Adler (Édouard-Émile-A.). Hautes-Pyrénées
Rogues de Fursac (Jean-
   Bapt.-Armand),........ Haute-Vienne.
Achalme (Pierre-Jean).... Puy-de-Dôme.
Chipault (Antony-Jul.-Nic.) Loiret.
Sardou (Gaston),........ Loiret.
Tchant (André)......... Aube.
Audais (Léon-Arth.-Bern.). Haïti.
De Grandmaison (Marie-
   Emman.-Gabriel),...... Cher.
Baumgarten (Fréd.-Jean-A.) Basses-Pyrénées
Delagénière (Paul-Alb.),.. Seine-et-Oise.
Gibotteau (Aimé-Marie),... Vendée.
Reblaub (Théophile)...... Moselle.
Bezançon (Paul-Louis-Em.). Seine.
Thérèse (Louis-Marie).... Yonne.
Enriquez (Édouard)...... Turquie d'Asie.
Clarot (Gaston-Julien)... Seine-et-Oise.
Critzman (Daniel),....... Roumanie.
Chevalet (Vict.-Elisabeth), Deux-Sèvres.

Mussy (Jean)............. Ariège.
Beaumé (Lucien-Jules).... Seine.
Aviragnet (Eug.-Ch.-Pierre) Ile Maurice.
Repin (Charles-Clément).. Sarthe.
Brodier (Henri)......... Marne.
Sallard (Aud.-Léon-Marie) Seine.
Raoult (Gast.-Aymard-Fr.) Manche.
Thomas (Théod.-Octave)... Seine-Inférieure
Lelièvre (Ernest-Louis),... Aisne.
Sauvineau (Ch.-Arth.-Sim.). Indre-et-Loire.
Vignerot (Adrien-Louis),.. Indre-et-Loire.
Faure-Miller (Roland),.... Seine.
Homolle (Eug.-Marie-Th.). Seine.
Durand (Gustave-Emile).. Seine.
Hélary (Louis-Jean)...... Seine.

29 janvier 1889 (Concours de 1888)

Arrou (Joseph)......... Charente-Infér".
Cestan (Jacq.-Marie-Raym.-
   Eug.)................ Tarn.
Rénon (Louis-Pierre),.... Seine.
Terson (Albert-Jean),.... Haute-Garonne.
Vercoustre (Ad.-Isid.-Jul.). Indre-et-Loire.
Pineau (Arsène-Édouard),. Seine-et-Marne.
Chavane (André),........ Vosges.
Triboulet (Henri-Franç.),. Seine.
Papillon (Paul-Henri).... Seine.
Nackotte (Jean-Nicol.-Dé-
   siré-Eug.)............ Côte-d'Or.
Rochon-Duvigneaud (Jean-
   Franç.-André)........ Dordogne.
Gauthier (Jean-Arthur)... Dordogne.
Leblond (Vict.-Ch.-Henri). Seine-et-Marne.
Goupil (René-Didier)..... Seine.
Maurel (Pierre-Lucien)... Seine.
Bataille (Denis)   .... Seine-Inférieure.
Cartier (François-Joseph). Seine.
Berdal (Henri-Maur.-J.-B.). Ariège.
Faure-Miller (Harold),.... Seine.
Sainton (Raym.-Julien),.. Indre-et-Loire.
Calbet (Jean-Benjamin)... Lot-et-Garonne.
Ettlinger (Charles),..... Seine.
Soulié (Abel-Pierre),.... Seine.
Willemin (Aug.-Paul-Eug.) Alsace.
Appert (René-Marius),... Seine.
Benoit (Aug.-Paul),...... Basses-Pyrénées
Bergé (André),.......... Oise.
Mⁱˡᵉ Wilbouchewitch (M.). Russie.
Bardol (Louis-Arsène),... Lozère.
Soupault (Marie-J.-Maur.), Seine-et-Oise.
Claisse (Paul-Marie),..... Yonne.
Mendel (Henri),........ Seine.
Leriddé (Louis-Emile),... Seine.
Jacob (Marie-Phil.-Louis). Yonne.

EHRHARDT (Pierre-Charles). Suisse.
LAMY (Henri-Eug.)....... Seine-Inférieure
NICOLLE (Charl.-Jul.-Henri). Seine-Inférieure
DEHAYLE (Louis-Henri) ... Nicaragua.
BRETON (Albert-Jules)..... Côte-d'Or.
VIALET (Néhémie)........ Gard.
BASSET (Ernest-Léon)..... Deux-Sèvres.
MATTON (René-Louis-Aug.). Seine-et-Marne.
BLAISE (Paul)............ Aube.
GASTOU (Paul-Louis)...... Algérie.
RENAULT (Alph.-Louis-Ad.). Seine.
GILIS (Jean-Louis-Ferd.).. Tarn-et-Garonne
LOVY (Edm.-Pierre-Fréd.). Doubs.
CAMESCASSE (Pierre)...... Seine.
DELAUNAY (Eug.-Benjamin). Charente-Infér².
DE LA NIÈCE (Ch.-Paul-Em.). Calvados.
BUREAU (Maur.-Louis-Ad.). Seine.
BERNHEIM (Meyer)........ Alsace-Lorraine.
DUFOURNIER (Léon-Al.-Eug.) Eure-et-Loir.
LEGRAND (Paul-Léon)..... Seine.

POMPIDOR (Paul-Louis).... Aude.
VESLIN (Lucien-Claude)... Cher.
LAURENT-PRÉFONTAINE (Jean-
Marie-Joseph).......... Seine.
WASSILIEFF (Alexandre).... Seine.
TOLLEMER (Alexand.-Louis). Seine-Inférieure.
ARTUS (Maurice).......... Terr. de Belfort.
VEILLON (Jean-Mic.-Const.). Vienne.
ORILLARD (Abel-Vict.-Marie) Vienne.
LE MONIET (Séb.-Marie-Jos.) Côtes-du-Nord.
TOUCHARD (Jos.-Augustin).. Sarthe.
JOURDAN (Jean-Marie-Maur.) Var.
LASSERRE Jean-Fr.-Georg.) Basses-Pyrénées
GUIBERT (Arm.-Jean-Aug.). Vendée.
ROUSSEL (Georges-Henri).. Alsace-Lorraine.
DUPASQUIER (Charles)..... Seine-Inférieure.
SOREL (Robert-Louis)..... Eure.
MORAX (Victor)........... Suisse.
MALAPERT (Henri-Paulin-Pr) Vienne.
MARTIN-DURR (Michel-Vict.) Alsace.
POIVET (Jules-Jos.-Pierre.). Ille-et-Vilaine.

29 janvier 1890 (Concours de 1889)

MICHEL (Maurice)........ Marne.
PESCHER (Joseph)......... Haute-Vienne.
SOULIGOUX (Charles)..... Puy-de-Dôme.
BAILLET (Jean-Bapt.-Marc.). Seine-et-Oise.
CHIBRET (Marie-Louis-Alb.). Cantal.
TEISSIER (Pierre-Joseph).. Seine.
GAUTHIER (Charl.-Achille). Aube.
DELBET (Paul - Denis - Au -
guste-Pierre).......... Seine.
SABOURAUD (Raym.-J.-Ad.). Loire-Inférieure
DEGUÉRET (Émile-Henri)... Maine-et-Loire.
BAUDRON (Émile)......... Creuse.
GUITTON (Ernest)........ Sarthe.
DUBRISAY (Henri-Louis)... Seine.
POTIER (François)........ Côtes-du-Nord.
ROUSSEAU (Léon)......... Seine-et-Marne.
GOUGET (Ét.-Alb.-Aug.)... Seine.
THIERCELIN (Em.-Dés.-Alex.) Loiret.
AUSCHER (Ern.-Léon-Louis) Alsace.
MORESTIN (Hippol.)....... Martinique.
SOTTAS (Jules-Claude)..... Seine.
BARRIÉ (Jean-Louis-Nestor). Haute-Garonne.
RANCUREL (Gaston-Eug.)... Ardèche.
VASSAL (Pol)............. Ardennes.
PERRUCHET (Émile-Victor). Ain.
BOIX (Émile-Théod.-Vict.). Pyrén.-Orient.
DAMOURETTE (Ed.-Guill.-V.) Manche.
GENOUVILLE (Félix-Louis). Seine.
CAZIN (Maurice).......... Seine.
BONNEAU (Aug.-Armand)... Seine-et-Oise.
CAUTRU (Pierre-Fern.)..... Calvados.

27 janvier 1891 (Concours de 1890)

BINAUD (Will.-Jean-Oct.-A.) Gironde.
LEPETIT (Louis-Paul)..... Creuse.
MICHON (Edouard)........ Saône-et-Loire.
POTEL (Maurice-Ern.-Pierre) Calvados.
LONDE (Paul-Fréd.)....... Eure.
MICHEL-DANZAC (Jos.-Adr.). Seine.
BRODIER (Léon).......... Marne.
CHARCOT (Jean-Bapt.-Étien.-
Auguste).............. Seine.
CAZENAVE (William-Remy). Angleterre.
DURANTE (Gustave-Élie)... Suisse.
MAYET (Henri)........... Rhône.
PHULPIN (Émile).......... Seine.
LÉVI (Léopold).......... Seine.
DE MASSARY (Ern.-L.-Alph.) Aisne.
BOUGLÉ (Julien).......... Loiret.
GLANTENAY (Louis-Fr.-Cl.), Côte-d'Or.
PERRIN (Ch.-Marie)...... Nièvre.
HALIPRÉ (André-Jean-Marie) Seine-Inférieure.
BERNARD (Félix-Pierre).... Côte-d'Or.
JAYLE (Félix-Léon)........ Seine.
TAURIN (Albert).......... Seine.
DUDEFOY (Ad.-Pier.-Léon). Eure-et-Loir.
LEBON (Henri)........... Indre.
RICHEROLLE (Pierre-Eug.). Allier.
FORT (Charles-Pierre).... Creuse.
WALCH (Gast.-Marie-Paul). Seine-Inférieure.
DONNET (René-Adrien).... Haute-Vienne.
SÉE (Marcel)............ Seine.
BRAQUEHAYE (Jules-P.-Louis) Seine.

Hulot (Henri-Jacques).... Calvados.
Collinet (Édouard-Paul).. Seine.
Ginesse (Bernard-Maxime). Gironde.
Malherbe (Aristide-Arm.). Seine.
Damaye (Léon-Luc.-Marie). Aisne.
Gervais de Rouville (Geor.) Hérault.
Magniaux (Jos.).......... Seine-Inférieure.
Bernard (Jean-Gust.)..... Orne.
Bernardbeig (Jean-Pierre). Basses-Pyrénées
Manson (Albert).......... Meurthe-et-Mos^le
Reymond (Émile).......... Hautes-Pyrénées
Harou (Léon-Marie-Alph.). Eure.
Chaillou (Aug.).......... Sarthe.
Péron (Alb.-Pierre-Noël).. Loiret.
Poussard (Fern.-Émile)... Deux-Sèvres.
Carrel (Ch.-Louis-Fern.). Italie.
Bezançon (Fernand)....... Seine.
Finet (Marie-Aug.-Pr.)... Creuse.
Brésard (Paul-Marie-Geor.) Haute-Saône.

26 janvier 1892 (Concours de 1891)

Pauchet (Vict.-Arm.-Eug.). Somme.
Guépin (Ange-Jean)....... Gironde.
Banzet (Ch.-Samuel)...... Doubs.
Navarro (Alfred-Monico).. Uruguay.
Bouzé (Ch.-Jules-Albert). Saône-et-Loire.
Ripault (Aut.-Louis-Pierre-
Henri)................. Seine.
Touche (Claude-Jos.-Rémy) Loir-et-Cher.
Marmasse (Louis-René)... Loir-et-Cher.
Dufour (Et.-Louis-Henri). Seine.
Lantzenberg (Isaac-Edg.).. Alsace.
Chapt (Eug.-Jos.-Louis).. Seine.
Meslay (René-Franç.)..... Manche.
Meunier (Henri-Valéry)... Nord.
Chrétien(Édouard-Prosper) Seine.
Launay(Jean-Pierre-Paul). Seine-et-Oise.
Danseux (Fréd.-Marc.-Mar.) Indre-et-Loire.
Jacquinet (Georg.-Ant.-R.). Marne.
Mirallié (Charl.-Jean-Jos.). Loire-Inférieure
Martin (Louis).......... Haute-Loire.
Gallet-Duplessis (Gustave-
Séraphin)............. Cuba.
Brunswic (Jules)......... Seine.
Picou (Raym.-Jacq.)...... Tarn.
Sourdille (G.-Phil.-Marie). Loire-Inférieure
Follet (Athan.-Marin-Ant.) Charente.
Riche (Jean-Mar.-Franç.-P.) Alsace.
Bois (Mar.-Th.-Eug.-Raph.) Seine.
Demantké (Georg.-Ant.)... Eure-et-Loir.
Dutourxier (Mar.-Ed.-Adri. Basses-Pyrénées
Marie (Ang.-Ch.-Émile)... Calvados.
Yatel (Charles-Henry).... Seine.

Perregaux (Georges-Alph.) Seine.
Sergent (Émile-Eug.-Jos.). Seine.
Schwaab (Alb.).......... Alsace.
Kahn (Léon)............ Seine.
Auvray (Louis-Maurice)... Calvados.
Savariaud (Jean-Maurice).. Gironde.
Brindeau (Aug.-Marie-Jos.-
Victor).............. Loire-Inférieure
Thomas-Tomesco (Jean)... Puy-de-Dôme.
Marie (René-Charles)..... Côte-d'Or.
Bodin (Eug.-Marie)...... Ille-et-Vilaine.
Fiquet (Anat.-Lucien-Aug.) Somme.
Fournier (Louis-Jos.).... Gironde.
Mangin-Bocquet (Geor.-E.) Seine.
Duvivier (Jean-Louis-Den.) Oise.
Mignot (René-Louis-Ern.). Nièvre.
Saguet(H.-Louis-Constant.) Aisne.
Zuber (Ern.-Alfred)...... Alsace.
Lemariey (Théod.-Albert).. Eure.
Frey (Léon)............ Seine.
Thévenard (Léon-Paul).... Nièvre.
Delanglade (Joseph-Jean-
Bapt.-Édouard)........ Bouches-du-Rh^se
Johand (Améd.-Cas.-Arist.) Aube.
Landowski (Ladislas-Vinc.) Hérault.
Marion (Jean-Bapt.-Cam.-
Georges)............. Côte-d'Or.
Ferrier (Paul-Aug.)..... Nièvre.
Longuet (Alfred-Léon).... Aisne.
Floersheim (Léon)....... Doubs.
Rattray (Jos.-Alph.)..... Ile Maurice.
Dauriac (Jules-Stanislas).. Dordogne.

24 janvier 1893 (Concours de 1892)

Mouchet (Albert)........ Yonne.
Dujon (Blaise-Victor).... Allier.
Collet (André).......... Seine-Inférieure.
Binot (Jean-Émile)...... Seine.
Lévy (Émile-Paul)....... Nord.
Ravanier (Émile-Alfr.)... Côte-d'Or.
Lapointe (André-Pierre-
Franç.-Marie)........ Haute-Marne.
Thomas (Ant.-Henri-André) Seine.
Lévi-Sirugue (Charl.-Rod.) Seine.
Bensaude (Raoul)........ Iles Açores.
Bodin (Léonce-Gabriel).. Finistère.
Baradue (Victor-Frank).. Puy-de-Dôme.
Auclair (Jules)......... Allier.
Josué (Otto)........... Belgique.
Ranglaret (André)....... Haute-Loire.
Lalbens (Louis-Georges).. Orne.
Baudet (Raoul-Pierre).... Gironde.
Isidor (Camille)........ Vosges.
Flandre (Alph.-Raoul).... Seine-et-Marne.

JEANNIN (Georg.-Paul-Hon.) Doubs.
GASNE (Georg.-Ant.)..... Seine.
GRINER (Adolphe)......... Haut-Rhin.
Du BOUCHET(Ch.-Winchest.) Seine.
ROBINEAU (Maurice-Edou.). Seine.
HERMARY (Alfr.-Ch.-Gust.). Pas-de-Calais.
PHILIPPE (Jean-Claude-Mar.) Saône-et-Loire.
OUVRY (Paul-Hubert)...... Seine-Inférieure
APERT (Eugène-Charles)... Seine.
GESLAND (Hipp.-Marie).... Maine-et-Loire.
BAILLET (Arsène-Aug.-Em.) Somme.
DIRIART (Rémond)......... Basses-Pyrénées
EMERY (Émile-Marie)...... Maine-et-Loire.
DESFOSSES (Louis-Paul).... Allier.
BOQUEL (And.-Émile-Aug.) Maine-et-Loire.
BROUARDEL (Georges-Aug.). Seine.
LEBLANC (Camille-Edmond). Orne.
MACÉ (Oliv.-Jean-Ch.-Vict.) Ille-et-Vilaine.
COLLINET (Paul-Jacq.-J.-B.) Creuse.
PETIT (René-Aug.)........ Loir-et-Cher.
MARTIN (Louis-Franç.-Alb.) Aisne.
KÜSS (Georges-Albert).... Seine-Inférieure.
MOURETTE (Charl.-Henri-R.) Aisne.
FAUQUEZ (Georges-Raoul). Gironde.
POCHON (J.-B.-Jos.-Gaston). Eure.
PAQUY (Louis-Jules-Émile). Seine.
VENOT (Maur.-Marie-Pierre) Seine-et-Oise.
VERMOREL (Alph.-Claude),. Allier.
CLAUDE (Henri-Charl.-Jules) Seine.
GUILLEMOT (Louis-J.-Bapt.) Haute-Vienne.
LAPEYRE (Louis-Numa-M.). Loire-Inférieure.
CAROCHE (Paul-Georges)... Seine.
FRÉDET (Pierre-Aug.)..... Puy-de-Dôme.
RAMOND (Félix-Pierre).... Cantal.
DEROCQUE (André-Pierre).. Seine-Inférieure.
PETIT (Raym.-Louis-Marie) Ille-et-Vilaine.
BEAUSSENAT (Remi-Maur.). Dordogne.
MAGDELAINE (Louis-Philip.) Seine.
BELLOT (Eug.-Marie-Louis) Seine.
BENOIT (Franç.-Phil.-Ch.), Russie.
PAUL-BONCOUR (Oct.-Geor.) Loir-et-Cher.
SCHMID (Edm.-Louis-Maur.) Suisse.
COCQUELET (Léon-Alex.-J.) Seine.
COURTILLIER (Léon-Désiré). Yonne.
LÉVY (Samuel)........... Turquie.
MERMET (Pierre-Paul-Em.). Jura.
BOLOGNÉSI (Mauro-Hil.-Alf.) Maine-et-Loire.

6 février 1894 (Concours de 1893)

GOSSET (Ant.-Louis-Ch.).. Seine-Inférieure.
VANVERTS (J.-Louis-Jos.).. Nord.
PROUST (Rob.-Em.-Sig.L.), Seine.
BATIGNE (Pier.-Marie-J.-P.) Hérault.

LENOIR (Oliv.-Léon-Claude) Loire-Inférieure.
GRENET (Alph.-Jules-Jos.). Seine.
PASTEAU (Marie-Oct.-L.-A.) Sarthe.
MONBOUYRAN (J.-Jos.-E.).. Tarn-et-Garonne
BARON (Paul-André)...... Doubs.
FAITOUT (Paul-Louis).... Haute-Marne.
PISSAVY (Alex.-Germ.-Guil.-
   Jules)................ Indre.
LARDENNOIS (Henri-Jules).. Ardennes.
JACOBSON (Grégoire)...... Roumanie.
LORRAIN (Marie-Louis-M.). Seine.
MORTAGNE (Alex.-Henri),.. Orne.
VILLIÈRE (Léonce-Jul.-M.). Indre.
GUINARD (Arn.-Sc.-Ur.-L.). Loire.
RABÉ (Maurice-Octave).... Yonne.
LABBÉ (Ernest-Marcel).... Seine-Inférieure.
LONG (Édouard-André).... Suisse.
ANGELESCO (Constantin)... Roumanie.
LENOBLE (Émile-Alexandre). Loiret.
WIART (Pierre-Eug.)...... Calvados.
LACOUR (René).......... Haut-Rhin.
CHEVEREAU (Paul-Jules)... Yonne.
MONOD (Fréd.-Jacques).... Seine.
BUREAU (Gust.-Édouard).. Loire-Inférieure.
MARTIN (Marie-Charles)... Maine-et-Loire.
CHABRY (Jean-Bapt.-Luc.), Puy-de-Dôme.
DOMINICI (Henri-Aug.).... Angleterre.
PAPILLON (Gustave-Ern.).. Alsace.
WINTREBERT (Paul-Mar.-J.). Pas-de-Calais.
FUNCK-BRENTANO (Mar.-
   Aug.-Louis).......... Belgique.
BAYEUX (Raoul-Robert)... Calvados.
BAROZZI (Joseph-Léonard). Turquie.
PLANQUE (Em.-Alb.-Marie-
   Joseph)............... Pas-de-Calais.
MOREL (Jean-Pierre-Mar.-
   Jules-Vic.)............ Haute-Loire.
JOLLY (Justin)........... Seine-et-Marne.
FRENKEL (Bernard)....... Roumanie.
HERBET (Georges-Henri).. Oise.
HALLÉ (Et.-Jean-Marie)... Seine.
POUQUET (Louis-Jos.-Pier.) Haute-Vienne.
BONNUS (Et.-Marie-Gast.). Lot.
BOUCHACOURT (Léon-Fr.-E.] Rhône.
CHAUVEL (Ferd.-Jos.).... Finistère.
ESCAT (Jean-Louis-Jos.),.. Haute-Garonne.
FOURNIER (Alf.-Edmond).. Seine.
JUNIEN-LAVILLAUROY (Paul). Charente.
SIRON (Léon-Paul)........ Nord.
RICHE (André-Jean)....... Seine.
CHAUVEAU (Ad.-Louis-L.). Rhône.
LE DAMANY (Pierre-G.-M.). Morbihan.
BONNET (Léon-Fr.-Jean-J.]. Nord.
ZEIMET (Charles-Gust.).... Allemagne.
SIGUIER (Charles-Paul-N.), Guyane.
ARRIZABALAGA (Gérard).... Rép. Argentine.

Chéron (Pierre-Henri).... Seine.
Cange (Gust.-Ern.-Henri). Meurthe-et-M⁰.
Fauvel (Louis-Aug.-Élie). Marne.
Page (Antoine-Symphor.). Saône-et-Loire.
Carnot (Laz.-Adol.-Paul). Haute-Vienne.

12 avril 1895 (Concours de 1894)

Cunéo (Bernard-Jos.),.... Var.
Imbert (Jacq.-Arm.-Léon). Vaucluse.
Terrien (Eug.-Félix),...., Somme.
Nobécourt (Pier.-André-A.) Seine.
Ombredanne (Louis-Marie-
Arsène),.............. Seine.
Hepp (Maurice-Edgar).... Alsace.
Lesné (Alexandre-Edm.),. Gironde.
Bernard (Léon).......... Seine.
Rist (Édouard).......... Alsace.
Sicard (Jean-Marie-Athan.) Bouches-du-R⁰ᵉ.
Estrabaut (Paul-Charles). Tarn.
Dujarier (L.-Ch.-Ant.-Ad.). Seine.
Marchais (Eug.-Ger.-M.). Nièvre.
Brix (Henri-Théop.),..... Maine-et-Loire.
Claisse (Marie-André-René) Seine-et-Oise.
Milian (Gaston-Aug.).... Marne.
Garnier (Jules-Alf.-Marc). Seine.
Martin (André).......... Oise.
Cottet (Jules-Gaspard),.. Savoie.
Chaillous (Maurice-Ch.),. Maine-et-Loire.
Gandy (Charles)........ Côte-d'Or.
Blanc (Henri-Louis-Jos.). Var.
Bize (Maurice)......... Seine.
Macrez (Paul-Émile)..... Oise.
Comte (Jean-Édouard-Alb.). Seine.
Haury (Henri-Aug.),..... Haute-Saône.
Berthelrand (Luc.-Char.-
Jean)................ Seine.
Auclair(Claude-Marie-Jos.) Saône-et-Loire.
Cavasse (Alfred-Fr.-Abel). Alpes-Maritimes
Termet (Alph.-Edm.),.... Seine-Inférieure.
Pascal (Franç.-Alex.),.... Bouches-du-Rh⁰ᵉ
Coville (Maur-Josse-M.),. Loiret.
Barnsby (D.-W.-P.-H.),.. Indre-et-Loire.
Descazals (Louis-And.-P.). Haute-Vienne.
Mercier (Raoul-Gabriel).. Maine-et-Loire.
Faure (Marc-M.-Am.-M.). Dordogne.
Héresco (Pierre)........ Roumanie.
Salmon (Paul)......... Algérie.
Sainton (Marie-Adol.-Paul). Aube.
Levrey (Mar.-Jos.-L.-T.). Haute-Saône.
Delamaré (Valéry-J.-Vic). Nord.
Le Fur (René-Fréd.).... Morbihan.
Desvaux (Geo.-Gust.-L.). Dordogne.
Branca (Alb.-Jean-Alfr.).. Calvados.

Bigeard (Ch.-L.-Geo.-É.). Saône-et-Loire.
Delmont-Bébet (Jacq.-Mar.-
Stan.)............... Martinique.
Piatot (Jos.-Adrien)..... Yonne.
Canuet (Louis-Étien.),... Seine-et-Marne.
Tissier (Paul)......... Yonne.
Got (Pierre-André)..... Gironde.
Lombart (Ét.-Eug.-Jos.). Seine.
Bonamy(René-Louis-Alph.). Loir-et-Cher.
Guillemin (Marie-Jos.),.. Haute-Marne.
Le Roy (Georges)....... Seine.
Vouzelle (Mart.-Math.-L.). Haute-Vienne.
Schaefer (And.-Fer.-Aub.). Seine.
Decloux (Léon-Édouard).. Isère.
Cestan (Jac.-Pier.-Jul.-R.). Tarn.

24 janvier 1896 (Concours de 1895)

Veau (Victor-Émile)..... Côte-d'Or.
Roger (Jean)........... Gironde.
Gruka (Charles)........ Seine.
Castaigne (Joseph)..... Charente.
Rosenthal (Geo.-Fern.-L.). Seine.
Durrieux(Alcée.Ar.-M.-D.). Seine.
Mason (Fern-Gust.-L.),.. Seine.
Terrien (Félix)......... Somme.
Rébreyend (Paul)....... Seine.
Merklen (Jean-Prosper).. Alsace.
Deguy (Maxence),...... Yonne.
Ferron (Jules-Théop.-Em.). Ille-et-Vilaine.
Théolari (Annibal)...... Roumanie.
Millet (Maurice-Louis),.. Oise.
Dupuy-Dutemps (Louis).. Tarn.
Keim (Louis-Gustave)... Alsace.
Dartigues (Louis)....... Seine.
Churoy (Vinc.-Franç.-L.). Morbihan.
Laroche (Maurice-Pierre). Dordogne.
Ulmann (Geor.-Léon),... Doubs.
Chaillous (Jos.-Mar.-L.),. Maine-et-Loire.
Pétron (Eust.-Pierre-Jean). Basses-Pyrénées
Martinet (Alf.-Paul-Th.),. Seine-et-Oise.
Druault (Art.-Fréd.-Pier.). Indre-et-Loire.
Constensoux (Geo.-M.-A.). Seine.
Roux (Jean-Ch.-Émile),.. Gard.
Tissier (Henri),........ Loire.
Grosjean (Simon)...... Saône-et-Loire.
Gibert (Marc-Louis),.... Seine-Inférieure.
Grisel (Pierre-Adol.),... Seine.
Ardouin (Paul-Franç.-Jos.). Indre.
Fontoynont (Maur.-Ant.). Seine.
Roques (Luc.-Marie-Aug.). Seine-et-Marne.
Gheorghiu (Nicolas)..... Roumanie.
Audion (Léon-Pierre)... Seine-Inférieure.
Turner (Robert-Hiram)... Seine.

BERNHEIM (Fernand)...... Meurthe-et-M¹ᵉ.
BICKERT dit BIGARD (Ed.).. Seine.
CADOL (Henri-Edou.-Arm.). Seine.
HERRENSCHMIDT (Alfr.-H.).. Alsace.
COYON (Marie-Arm.-E.)... Somme.
MARCILLE (Maurice)...... Seine-et-Marne.
HENNECART (Alex.-Louis).. Ardennes.
MERCIER (Edmond-Marie).. Seine.
GUIBÉ (Jos.-Maurice)..... Seine-Inférieure.
MÉNIER (Émile-Aug.).... Seine-et-Marne.
METTETAL (Alfr.-Fréd.).... Ardennes.
GUILLEMOT (Jules-Albert).. Seine.
LUYS (Georges)......... Seine.
VÉRON (Félix)........... Ille-et-Vilaine.

20 janvier 1897 (Concours de 1896)

LEREBOULLET (Pier.-E.-A.).. Seine.
LENORMANT (Charles-Jean). Seine.
RUDAUX (Paul-Édouard)... Seine.
PEDEPRADE (Albert)....... Hautes-Pyrénées
TOURNEMELLE (Ch.-Henri).. Côte-d'Or.
MORÉLY (Jul.-Jean-P.-M.). Corrèze.
WEIL (Em.-Rub.-Prosp.).. Ille-et-Vilaine.
CLERC (Pierre-Antoine).... Seine.
LEVEN (Paul-Gabriel)..... Seine.
LABEY (Geor.-Alex.)...... Seine.
OPPENHEIM (Robert-Harry). Alsace.
COUVELAIRE (Alex.-Ad.-M.). Ain.
FRESSON (Henri-Théod.)... Belgique.
LARRIEU (Em.-Mar.-Jean.). Seine.
JOUSSET (André-Gabriel)... Seine-et-Oise.
BACALOGLU (Constantin)... Roumanie.
MASBRENIER (Jean-Lucien). Seine-et-Marne.
GUILLOT (Maur.-Franç.)... Seine-Inférieure.
GUILBAUD (Gaët-Léop.-M.). Loire-Inférieure
MONTIUS (Adol.-Alb.)..... Seine.
ZADOK (Joseph).......... Turquie.
HIVET (Gaston).......... Aisne.
DELESTRE (Marcel)....... Seine.
ISELIN (Armand-Henri).... Haute-Saône.
D'HERBÉCOURT (Jean-V.-E.). Vosges.
RASTOUIL (Al.-Léon-Prosp.). Creuse.
MINET (Em.-El.-Mar.-H.).. Haute-Marne.
CÉLOS (Geor.-Aug.-Marie]. Eure.
MAUGER (Adr.-Félix-André). Eure.
SAUVAGE (Camille)....... Charente.
CABOCHE (Henri-Paul-René). Mayenne.
NATTAN - LARRIER (Louis-
    Adr.-Alb.)............. Seine.
COCHEMÉ (Henri-Joachim).. Marne.
GUÉRY (Joseph-Arthur).... Vendée.
DE FONT-RÉAULX (Justin-
    Théop.-Pierre)........ Haute-Vienne.

MICHAUT (Charles)....... Yonne.
PELISSE (Cam.-Cl.-Jos.)... Seine.
MAUGER (Noël-Alexis).... Eure-et-Loir.
SICARD (Gabriel)......... Tarn.
MICHAUX (Georges-Aug.).. Yonne.
ZIMMERN (Adolphe)...... Seine.
MALARTIC (Jean-Ani.-Hen.). Hautes-Pyrénées
DÉVÉ (Félix-Augustin).... Oise.
RAVAUT (Paul-Jean-Franç.). Seine.
BARBARIN (Paul-Joseph)... Seine.
BERNARD (Hen.-Geo.-Paul). Aube.
HAUSER (Georges)........ Ardennes.
FOSSARD (Henri-Edmond).. Eure.
TISSOT (Marie-Vic.-And.).. Suisse.
CHALOCHET (Jean-Vincent].. Côte-d'Or.
BLUYSEN (Marie-Fr.-Ray.).. Seine-et-Oise.
FROUSSARD (Paul-H.-Jos.).. Haute-Marne.
JACOMET (J.-M.-L.-E.-A.).. Hautes-Pyrénées
JALAGUIER (Paul-Em.-Alb.). Loiret.
BERNARD (Ar.-R.-Jassuda). Gard.
LŒWY (Robert-Désiré).... Loire-Inférieure
SCHWARTZ (Anselme)...... Alsace.
CLERMONT (Chris.-Jos.-G.). Allier.
BUFNOIR (Maurice-Claude). Saône-et-Loire.
MESNARD (Alf.-Prosp.-Jos.). Maine-et-Loire.

17 février 1898 (Concours de 1897)

GUILLAIN (Georges-Charl.). Seine-Inférieure.
LŒPER (Marie-René-Maur.). Seine.
POULAIN (Alb.-Charl.-Am.). Seine-et-Oise.
GUÉNIOT (Paul-Jos.-René).. Seine.
GIRARD (Joseph-Gabriel).. Seine.
PAGNIEZ (Philippe-Joseph.). Nord.
DURAND-VIEL (Paul-Am.-J.). Seine-Inférieure.
DUVAL (Alfred-Pierre)..... Seine.
PETIT (Jean-Jul.-Marie.-J.]. Charente-Infér¹ᵉ.
BOURGEOIS (Henri-Achille). Orne.
BONNEL (Adolphe-Julien).. Oran.
LENGLET (Eugène-Marie)... Aube.
DESJARDINS (Abel-Ém.-Er.). Seine.
GÉRAUDEL (Arthur-Émile).. Marne.
LÉO (Gontran-Aug.-Félix). Calvados.
BORICAUD (Gaston-P.-Ad.). Guadeloupe.
ROCHE (Louis-Adrien).... Deux-Sèvres.
TOUPART (Louis-Ch.-Aug.). Somme.
BRÉCY (Maurice-Antoine).. Seine.
PESTEMALZOGLU(Constantin). Turquie.
JEANNIN (Cyrille-Augustin). Loire-Inférieure
SIKORA (Pierre-Louis)..... Corrèze.
CHIFOLIAU (Médéric-Emm.). Ile de la Réunion.
LOUBET (Louis-Ph.-L.-E.). Vaucluse.
FERRAND (J.-B.-Marie-J.). . Seine.
ESMONET (Ch.-Edm.-Jos.). Seine.

Lejonne (Paul-Édouard)... Seine.
Auffret (Émile-Fréd.-Ch.). Finistère.
Gouraud (P.-Adr.-Fr.-X.). Seine.
Monsseaux (Alfred-Joseph). Haute-Marne.
Blandin (Lucien-Émile)... Lorraine.
Neveu (Narcisse-Edmond). Loiret.
Deschamps (Louis-Marcel). Cher.
Monod (René-Charles).... Seine.
Babonneix (Léon-P.-P.-Y.). Creuse.
Maubert (Albert-Vital).... Orne.
Stanculéanu (Georges).... Roumanie.
Tesson (René-Th.-Arist.).. Maine-et-Loire.
Croisier (Alex.-Fr.-J.-V.). Cher.
Gauchery (Paul-Auguste).. Eure-et-Loir.
Guisez (Jean-Auguste).... Nord.
Milhiet (Henri-Jean)...... Cher.
Berthier (Henry-Louis)... Loire.
Lacapère (Georg.-Fir.-L.). Seine.
Le Sourd (Louis-Ant.-E.). Ardèche.
Férouelle (Art.-Alb.-P.).. Orne.
Lippmann (Adrien-Mayer).. Alsace.
Ribierre (Paul-Clodomir).. Haute-Vienne.
Chauveau (Henri-J.-C.-A.). Rhône.
Alglave (Paul-Rom.-Th.). Nord.
Janot (Armand)......... Seine-et-Marne.
Herscher (Maurice-Gust.). Seine.
Degorce (Arm.-Jean-Ch.). Indre-et-Loire.
Lamouroux (Jean-M.-J.-A.). Gard.
Sicard (Léon-Mar.-Gasp.). Dordogne.
Kendirdjy (Léon)........ Turquie.
Géraud (Bern.-Cam.-H.).. Haute-Garonne.
Judet (Henri-Jean-Bapt.).. Creuse.
Labbé (Raoul-Éd.-Alex.).. Seine-et-Oise.
Leroy (Louis)........... Seine-et-Oise.
Mauté (Alph.-René-Hil.).. Orne.
Bisch (Louis-Ch.-Gust.).. Isère.
Quiserne (Pierre-Ad.-Jul.). Seine.
Levesque (Georges-Isid.).. Orne.
Heitz (Jean-Camille-Alex.). Seine.
Cathelin (Fernand-Léon).. Seine-et-Oise.

19 janvier 1899 (Concours de 1898)

Grenet (Henri-Ch.-Pierre). Seine.
Laubry (Charles)........ Yonne.
Mouchotte (Joseph-Denis). Aube.
Rathery (Edme-Fr.-Marie). Seine.
Renon (Jean-Georges)..... Charente.
Bruandet (Louis-Marie)... Cher.
Armand-Delille (Paul-F.). Nièvre.
Courcoux (Alf.-Franç.-M.). Côtes-du-Nord.
Alexandre (Gaston)...... Seine.
Prat (Louis-Clém.-Pierre). Hautes-Pyrénées
Morichau-Beauchant (René-
Pierre-Ernest)........ Yonne.

Voisin (Rog.-Edm.-Jules). Seine.
Pouliot (Camille-Alfred).. Vienne.
Poirier de Clisson (Henri-
Félix-Michel-Joseph)... Vendée.
Silhol (Jacq.-Jos.-Marie). Bouches-du-Rhᵒˢ
Coudert (Émile-Paul).... Corrèze.
Guibal (Paul-M.-Jos.-P.). Hérault.
Mützner (Hermann)....... Roumanie.
Alquier (Louis-Pierre-M.). Oise.
Hallopeau (Paul-René-F.). Seine.
Aguinet (Moïse-Ch.-Mar.). Orne.
Guénard (Raym.-Eug.-A.). Marne.
Civatte (Achille)........ Basses-Alpes.
Laignel-Lavastine (Max.-
Paul-Marie)........... Eure.
Huguier (Alphonse)...... Aube.
Balthazard (Victor)...... Seine.
Nollet (Auguste-Marie)... Seine.
Bergeron (André)....... Seine-et-Marne.
Lortat-Jacob (Ant.-L.-H.). Seine.
Leuret (And.-Marie-J.)... Loiret.
Mantoux (Charles-Denis).. Seine.
Audistère (Camille-Nap.).. Marne.
Katz (Albert)........... Roumanie.
Meuriot (Henri-André).... Seine.
Sabatié (Charles)........ Seine.
Dambrin (Louis-Cam.-B.). Tarn-et-Garonne.
Girod (Charles-Auguste).. Haute-Savoie.
Herrenschmidt (And.-Jul.). Alsace.
Caubet (Henri-Louis).... Haute-Garonne.
Percheron (Paul-Adr.-Ol.). Seine.
Simon (Louis-M.-Alf.-G.). Seine-et-Marne.
Jouon (Eug.-Anne-L.-M.).. Loire-Inférieure.
Tourlet (René-Ernest).... Indre-et-Loire.
Roché (Jean-Joseph)...... Yonne.
Follet (René-Marie-Léon). Somme.
Nicaise (Victor-Auguste).. Seine.
Camus (Jean)........... Seine-et-Marne.
Langevin (Gustave)....... Mayenne.
Audard (Eug.-Louis-Ray.). Eure.
Delaunay (Victor)........ Seine-Inférieure.
Le Roux (H.-Marie-Jos.).. Calvados.
Chevrier (Louis-E.-Mat.). Vendée.
Grosse (Alb.-Eug.-Emile). Loire-Inférieure.
Lefas (Emmanuel-Joseph). Morbihan.
Pasquier (du) (Édouard)... Seine-Inférieure.
Godineau (Jean)........ Gironde.
Legros (Gaston-Louis).... Seine.
Chapotin (Ch.-Jules-Ars.). Ille-et-Vilaine.
Grivot (Maurice-Léon)... Seine.
Paris (Alb.-Am.-Marie).. Seine-et-Oise.
Legroux (Louis-Ch.-René). Seine.
Calmels (Xav.-Cél.-M.-F.). Tarn.
Assicot (Louis-Vict.-Fr.).. Ille-et-Vilaine.
Grégoire (Raym.-Hipp.-A.). Rhône.
Theuveny (Luc.-E.-M.-H.). Marne.

36

DELHERM (L.-Ch.-J.-Bapt.). Haute-Garonne.
BERGOUIGNAN (Paul.-T.-G.). Seine-et-Oise.
DELAMARE (Gabriel-Lucien). Seine-et-Oise.
LE SOURD (Fr.-Ém.-Ern.).. Ardèche.
BOSVIEUX (Jos.-Mart.-Fr.). Haute-Vienne.
LANCE (Pierre-Marcel).... Manche.
LEROY DES BARRES (Ad.-C.). Seine.
BELLIN (Léon-Alphonse)... Nièvre.
MAURY (Paul-Adolp.-P.)... Gard.
BALL (Alb.-William-Benj.).. Seine.
POULARD (Albert-Victor)... Manche.
GADAUD (J.-Bapt.-L.-A.-F.). Dordogne.
SALOMON (Moïse).......... Seine.
BELGRAND (Albert-Numa).. Haute-Marne.
BENDER (Xav.-Eug.-Alex). Alsace.
LUTIER (André-Lucien).... Seine.

15 février 1900 (Concours de 1899)

PIQUAND (Georg.-Jul.-Éd.). Allier.
FROIN (Georges).......... Charente.
BAUMGARTNER (Améd.-Alb.). Eure.
DETOT (Paul-Émile)....... Seine.
GUIHAL (Étienne-Jos.-M.).. Loire-Inférieure
GASNE (Ernest-Henri)..... Seine.
COTTU (Alb.-Gast.-Léon).. Oise.
SUBARÉANU (Georges)...... Roumanie.
LÉRI (André)............. Belgique.
RIBADEAU-DUMAS (L.-A.-M.-
Théophile)............. Seine.
LEMIERRE (André-Alfred).. Seine.
VIVIER (Georg.Franç.-Ed.). Charente.
JOMIER (Julien-Marie-Léon). Seine-et-Marne.
WEILL (Benjamin)........ Seine-et-Oise.
BEAUVY (Arm.-Ch.-Sulp.).. Seine.
LE LORIER (Vict.-Paul-Alb.). Finistère.
NAU (Pierre-Franç.-Louis). Charente-Infér.
GARRIGUES (Ant.-Jos.-Alf.). Aveyron.
BOURLOT (Félix-Joseph)... Seine-et-Oise.
CHEVÉ (Louis-Fern.-Marie). Indre.
CARTON (Jos.-Edouard-P.). Seine-et-Marne.
ROY (Pierre-Edm.-Aug.)... Seine.
CROUZON (Louis-Éd.-Oct.). Seine.
BOUCHET (Paul)........... Seine.
ANDRIEU (Jean-Louis-Jos.). Gironde.
LEBRETON (Louis-Paul).... Seine.
DUPUY (Paul-Jean)....... Seine.
WAGON (Alf.-L.-Albéric).. Pas-de-Calais.
CHASTENET DE GÉRY (J.-B.-
Marie-Paul-Henri)...... Haute-Garonne.
CRESSON (Eust.-Fortuné).. Pas-de-Calais.
VINSONNEAU (Cam.-Louis).. Maine-et-Loire.
PÉRIN (Jean)............. Seine.
LAFOY (Léon-Paul-Adr.)... Indre.

METTEY (Phil.-Louis-Fré.). Seine.
CAHEN (Albert-Simon)..... Vosges.
LAURENS (Paul-Pierre-A.).. Drôme.

23 février 1900
(Concours supplémentaire de 1899)

AUBERTIN (Ch.-Édouard).. Seine.
MAHAR (Vincent)......... Turquie.
LECÈNE (Paul-Hipp.-Vict.). Seine.
BONNEAU (Raym.-M.-Ém.).. Loiret.
GARDNER (Foxton-Eugène). Seine.
CATHALA (Victor-Alexis)... Seine.
AUBOURG (Paul-Jos.-Ém.).. Seine-Inférieure.
TRIDON (Paul-Ernest)..... Seine.
COURTELLEMONT (Vict.-G.). Seine-et-Marne.
TRASTOUR (Pierre-Paul).... Bouches-du-Rhône

17 janvier 1901 (Concours de 1900)

GERNEZ (Léon-Zach.-Jos.). Nord.
LOUSTE (Achille-Charles).. Seine-et-Oise.
GAULTIER (René-C.-Alph.). Loiret.
BOIDIN (Louis)........... Vosges.
MENÉT (Arthur-Léon)..... Seine-et-Oise.
PÉCHARMANT (Jean-Léon-L.). Corrèze.
MERCADÉ (Salvador)...... Uruguay.
DIGNÉ (Jean-Marie-Désiré). Bouches-du-Rhône
CHEVASSU (Maur.-Aug.-A.). Jura.
DENIS (Maur.-Louis-Dés.). Eure-et-Loir.
HALBRON (Paul-Maurice)... Maine-et-Loire.
REGNARD (Maurice)....... Seine-et-Oise.
LECORNU (Pierre-L.-Alex.). Calvados.
TESSIER (Paul-Jean-A.-M.). Seine-et-Marne.
FOUQUET (Charles-Lucien). Seine.
MAUBAN (Ét.-Henri-Léon). Seine.
BRAILLON (Léopold)...... Somme.
LACASSE (Rob.-Aug.-Louis). Seine.
MORLET (Marie-Aug.-And.). Seine.
BERTIER (Louis-Jean-M.).. Savoie.
DUCLAUX (Henri-Paul-L.).. Seine.
DANIEL (Constantin)...... Roumanie.
BLOCH (Paul-Élie)........ Lyon.
BOSC (Paul-Gaston)....... Loir-et-Cher.
MONIER (Léon-Franç.-Vict.). Seine.
TOUCHARD (Paul-L.-Jos.).. Seine-Inférieure.
BAUER (Alfred-Théodore).. Seine.
LE GAMBIER (Em.-Lud.-C.). Seine.
BEAUJARD (Justinien-Eug.). Seine.
LEMAÎTRE (René-Adrien)... Eure.
LEQUEUX (Marie-Jos.-A.-P.). Seine-et-Oise.
JUY (Henri)............. Seine-et-Marne.
DREYFUS-ROSE (Félix)..... Allemagne.

Devraigne (Louis-Jules)... Seine.
Lhermitte (Jean-Jacques). Aisne.
Brelet (Maur.-Hipp.-Jos.). Loire-Inférieure.
Diel (Alexandre-Antoine).. Suisse.
Sébilleau (Jules-Marie-A.). Loire-Inférieure.
Guenot (Jos.-Ch.-Jean)... Côte-d'Or.
Gauckler (Ernest)........ Meurthe-et-Mos¹ᵉ
Ambard (Léon-Joseph).... Bouches-du-Rh⁰ᵉ.
D'Œlsnitz (Michel)....... Suisse.
Hulleu (Max.-Alex.-Nest.). Pas-de-Calais.
Tillaye (Paul-Ém.-Stan.). Calvados.
Jarvis (Charles-Georges).. Basses-Pyrénées.

Heitz (Maur.-Georg.-Al.). Seine.
Rostaine (Paul).......... Seine.
Paisseau (Georges-Charl.). Seine.
Lardennois (Ch.-G.-Alcide). Ardennes.
Vitry (Georg.-Jean-Bapt.). Seine.
Petit (Henri-Maur.-Louis). Seine.
Mˡˡᵉ Francillon (Mart.-Fr.). Seine.
Okinczyc (Jos.-Théodore). Seine-et-Oise.
Rollin (Marie-Jos.-Maur.). Corrèze.
Delaunay (Paul-Marie).... Mayenne.
Bloch (Maurice).......... Alsace.
François-Dainville (E.-A.). Seine.

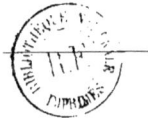

TABLE DES MATIÈRES

Préface. v

Avant-propos. ix

Iʳᵉ PARTIE

L'INTERNAT

I. ORIGINES DE L'INTERNAT. 3

    Règlement pour le Service de Santé dans les hospices de
    Paris (1802). 20

II. RECRUTEMENT DE L'INTERNAT. 37

    Candidats. 38

    Jury. 44

    Concours. 49

III. FONCTIONNEMENT DE L'INTERNAT. 63

    Nomination et répartition des Internes. 63

    La vie de l'Interne. 80

    La Salle de garde. 90

    La vie scientifique de l'Interne. 104

    L'Amphithéâtre d'anatomie de Clamart. 107

    Les Bibliothèques. 110

Les Internes en mission. 115

Les victimes. 137

Les prix et récompenses. 142

Géographie de l'Internat. 154

IV. APRÈS L'INTERNAT. 161

Banquet de l'Internat. 161

Association amicale des Internes et anciens Internes. 163

IIᵉ PARTIE

LE CENTENAIRE DE L'INTERNAT

PRÉPARATION DU CENTENAIRE. 179

CÉLÉBRATION DU CENTENAIRE. 183

Séance du Trocadéro. 183

Banquet du Centenaire. 217

Inauguration du Monument de l'Hôtel-Dieu. 223

Représentation à l'Opéra-Comique. 240

PROMOTIONS. 247

IMPRIMERIE E. CAPIOMONT ET Cᴵᴱ

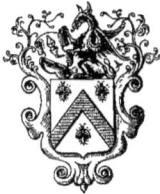

PARIS
57, RUE DE SEINE, 57

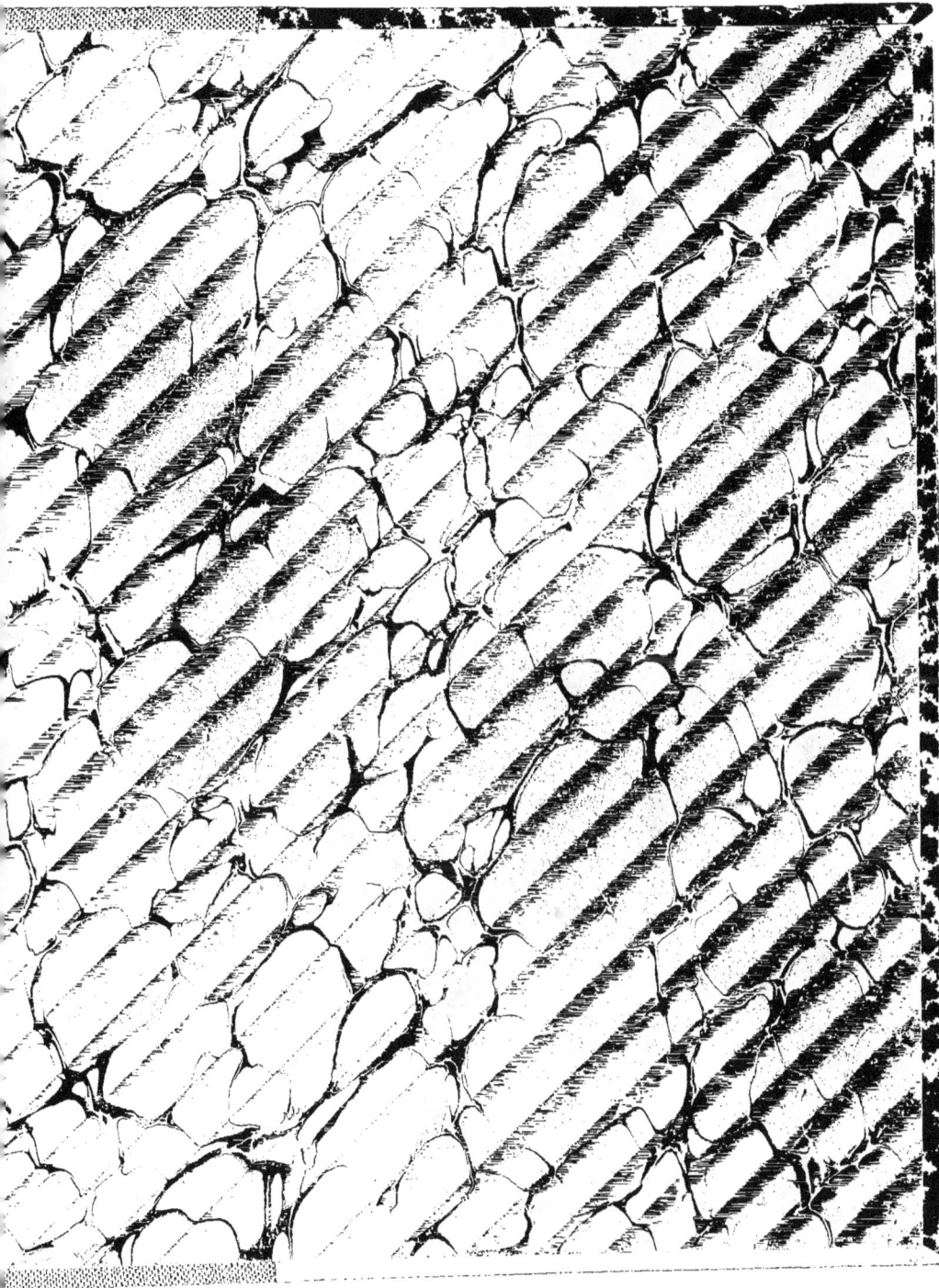

www.ingramcontent.com/pod-product-compliance
Lightning Source LLC
Chambersburg PA
CBHW032326210326
41518CB00041B/1159